看護学テキスト NiCE

国際看護

国際社会の中で看護の力を発揮するために

編集 森 淑江 山田智惠里 正木治恵

南江堂

執筆者一覧

●編　集

森　　淑江	群馬大学名誉教授
山田　智惠里	前福島県立医科大学大学院医学研究科
正木　治恵	千葉大学大学院看護学研究院

●執　筆（執筆順）

森　　淑江	群馬大学名誉教授
辻村　弘美	群馬大学大学院保健学研究科
正木　治恵	千葉大学大学院看護学研究院
望月　由紀	東都大学幕張ヒューマンケア学部
池田　光穂	大阪大学 CO デザインセンター
野地　有子	姫路大学大学院看護学研究科
荻野　杏子	元 Raffles Japanese Clinic
瀧澤　郁雄	独立行政法人国際協力機構人間開発部
木村　有希	元独立行政法人国際協力機構人間開発部
高島　和音	元独立行政法人国際協力機構人間開発部
山江　海邦	独立行政法人国際協力機構アフリカ部
山田　智惠里	前福島県立医科大学大学院医学研究科
宮本　　圭	順天堂大学医療看護学部
齋藤　恵子	埼玉県立大学保健医療福祉学部看護学科
西上　すぎか	Ashford Hospital / 日豪ヘルスアンドケアワーカーズ協会
小谷　千晴	足利大学看護学部
碓井　瑠衣	湘南医療大学臨床医学研究所
山田　賢太郎	四街道徳洲会病院
土谷　ちひろ	医療創生大学国際看護学部
芝山　江美子	吉沢病院
伊藤　尚子	関西国際大学保健医療学部看護学科
永田　幸子	横浜市栄福祉保健センター
松永　早苗	神奈川県立保健福祉大学実践教育センター
鶴岡　章子	亀田医療大学看護学部
瀧澤　清美	特定非営利活動法人地域診療情報連携協議会
レンデンマン美智子	医療創生大学国際看護学部
篠原　ちひろ	Brain and Spine Surgeons of New York - Dr. R. Michael Koch
水谷　真由美	三重大学大学院医学系研究科看護学専攻
相田　華絵	特定非営利活動法人ダイヤモンド・フォー・ピース
千葉　靖子	元福島県立医科大学
戸辺　　誠	独立行政法人国際協力機構人間開発部
吉田　照美	国境なき医師団日本
森尾　寛之	前日本国際民間協力会

序 文

　科学技術の進歩により，現在では地球の隅々まで世界中の人々が行き交い，物が流通し，情報もインターネットのおかげで瞬時に世界中を駆け巡ります．世界各国が容易につながるとともに，感染症も地球規模で広がるようになりました．世界には災害や紛争によって人々の生命が危険にさらされている国々があります．環境の悪化は世界の人々の健康を脅かすことになります．また世界の人々の死亡の3分の2以上に非感染性疾患が関わっており，これは各国共通の健康問題です．

　これらの課題は1つの国だけで解決できるものではありません．世界中の国々はこれらの問題を解決するために持続可能な開発目標（SDGs）を定め，協力しています．これがグローバル，地球規模で問題解決を図る動きですが，この国際協力活動には看護職の貢献も求められています．

　日本国内に目を向けると，日本国外から来日する外国人は年々増加し，定住する人も増えています．医療機関や地域で外国人を対象とした看護活動の機会は当たり前のことになりました．それら外国人の健康問題への対応に必要とされるものは語学力だけではなく，その人の文化・社会・経済・教育等の背景に合った看護です．

　本書「NiCE 国際看護―国際社会の中で看護の力を発揮するために」は，国際社会の中で求められている看護職の役割を果たすために，必要とされる知識を提供するものです．「第1部　総論」では，国際看護の概念や，世界の健康課題，国際看護の実践の場についてなど，国際看護における基本事項について解説しています．「第2部　各論」では，国際協力における看護活動や日本での外国人への看護活動などについて具体的に述べています．各項目における「実際の活動」や「現場発」は，執筆者の実経験が基になっており，国際看護の実際に触れていただけるものと思います．

　国際看護では，国内外での看護活動を実践するために，対象とする人々の背景を十分考慮することの必要性が強調されていますが，これは日本国内で日本人へ看護を行う際にも重要な概念です．その意味では，国際看護を学ぶことは，看護の基本に立ち返ることとも言えます．本書が，看護学生のみならず，看護職の方々にもご活用いただければ幸いです．

　2019年4月

森　　淑江
山田智惠里
正木　治恵

目 次

第1部 総 論 ——————————————————— 1

第1章 国際看護の概念と対象 ——————————— 3

1. なぜ国際看護について学ぶのか　森 淑江 ················· 4
A．地球規模で考える重要性　4
  1●グローバル化する世界　4
  2●世界の健康課題と人間の安全保障　4
  3●世界共通の目標　5
B．日本における国際化　5
  1●日本国内の国際化　5
  2●日本国内の国際化により求められる看護　6
  3●身近にある国際看護とその必要性　6
C．国際協力と看護　7
D．海外で看護職として働く　7
E．なぜ国際看護について学ぶのか　7

2. 日本と海外で異なる国際看護の対象　森 淑江 ················· 9
A．国際看護の場ごとの対象と求められる看護　9
  1●日本国内での看護活動　9
  2●海外（先進国）での看護活動　10
  3●海外（途上国）での看護活動の対象　11
B．対象の把握方法　11
  ◇コラム　現地でのカレンダーづくり　13

3. 何が看護に影響を与えるか　森 淑江 ················· 14
A．看護と文化との関係　14
  1●人々の生活と看護のかかわり　14
  2●文化の概念を取り入れた看護——異文化看護　15
  ◇コラム　文化を超えて患者を理解する難しさ　15
B．看護に影響を与える文化以外の要因　16
  1●社会・経済的背景による影響　16
  2●気候・地理による影響　17
  ◇コラム　家族による看護が望ましい場合もある　18

4. 国際看護を知る　森 淑江 ················· 19
A．看護の中での国際看護の位置づけ　19
B．国際看護と異文化看護の関係　20
C．国際看護と国際保健の関係　21
  ◇コラム　国際看護の実習で学ぶ看護の原点　22

5. 日本の国際看護の歴史　辻村弘美 ················· 23
A．世界にみる国際看護協力の歴史　23

B．日本における国際看護協力の歴史　23
1●第二次世界大戦終了前までの日本の状況　23
2●第二次世界大戦後の日本におけるGHQの看護改革　24
3●日本における国際看護協力　24
C．在日外国人の健康問題の歴史的背景　25
◇コラム　偉大な統計学者——ナイチンゲール　25

第II章　看護における文化 —————————————————— 27

1. 看護と文化　正木治恵 ·· 28
A．看護師の倫理綱領と文化　28
B．看護実践にみる文化　29
1●文化によって異なる病いの意味と看護アプローチ　29
2●日常生活行為にみられる文化と看護　29
C．文化への理解と看護実践　29
1●文化の要素　29
2●看護者の異文化理解　30
3●看護者の文化的能力　30
D．日本文化に根ざした看護の視点　31
1●多文化共生　31
2●日本文化　32

2. 異文化の理解と看護　望月由紀，池田光穂 ················· 34
A．異文化とはなにか　35
B．異文化に違和感を覚えるとき　35
◇コラム　フィールドワークと民族誌　36
C．異文化を受け入れるとき　37
D．異文化看護を知る　37
E．異文化看護をアセスメントする　38
F．サブ・カルチャーとマイノリティ　39
1●民族的マイノリティ　40
2●性的マイノリティ　40
G．ダイバーシティと文化的能力　41

3. 文化ケアアプローチ　野地有子 ································· 42
A．看護に文化ケアアプローチが求められる理由　42
B．日本文化の特性と文化ケアアプローチ　42
C．文化ケアアプローチの構造　43
D．文化ケアアプローチのプロセス　45
E．傾聴を促す問いかけ　46
F．文化ケアアプローチの成果　46
G．患者・家族中心のケア（P＆FCC）の実践　47

4. 異文化への適応　荻野杏子 ····································· 50
A．異文化への適応　50
1●異文化適応プロセス　50

2●異文化適応に影響を与える因子　51
　B．カルチャーショック　51
　　1●カルチャーショックの症状　51
　　2●カルチャーショックの要因　51
　　3●カルチャーショックへの対処法　52
　　　◇コラム1　パリ症候群　52
　　4●逆カルチャーショック　53
　C．異文化トレーニング　53
　　　◇コラム2　体験学習モデル　53
　D．在日外国人・在外日本人にみられる異文化不適応への対応　54
　　1●在日外国人が対象の場合　54
　　2●在外日本人が対象の場合　55

第III章　世界の健康課題　57

1. 世界の健康課題を理解するうえでの基本概念　瀧澤郁雄　58
　A．健康の定義と測定　58
　B．世界の健康格差　59
　C．世界の健康課題とその変化　59
　D．世界の健康改善への取り組み　60
　　1●プライマリ・ヘルス・ケアの提唱　60
　　2●選択的プライマリ・ヘルス・ケアと子どもの生存革命の推進　61
　　3●性と生殖に関する健康と権利への着目　61
　　4●ミレニアム開発目標（MDGs）から持続可能な開発目標（SDGs）へ　61

2. 世界的健康課題を引き起こす感染症　木村有希, 瀧澤郁雄　64
　A．現代における感染症の脅威　64
　B．途上国で問題となる感染症　64
　　1●HIV/エイズ　64
　　2●結核　65
　　3●マラリア　65
　　4●予防接種により予防可能な感染症　66
　　5●新興・再興感染症, 薬剤耐性　66
　　　◇コラム　ポリオの根絶　66
　　6●顧みられない熱帯病（NTDs）　67
　C．感染症対策の国際的な取り組み　68
　　1●突発的に流行する感染症への備えと対応　68
　　2●感染症対策のための国際保健パートナーシップ　69

3. 災害（自然災害・人為災害）に起因する健康問題
　　　　　　　　　高島和音, 瀧澤郁雄　70
　A．災害（自然災害・人為災害）とは　70
　　1●自然災害　70
　　2●人為災害　71
　B．災害による健康被害　71

1●地震・津波　71
2●洪水・高潮　72
3●紛争　72
C．災害による健康被害を軽減する取り組み　72

4. 世界の健康課題に関連する国際機関，国際協力機関
山江海邦，瀧澤郁雄 ‥‥‥‥‥‥‥‥‥‥‥‥ 75

A．世界の健康課題に取り組む国際機関，国際協力機関　75
1●国際機関（多国間援助機関）　75
2●二国間援助機関　75
3●非政府組織・民間組織　75
B．健康課題に対する近年の国際的な取り組み　76
1●グローバル・ヘルス・パートナーシップ　76
2●国際援助協調　76
3●国際的な取り組みにおける課題　76
◇コラム　世界の健康課題への日本の取り組み　77

第IV章　世界の保健医療システムと課題 ──────── 79

1. 保健医療システム　瀧澤郁雄 ‥‥‥‥‥‥‥‥‥‥‥ 80
A．保健医療システムとは　80
1●保健医療システムの目的　81
2●保健医療システムの構成要素　81
B．ユニバーサル・ヘルス・カバレッジ（UHC）　83

2. 世界の保健医療システムに関連する看護職の課題
山田智惠里 ‥‥‥‥‥‥‥‥‥‥‥‥ 85

A．看護職数の不足　85
B．看護政策上の課題　86
1●看護政策の要点　86
2●制度の整備と予算分配　86
3●適正な数と質の看護職養成　87
4●看護職者の採用・定着　87
5●人材活用の課題　87
C．看護教育上の課題　87
1●標準化された看護基礎教育　87
2●看護教育の質　87
3●継続した教育（看護継続教育）　88
D．看護管理上の課題　88
1●看護管理という考え方　88
2●継続教育の課題　88
3●労働環境の課題　88
4●業務管理の課題　89

3. 課題解決のための人材育成，看護政策，看護教育，看護管理の改善 宮本 圭 ……… 90

A．看護政策 91
1 ● 法・制度の整備への支援 91
2 ● 看護職の採用・定着への取り組み 92
3 ● 業務移管（タスク・シフティング）と多職種協働（スキルミクス） 92

B．看護教育に関する取り組み 93
1 ● 看護基礎教育における取り組み 93
2 ● 看護継続教育における取り組み 93

C．看護管理に関する取り組み 93
1 ● スタッフ教育の取り組み 93
2 ● 管理システムの構築・運用の取り組み 93

第 V 章　日本の看護師からみた国際看護の実践の場 ——— 95

1. 国際看護協力に関係する機関 辻村弘美 ……………… 96

A．政府開発援助（ODA） 96
1 ● 国際協力機構（JICA） 96
2 ● その他 ODA 実施機関 98

B．国際機関 98

C．非政府組織（NGO） 99
◇コラム　青年海外協力隊の 2 年間という活動期間 100

2. 在日外国人・訪日外国人への医療と看護 齋藤恵子 …………… 101

A．在日外国人・訪日外国人の現状 101
1 ● 在留外国人数の推移 101
2 ● 日本の難民受け入れ事業 102
3 ● 訪日外国人の現状 103
4 ● 日本での外国人の受療状況 103
5 ● 日本国内での外国人の出産 104

B．在日外国人・訪日外国人にみられる健康問題 104

C．在日外国人・訪日外国人医療における問題 105

D．日本人看護師に求められる看護 105

3. 在外日本人への医療と看護 荻野杏子 ……………… 107

A．在外日本人の現状 107
1 ● 在留邦人数の推移 107
2 ● 日本人海外旅行者数の推移 107
3 ● 海外邦人援護件数 107

B．在外日本人に多い健康問題 108

C．在外日本人への医療支援制度 109
1 ● 渡航前の医療支援 110
2 ● 渡航中の医療支援 111
3 ● 帰国後の医療支援 112

D．日本人看護師に求められる役割 112

4. 海外で働く　西上すぎか ································ 113

　A．どのように海外で看護師登録を行うか　113

　B．海外で働く看護師の概要　114

　C．海外の現場からみる日本と海外の看護業務の違い　114

　D．海外で日本人看護師が働くうえでの課題　115

5. 国内で外国人と働く　石井千晴 ················ 117

　A．外国人はどのように日本の看護師資格を得るのか　117

　　1●在留資格「医療」で入国の場合　117

　　2●EPAに基づく外国人看護師の受け入れの場合　117

　　　◇コラム　経済連携協定（EPA）と在留資格「医療」　118

　B．日本で働く看護職の概要　118

　C．日本の現場からみえる日本と海外の看護業務の違い　119

　D．日本で外国人看護師が働くうえでの課題　119

　E．協働する意義と留意点　120

第Ⅵ章　国際看護協力に必要とされる態度・能力・知識・技術 — 123

1. 国際協力で用いられる調査手法　山田智惠里 ··········· 124

　A．インタビュー，フォーカス・グループ・インタビュー　124

　B．フォーカス・グループ・ディスカッション　125

　C．記録を調べる　125

　D．質問紙調査　126

　E．質的，量的な調査　126

2. 住民参加型アプローチ　山田智惠里 ················· 128

　A．健康と人々の主体的参加の関係　128

　B．プライマリ・ヘルス・ケア　128

　C．途上国援助のアプローチの変遷と国際看護協力　129

　D．新しいコンセプトへの理解と情報共有の重要性　129

3. 5S（整理・整頓・清掃・清潔・しつけ）　碓井瑠衣 ········· 131

　A．5Sの基本的理念　131

　B．5Sの日本での発展過程　131

　C．医療分野での5S活動　132

　D．途上国の医療機関への5S活動の導入　132

　E．途上国の医療機関における5S活動展開のポイント　133

　　　◇現場発　セネガルでの「実践型の5S研修」　135

4. 国際看護協力に必要とされる態度・能力　山田智惠里 ······· 136

　A．自身の心身管理能力　136

　B．信頼関係の構築　136

　C．協力の基本方針の説明　136

　D．心のしなやかさ　136

　E．コミュニケーション能力とアサーティブネス　137

　F．業務管理能力，専門的知識，技術，応用力　137

第2部 各 論 ———————————————————— 139

第VII章 国際協力としての看護の実際 ——————————— 141

1. 国際協力としての看護の現状と課題　森　淑江 ·························· 142
- A．国際協力活動にかかわるまでの課題　142
- B．国際協力活動でぶつかる問題　143
- C．問題のとらえ方を変えることで乗り越える　144
- D．現地で協力活動を行うにあたっての基本的な方策　145
  - ◇コラム　その国なりのやり方がある　147

2. 病院での看護　山田賢太郎 ·· 148
- A．国際協力における病院での看護の概要　148
  - 1●途上国の病院の現状　148
  - 2●病院での国際看護協力活動　148
- B．実際の活動　149
  - 1●国際協力における病院での看護活動の手法　149
  - 2●途上国の病院における看護活動の実際　149
    - ◇現場発　医薬品配給の滞りを是正したエピソード　151

3. 非感染性疾患（NCDs）と看護　土谷ちひろ ························· 152
- A．国際協力における非感染性疾患（NCDs）の概要　152
  - 1●世界の非感染性疾患（NCDs）の現状　152
  - 2●NCDs への国際戦略　152
- B．実際の活動　153
  - 1●国際協力におけるヘルスプロモーション　153
  - 2●ソロモンでの活動の実際——NCDs 予防・対策プロジェクト　154
    - ◇現場発　未来につなぐために　156

4. 母子保健・母子看護　芝山江美子 ·· 157
- A．国際協力における母子保健・母子看護の概要　157
- B．実際の活動　159
  - 1●途上国での母子手帳の普及活動　159
  - 2●インドネシアでの実際の活動——母子手帳プロジェクト　159
    - ◇コラム　戦後日本に登場した母子手帳　159
    - ◇現場発　ポシアンドゥによる母子保健活動　161

5. 難民への看護　伊藤尚子 ·· 162
- A．国際協力における難民支援の概要　162
- B．実際の活動　163
  - 1●海外における難民支援の活動内容　163
  - 2●イラクにおける難民支援の実際の活動　164
- C．国内における難民支援　165
  - ◇現場発　イラクでの難民支援　166

6. 災害看護　伊藤尚子 ··· 167
A．国際協力における災害看護の概要　167
1●世界における災害の発生状況　167
2●国際的な災害支援の仕組み　168
B．実際の活動　168
1●国際的な災害支援のルール　168
2●インドネシアでの実際の活動　170
◇現場発　インドネシア　ジャワ島での震災支援　171

7. 地域看護（公衆衛生看護）　碓井瑠衣 ······················· 172
A．国際協力における地域看護の概要　172
B．実際の活動　173
1●国際協力における地域看護活動を行ううえで必要なこと　173
2●ブルキナファソの保健ポストでの実際の活動　175
◇現場発　巡回訪問活動と村の保健ボランティアの活躍　177

8. 学校保健　永田幸子 ·· 178
A．国際協力における学校保健の概要　178
1●国際協力における学校保健の重要性　178
2●国際協力における学校保健の歩み　178
B．実際の活動　179
1●国際協力における学校保健の進め方　179
2●モロッコでの実際の活動　179
◇コラム　素晴らしい日本の学校給食　182
◇現場発　手洗いをして叱られる子ども／日本の学校保健の誇り　182

9. 感染症と看護　松永早苗 ·· 183
A．国際協力における感染症と看護の概要　183
1●国際協力における感染症看護の要点　184
2●感染症対策の基礎知識　184
B．実際の活動　185
1●途上国における感染症看護の活動の基本　185
2●パラオでの活動の実際　185
◇コラム　パラオと日本の共通点　187
◇現場発　現地住民の暮らしを理解する重要性　188

10. 看護教育　宮本　圭 ·· 189
A．国際協力における看護教育の概要　189
1●国際協力における看護人材育成　189
2●国際協力としての看護教育支援の要点　189
B．実際の活動　190
1●途上国での看護教育に関する活動　190
2●ネパールでの実際の活動　190
◇現場発　看護学生が手術室実習で直接介助？　195

11. 看護管理 ······ 196

A. 国際協力における看護管理の概要　宮本　圭　196
1●国際協力における看護管理の要点　196
2●看護管理への支援における現状の課題　196

B. 実際の活動　198
1●国際協力における看護管理の支援方法　宮本　圭　198
2●パラオでの活動の実際　松永早苗　198
◇現場発　時間・予定に対する感覚の違い　200

12. 看護政策 ······ 201

A. 国際協力における看護政策の概要　森　淑江　201

B. 実際の活動　宮本　圭　202
1●国際協力における看護政策に関する活動の場と展開　202
2●ネパールでの実際の活動　202
◇現場発　海外留学の光と影　205

第VIII章　在日外国人・在外日本人への医療と看護の実際 —— 207

1. 在日外国人・訪日外国人への医療と看護の実際 ······ 208

A. 在日外国人・訪日外国人の健康問題とその対策　齋藤恵子　208
1●気候・生活環境の変化　208
2●メンタルヘルスとその対策　208
3●外国人労働者の健康問題とその対策　209
4●結核の問題とその対策　209
5●母子保健　209
6●災害時の在日外国人・訪日外国人の支援　210

B. 在日外国人・訪日外国人への医療と看護　齋藤恵子　210
1●在日外国人・訪日外国人への医療提供体制の整備　210
2●母国の文化・宗教，生活習慣への配慮　211
3●健康保険・行政サービス　211
4●訪日外国人への医療情報提供サービス　212

C. 看護職の役割　齋藤恵子　213

D. 実際の活動　鶴岡章子　213
◇コラム　医療通訳制度　瀧澤清美　215

2. 在外日本人への医療と看護の実際 ······ 216

A. 在外日本人の健康問題とその対策　荻野杏子　216
1●自然環境の変化　216
2●衛生状態の変化　217
3●社会文化的環境の変化　218
4●渡航者自身の健康状態やライフスタイルの変化　218

B. 在外日本人の医療と看護　荻野杏子　219
1●渡航者に対する専門家の役割　219
2●海外の日本人向け医療機関における看護業務　219
◇現場発　シンガポールの日本人向け医療機関の勤務を経験して　220

xiv 目 次

3●産業保健師，産業看護師の役割　220
4●帰国日本人への対応　220
C．実際の活動　森　淑江　221

第IX章　外国で看護活動をするために ———— 223

1. 外国での資格取得と選択の幅 ················ 224
A．アメリカ　レンデンマン美智子　224
1●アメリカにおける看護師資格とその取得　224
2●アメリカの看護師の勤務状況　225
◇コラム　ナースプラクティショナー（NP）誕生の背景とコロラド大学の貢献　226
B．オーストラリア　西上すぎか　227
1●オーストラリアにおける看護師資格とその取得　227
2●オーストラリアの看護師の勤務状況　228
◇コラム　卒後教育（TPP）　228

2. 海外での看護職としてのキャリアパス ················ 230
A．アメリカにおけるナースプラクティショナー　レンデンマン美智子　230
1●アメリカにおけるナースプラクティショナー（NP）の役割　230
2●アメリカでNPとなった経緯　230
3●アメリカでのNPとしての実際の活動　231
4●アメリカでのNPの課題　232
◇コラム　ワシントンDCの小児医療センターの紹介　232
B．アメリカにおけるフィジシャン・アシスタント　篠原ちひろ　233
1●アメリカにおけるフィジシャン・アシスタント（PA）の役割　233
2●PAの資格取得過程　233
3●アメリカでPAとなった経緯　233
4●アメリカでのPAとしての実際の活動　234
5●PAにおける課題　234
◇現場発　アメリカでPAとして働いて　235
C．オーストラリアにおける看護師　西上すぎか　236
1●オーストラリアでの院内における看護師の役割　236
2●オーストラリアで看護師となった経緯　236
3●オーストラリアにおける看護師の活動の実際　236
4●オーストラリアにおける外国人看護師をめぐる課題　237
◇現場発　オーストラリアでの15年間の看護師経験を通して　237

3. 国連組織での派遣までの過程と勤務 ················ 239
A．国連職員・インターン　水谷真由美　239
1●国連職員・インターンとは　239
2●国連職員インターン応募の動機　239
3●応募から採用・派遣までの過程　240
4●国連職員インターンとしての実際の活動　240
◇現場発　インターン中に築いたネットワークによる学会発表　241
B．国連ボランティア　相田華絵　242
1●国連ボランティアとは　242

2●国連ボランティア応募の動機　242

3●応募から採用・派遣までの過程　242

4●国連ボランティアとしての実際の活動　243

◇現場発　地方出張の醍醐味　244

4. 政府機関（JICA）関連での派遣までの過程と勤務 …………245

A．青年海外協力隊　千葉靖子　245

1●青年海外協力隊（JOCV）応募の動機　245

2●応募から採用・派遣までの過程　245

3●JOCV としての実際の活動　246

◇コラム　異文化から生じる災害のとらえ方の違い　247

B．JICA 派遣専門家　山田智恵里　248

1●JICA 派遣専門家応募の動機　248

2●応募から採用・派遣までの過程　248

3●JICA 派遣専門家としての実際の活動　249

◇現場発　移転された技術はいまもモンゴルで　250

C．国際協力専門員　戸辺　誠　251

1●国際協力専門員とは　251

2●国際協力専門員応募の動機　251

3●応募から採用・派遣までの過程　251

4●国際協力専門員としての実際の活動
──セネガルの医療保障制度に対する協力　252

◇現場発　すべての妊産婦が負担可能な費用で妊産婦ケアを受けられるためには？　253

5. 非営利組織（NPO）での採用までの過程と勤務 ……………254

A．国境なき医師団　吉田照美　254

1●応募までの経緯　254

2●応募の動機　254

3●応募から採用・派遣までの過程　255

4●実際の活動　256

◇コラム　派遣先の環境に適応する　257

B．日本国際民間協力会　森尾寛之　258

1●日本国際民間協力会（NICCO）とは　258

2●NICCO 応募の動機　258

3●応募から採用・派遣までの過程　258

4●NICCO としての実際の活動　258

◇コラム　物事を柔軟にとらえる必要性　260

付録 1　参考になる関係機関・統計資料の URL 集　辻村弘美 …………262

付録 2　世界の健康問題に関連する主な国際機関，開発援助機関一覧
山江海邦，瀧澤郁雄 …………264

付録 3　途上国・地域の分類（DAC 統計上の ODA 対象国・地域）　森　淑江 ………266

索引 …………269

※本書の国名表記は通称を用いている

第1部

総　論

第 I 章

国際看護の
概念と対象

なぜ国際看護について学ぶのか

この節で学ぶこと
1. 地球規模で物事を考えることの重要性と看護職が果たすべき役割を考える
2. 国際化を考慮した看護がどこで必要とされるかを理解する
3. 国際看護を学ぶ意義を理解する

A. 地球規模で考える重要性

1 ● グローバル化する世界

　地球規模で物事を考えることの重要性が叫ばれている．この地球規模を表す**グローバル**という言葉は地球全体をさし示すものであり，グローバル化，グローバル人材などと使われている．グローバルという言葉には国境の概念はない．グローバルに類似した言葉として**国際**がある．これは国を1つの単位として考え，国と国との間に境目を想定している．**国際化**とは，国と国とが国境を越えて一緒に考え行動する際に用いられる語句である．

　交通網の発達により，人の移動，物の移動，金の移動などが容易になり，さらには感染症まで地球規模で広がるようになってきた．またインターネットの発達により，情報は一瞬のうちに世界中に広がっていく．そのためにグローバルな視点で考えて対応する重要性は理解されるであろう．しかし一方で，地球は国という単位の集まりから成り立っており，課題はグローバルであっても，その対策にかかわる人材や物資などは国ごとに異なり，国と国との関係を考慮しつつ活動しているのが現状である．

2 ● 世界の健康課題と人間の安全保障

　世界中の国々を見渡すと健康の格差が著しい．5歳未満児死亡率はその国の保健医療水準を示す数値としてよく取り上げられ，国連児童基金（United Nations Children's Fund：UNICEF）はこの数値で各国を順位づけしている[1]．日本の5歳未満児死亡率は出生千人あたり3で世界182位であるのに対し，1位のアンゴラは157と非常に高い．表Ⅰ-1-1に示すようにサハラ以南アフリカの平均が83であり，上位の国の多くはアフリカに集中している．妊産婦死亡率も高く，出生時平均余命は短い．南アジアも同様の傾向である．**途上国**（開発途上国，発展途上国ともいう）の中でもとくに開発が遅れている国を**後発開発途上国**というが（2018年現在47ヵ国），47ヵ国中33ヵ国（70.2%）はサハラ以南アフリカである．これらの国は一人あたりGNI（Gross National Income：国民総所得）でわかるように経済状態も悪い．このように世界には人間の生存にかかわる格差がある．

　従来，各国は国の安全保障は考えても，一人ひとりの生存については後回しになりがちであった．**人間の安全保障**という言葉は1994年版の人間開発報告書で取り上げられて以

表Ⅰ-1-1　世界の保健指標

地域	人口 （千人）	5歳未満児 死亡率 （出生千対）	乳児 死亡率 （出生千対）	新生児 死亡率 （出生千対）	出生時 平均余命 （年）	妊産婦 死亡率 （出産10万対）	一人あたり GNI （米ドル）
サハラ以南アフリカ	1,001,417	83	56	29	59	546	1,661
中東と北アフリカ	455,880	29	23	15	72	110	6,561
南アジア	1,743,865	53	42	30	68	182	1,500
東アジアと太平洋諸国	2,097,940	18	15	9	74	62	6,845
ラテンアメリカとカリブ海諸国	628,992	18	15	9	75	68	9,634
CEE/CIS	413,760	17	15	9	72	25	9,216
後発開発途上国	954,158	73	51	27	64	436	845
世界	7,309,846	43	32	19	72	216	10,647

GNI：Gross National Income（国民総所得）
［日本ユニセフ協会：世界子供白書2016—統計表より作成］

来，使われているが，国の安全保障が国家としての存立を守ることをさすのに対し，人間の安全保障は「人間一人ひとりに着目し，生存・生活・尊厳に対する広範かつ深刻な脅威から人々を守り，それぞれの持つ豊かな可能性を実現するために，保護と能力強化を通じて持続可能な個人の自立と社会づくりを促す考え方」[2]である．人間の存立を脅かすものには，戦争，災害，貧困，病気，感染症などさまざまあり，私たち看護にかかわる者は人々の生命や暮らしを守るためにこれらに対して立ち向かう必要がある．

3 ● 世界共通の目標

　世界のさまざまな問題解決のために，2000年の国連ミレニアム・サミットで設定されたミレニアム開発目標（Millennium Development Goals：MDGs）は，目標の2015年には，主にサハラ以南アフリカでは十分達成できず，多くの問題が残されたままであった．引き続き国連は問題解決のために，持続可能な開発目標（Sustainable Development Goals：SDGs）を2030年までの目標として定めた（p.61参照）．健康に関する課題は目標3「あらゆる年齢のすべての人々の健康的な生活を確保し，福祉を推進する」にまとめられ，看護職にも目標達成のために一定の役割を果たすことが期待されている．

B. 日本における国際化

　世界の問題を解決するためにグローバルな視点で考えることが重要であることを述べた．次に，日本に目を向けてみよう．

1 ● 日本国内の国際化

　海外旅行自由化となった1964年に海外に渡航する日本人（出国日本人）は約12万8千人，来日した外国人（訪日外国人）は約35万3千人であったのに対し，2017年度には出国日本人が約1789万人，訪日外国人が約2869万人であり，近年はとくに訪日外国人が急激に増加している（第Ⅴ章第2節，3節参照）[3]．

また，日本国内に居住する人々には在留外国人[*1]もおり，その数は全人口の2.0%を占める256万1843人（195ヵ国）に上る[4]（法務省2017年12月現在）．最多が中国で28.5%，次いで韓国の17.6%と2国で半数近く，ベトナム（10.2%），フィリピン（10.2%），ブラジル（7.5%）と続く．このように多くの外国人が一定期間居住するということは，日本人と同じように病気にかかったり，けがをしたり，出産などのために医療機関を受診したりするということになる（第V章第2節参照）．外国人患者受け入れ経験のある病院は78.6%[5]という調査結果にみるように，外国人の看護を行うことは日常になりつつある．

さらに以前から少しずつ増えてきた中国人看護師や，インドネシア，フィリピン，ベトナムと経済連携協定によって来日し資格を得て働く看護師などの外国人看護師が増加し，日本人看護師と共に働く機会が増えている（p.117参照）．

2 ● 日本国内の国際化により求められる看護

日本にいる外国人は，母国と同様の医療や看護を想定しており，そのために経済状況や医療制度の違いから戸惑うことも多い．日本では健康保険制度が普及しており，受診時には患者は一定割合の医療費を払うが，経済的に困窮している場合には救済措置もある．しかし，他国では，母子保健関係の医療費や，受診料自体は無料であっても，薬物や注射器，点滴セットは自費で購入する場合もあり，それが理由でなるべく処置をしないように希望することもある．外国人患者が受診受け付けをする時から，患者の母国を意識した対応が求められる．

看護技術においても，日本と他国では異なることが報告されている[6]．日本の注射や創傷処置方法が母国と異なるために患者が戸惑ったり，産科での診察台にカーテンがあることが何をされるかわからないと不審に思われる[7]場合がある．他にも，母国ではぬるま湯で行われる清拭が，日本では熱い蒸しタオルを使って行われることに驚かれる場合もある．このように看護技術は国によって異なり，日本人に対して当然のように行っていたことが外国人患者を驚愕（きょうがく）させる場合もあることを考えて，対象に適した看護を行うことが求められる．一方，外国人看護師と共に日本で働く場合には，本人は母国であたり前のように行っていた看護行為が，日本の看護行為とまったく異なり，日本人患者や日本人看護師にとって予想を超えたものである場合もある．

3 ● 身近にある国際看護とその必要性

たとえ日本国内で看護師の仕事をするにあたっても，国を意識した「国際化」の視点が求められ，さらに必要とされるのは国際看護の考え方である．国が異なれば看護自体も異なる．これは看護が対象とする人々の生活と密接にかかわっているからである．

日本には以前から異なる民族が住んでおり，複数の民族文化が混在している．大多数は大和民族であるが，ごく少数ながらアイヌ民族もいる．さらに外国籍から日本に帰化した民族も多数存在する．しかし依然として日本は単一民族国家との誤解が広く存在しており，これが民族固有の文化をもつ人々の存在に思いいたらない原因の1つと考えられる．こ

[*1] 在留外国人：法務省の定義では，「中長期在留者」と「特別永住者」を意味する．なお，「在日外国人」は明確な定義はなく，日本に暮らす外国人の総称として用いられる．

のような誤解を正すことが国際化の第一歩である.

C. 国際協力と看護

　世界には健康に関してさまざまな格差が存在する. 第二次世界大戦終了直後には国土が荒廃し餓死者が出るような底辺の国であった日本は, 他国の支援によって先に進んだ国との格差を縮め, いまや他国を支援できる立場になった. グローバルな課題に取り組むために, 看護分野においても国際協力, すなわち**国際看護協力**が求められている.

　国際協力は**政府開発援助**（Official Development Assistance：**ODA**）によるものや（国際機関への拠出を含む）, **非政府組織**（Non-Governmental Organization：**NGO**）によって実施されている. また, 公的資金や民間資金による協力も, 他国への開発協力と位置づけられている. ODA による国際協力の対象は, 先進 38 ヵ国が加盟する**経済協力開発機構**（Organisation for Economic Co-operation and Development：**OECD**）内の**開発援助委員会**（Development Assistance Committee：**DAC**）によって, 3 年に 1 回改訂される表に示されている（p.266, 付録 3）. この表に示されている ODA 対象国が途上国と, ODA を提供するような経済的に発展した国が先進国とよばれる. ODA は, 無償資金協力や有償資金協力のように経済協力として行われる場合があるが, 看護職が直接活動するような技術協力は, **国際協力機構**（Japan International Cooperation Agency：**JICA**）を通じて行われる. 看護職の多くは, JICA のボランティアとして派遣される. 1965 年の青年海外協力隊の創設から現在までに青年海外協力隊／海外協力隊として約 4 万 6 千人が派遣されており, このうち保健・医療部門の中で看護職が占める割合は 47.7% である（**図Ⅰ-1-1**）. このことからも草の根レベルで国際保健医療協力を行っているのは看護職が圧倒的に多いことが推測される.

D. 海外で看護職として働く

　少数ではあるが, 海外での看護活動に関心をもち, アメリカ, イギリス, オーストラリア, ニュージーランドなど主に英語圏で看護師資格を得て仕事をする日本人看護師が存在する（p.113 参照）. それぞれの国で活動するためにはその国で求められる看護を理解し, その国の実情に合った看護が提供されなければならない.

　海外に 3 ヵ月以上滞在する日本人（海外在留邦人［在留邦人］, p.107 参照）は約 133 万 8 千人（2016 年）おり, そのうち約 35% は永住予定である[8]. 在留邦人は日本とは異なる環境に身を置いて, 異文化に過剰に反応して心因反応を起こしたり, 日本にはない熱帯病や新たな病気を発症することもある. このような日本人に看護を行う日本人看護師もいる.

E. なぜ国際看護について学ぶのか

　以上のように, 日本国内外での活動に国際看護の考え方が必要とされる. また, 相手の領域に入り込んで看護活動を行う在宅看護では, それぞれの家庭がもつ文化に合った看護が求められる. **国際看護**とは, 「自分とは異なる国や地域や場所で, あるいはそのような土地で育った人に対して, 看護に影響を与えるあらゆるものを考慮して適用される看護」であり, これから看護職になる者にとって必ず学ばなければならないものであるといえる.

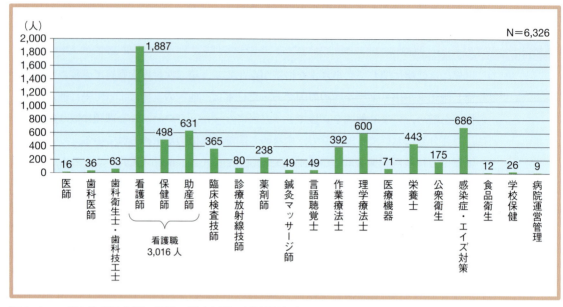

図 I-1-1　青年海外協力隊の保健・医療部門の派遣累計（1965.4 ～ 2020.9）
〔JICAボランティア：事業概要―事業実績 / 派遣実績（2020年9月30日現在），
〔https://www.jica.go.jp/volunteer/outline/publication/results/jocv.html#r03〕（最終確認：2021年7月11日）より引用〕

●引用文献

1) 日本ユニセフ協会：世界子供白書2016, p110-111, 2016,〔https://www.unicef.or.jp/sowc/pdf/UNICEF_SOWC_2016.pdf〕（最終確認：2018年11月26日）
2) 外務省：人間の安全保障をめぐる国際潮流, 2016年2月8日,〔http://www.mofa.go.jp/mofaj/gaiko/oda/bunya/security/index.html〕（最終確認：2018年11月26日）
3) 日本政府観光局：年別 訪日外客数, 出国日本人数の推移,〔http://www.jnto.go.jp/jpn/statistics/marketingdata_outbound.pdf〕（最終確認：2018年11月26日）
4) 法務省：平成29年末現在における在留外国人数について（確定値）,〔http://www.moj.go.jp/nyuukokukanri/kouhou/nyuukokukanri04_00073.html〕（最終確認：2018年11月22日）
5) 日本病院会「国際医療推進委員会」：平成27年度「医療の国際展開に関する現状調査」結果報告書抜粋, p.7,〔https://www.hospital.or.jp/pdf/06_20151028_01.pdf〕（最終確認：2018年11月26日）
6) 森淑江, 辻村弘美, 髙田恵子ほか：日本と開発途上国の看護技術の差異に関する研究. 平成19年度～平成21年度科学研究費補助金研究成果報告書, 2010
7) 草野クララ明美：日系人からみた日本とブラジルの看護・看護教育. 看護教育39（4）：310-313, 1998
8) 外務省領事局政策課：2. 在留邦人の動向―2.1 全般. 海外在留邦人数統計調査―平成29年要約版, p13, 2017,〔http://www.mofa.go.jp/mofaj/files/000260884.pdf〕（最終確認：2018年11月26日）

> **学習課題**
>
> 1. 看護の面から地球規模の問題にはどのようなものがあるか考えてみよう
> 2. 世界にある健康格差についてさらに調べてみよう
> 3. 在日外国人医療ではどのような配慮が必要か考えてみよう
> 4. 国際看護はどのような場面で活用できるか例を挙げてみよう

2 日本と海外で異なる国際看護の対象

この節で学ぶこと
1. 日本での一般的な看護の対象と国際看護の対象との違いと特徴を理解する
2. 途上国での看護の対象には患者や住民だけでなく，現地の看護職も含まれることを知る
3. 国際看護の対象の把握に必要な項目を理解する

A. 国際看護の場ごとの対象と求められる看護

　国際看護の適用は日本国外だけでなく，日本国内でも在日外国人への看護として行われる．その場合，看護師はその外国人の背景から求められる看護を考慮しつつ，それまでに日本人の患者に対して行っていたのと同様の看護を提供することになる．一方日本国外では，滞在国（本節では現地とする）の人への看護（日本人以外の外国人を含む），現地の日本人（在外日本人）を対象とした看護を提供する．

　どこで看護を提供するか，誰に対して看護を提供するかという場所（国・地域）と対象によって求められる看護は異なる．これらを整理すると表Ⅰ-2-1のようになる．

1 ● 日本国内での看護活動

a. 日本人が対象

　日本国内では，看護の対象とする患者や住民は看護を提供する側と社会・経済・教育・文化・医療等について共通理解があり，それらの看護への影響について意識することはほ

表Ⅰ-2-1　日本と海外で異なる国際看護の対象

場所		看護の対象	必要とされる看護	現地の看護に関する学習
日本国内		日本人[※1]	日本の看護	なし
		在日外国人	日本の看護＋母国の看護	日本での学習
海外	先進国[※3]	日本人	日本の看護＋現地の看護	現地での学習後に看護師資格取得
		現地[※2]の人	現地の看護	
		現地の外国人（日本人以外）	母国の看護＋現地の看護	
	途上国	日本人	日本の看護＋現地の看護	日本での事前学習
		現地の人	現地の看護	
		現地の外国人（日本人以外）	母国の看護＋現地の看護	

[※1] 比較のため記載
[※2] 現地とは滞在国のこと
[※3] この表では途上国以外を先進国としている

とんどない．ただし，相手の領域に入り込んでそれぞれの家庭がもつ文化や経済状況等に合った看護活動を行う在宅看護では，国際看護の視点が重要である．地域で生活する患者の家庭はいわば1つの小さな国であり，各家庭には独特の文化や決まり事があり，それらによって求められる看護は異なるうえ，それらを尊重することなく，継続的な受け入れは望めない．

b. 在日外国人が対象

日本で行われる看護ではあるが，対象となる患者や住民の出身国（地域）の特徴を考慮して看護を行う．出身国が先進国である場合には健康を守るための知識は比較的日本人に近いが，途上国の場合には保健衛生や病気，その予防等に関する教育を十分受けていないことがある．その場合には日本人対象よりも具体的な説明が必要となる．

日本に居住する外国人はある程度，日本の社会や政治，文化などに慣れているため，日本人看護師が行う看護に理解を示すことがあるが，短期間に日本を訪れる外国人に対する看護は文化を考慮する異文化看護の視点だけでなく，それ以外の要因を考慮して国際看護の視点から看護を提供することが望ましい．

2 ● 海外（先進国）での看護活動

欧米のような先進国で活動する場合には，通常は国際協力ではなく看護師として給与を得て仕事をすることになるが，現地に到着してすぐに看護を行うことはない．ほとんどは留学して現地で求められる看護を学び，看護師資格を取得した後に看護師として活動する．これに対して途上国で看護師として活動する場合には，労働目的よりも国際協力活動として行うことが大半である．その場合には，到着してすぐに看護師としての活動が期待されるため，事前に多少の知識を得ておき，後は現地で活動しながら必要とされる看護を学ぶことになる．

a. 日本人が対象

先進国の場合には，日本と同等か日本以上の優れた医療環境の中で看護を行うことになる．途上国の場合には，一般の人々は人材も設備も乏しい中で行われる医療を受けているが，大半の日本人は外国人向けの医療設備と人材の整った医療機関を受診する．それらの対象とする日本人がどの程度日本での生活経験があるかによって，日本国内の日本人と同様と考えて看護を行うか，現地の人に近い心のあり方であると考えて看護を行うか異なってくる．

b. 現地の人が対象

その国の社会，経済，教育など看護に影響を与える要因を理解し，その国の人の生活や特徴を把握したうえで，その国で求められる看護を提供することになる．これは先進国でも途上国でも変わりはない．

c. 現地の外国人（日本人以外）が対象

母国が先進国か途上国かによって健康行動が比較的日本人に近い場合もあれば，異なる場合もある．いずれにしろ母国で求められる看護について考慮する必要がある．

3 ● 海外（途上国）での看護活動の対象

　途上国で国際看護協力として看護を行う場合には，対象である患者や住民に対して現地の看護を提供するだけでなく，現地の看護職に対して助言や指導を行う立場になるため，看護政策，看護教育，看護管理などにかかわる現地の看護職も活動の対象となる．

　中国やラオスでは看護師は診療の補助にかかわる技術を中心に行い，療養上の世話の一部は家族が担っている[1, 2]．このような国は途上国では珍しくない．その場合，看護の提供を行う者は看護師と家族になるため，助言や指導の対象は看護師や家族となる．

　看護師の業務そのものが日本と異なる場合があるが，これには看護職の養成が日本と異なることも影響している．日本看護協会の25ヵ国の調査[3]によると，看護学校，短大，大学の入学資格は9〜14年の中等教育を受けていることで，看護基礎教育の4年制大学化が各国で進む傾向がある．助産師は日本と同じく看護師免許取得後または看護教育と併せて養成する看護・助産教育の国もあれば，中等教育終了後に看護教育とは別に助産教育を単独で行う国もある．また，助産にかかわる技術も日本の看護職と異なる場合がある．先の日本看護協会の調査では，日本の助産師は行わない会陰切開や縫合は9ヵ国の助産師に認められている．

　医療設備の違いも影響し，助言や指導対象の看護職者が日本の看護職者と同じ知識や技術レベルとは限らないため，指導内容が理解されないこともある．図Ⅰ-2-1はモンゴルのICU（集中治療室）の写真であるが，日本の一般病棟より簡素な設備しかなくても他の病棟よりは機器があるということでICUと称しており，このような所では高度な医療機器を必要とする患者の看護の説明は意味がない．

B. 対象の把握方法

　看護のどの分野であれ，看護活動を行うにあたっては対象の身体的状態，精神的状態，社会的状態を把握するが，国際看護ではそれに加えて日本とは異なる国・地域の特徴を知るための情報を収集する．

　第Ⅰ章第3節（p.14参照）にあるように，看護は文化だけでなくさまざまな要因を受けて成り立っている．自分と異なる背景を抱えた対象に対して適切な看護を行うためには，対象がどのような特徴をもっているのかを把握することが重要である．対象とする人々の受けた教育，経済状態など日本とは異なる．日本では当然知っているだろうと思える知識を前提に話をしても，患者が理解していない場合がある．たとえば栄養指導をする際に，日本では栄養素とは，タンパク質とは，ということが小学校から教育され，食育という言葉さえある．しかし栄養について習ったことがない国の人々はタンパク質が多く含まれる食品をとりましょうという指導をされても，意味がわからない．図Ⅰ-2-2はモロッコの小学校内に掲示された生徒を対象とした禁煙ポスターである．この国では16歳以上で喫煙が許可されるが，実際には喫煙する小学生がいるのではないかと想像できる．このように生まれ育った国や地域の状況によって対象の特徴は異なり，そのために求められる看護は異なるため，国際看護の視点から対象把握の枠組みを理解しておくとよい．

　地域看護（公衆衛生看護）では地域診断を行うためにその地域の情報を集めて分析するが，これは国際看護でも共通する．図Ⅰ-2-3はアメリカのコミュニティ・アズ・パートナー

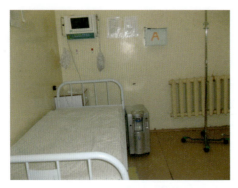
図Ⅰ-2-1　モンゴルの地方の病院のICU

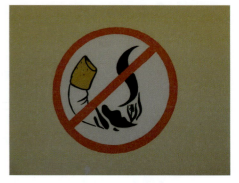
図Ⅰ-2-2　モロッコの小学校内に掲示されていた生徒を対象とした禁煙ポスター

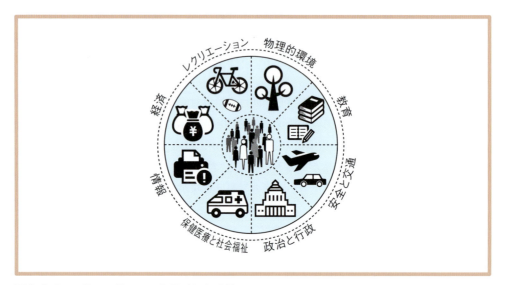
図Ⅰ-2-3　コミュニティ・アセスメントの輪
[エリザベス T. アンダーソン，ジュディス・マクファーレイン：コミュニティアズパートナー，第2版，p.148，医学書院，2007 より引用]

モデルの地域（コミュニティ）アセスメントの構成要素を示すものである[4]．コミュニティの人々を中心に，その周囲に8つの構成要素を配置している．このモデルではコミュニティの人々を把握するための要素として歴史，人口統計，人口動態，価値・信念・宗教を挙げている．これに加えて健康の増進や疾病の予防に関する知識（knowledge），態度（attitude），行動（practice）を調べる **KAP調査**[5] が対象の理解に役立つ．

●引用文献
1) 辻村弘美，森淑江，高田恵子ほか：日本と途上国の看護技術の差異（中国）—中国で活動した青年海外協力隊員への面接と報告書の分析—．The Kitakanto Medical Journal 59（1）：51-58, 2009
2) 齋藤恵子，李孟蓉，辻村弘美ほか：ラオス人民民主共和国における家族が行う看護ケアと看護師の役割．日本国際看護学会誌1：13-24, 2018
3) 日本看護協会：諸外国の看護基礎教育と規制について，〔http://www.nurse.or.jp/nursing/internation-

al/working/pdf/kyoikukisei.pdf〕(最終確認：2018年11月26日)
4) エリザベス　T. アンダーソン, ジュディス・マクファーレイン：コミュニティアズパートナー, 第2版, 医学書院, 2007
5) 中村安秀：KAP調査. 国際保健用語集, 〔https://seesaawiki.jp/w/jaih/d/%a3%cb%a3%c1%a3%d0%c4%b4%b4%ba%ba〕(最終確認：2018年11月26日)

学習課題

1. 途上国の医療施設の整備状況について調べてみよう
2. 自分が基本的な衛生や健康管理についていつどのように習ったか思い出してみよう
3. コミュニティ・アズ・パートナーモデルの地域アセスメントの構成要素について具体的内容を調べてみよう

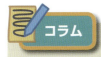

現地でのカレンダーづくり

　途上国では5歳未満児の栄養失調が大きな問題であり，定期的な乳幼児健診は発育・発達の評価のために重要である．ところが，子どもがいつ生まれたかわからないので（その村の人々に月日の概念がないため），発育が適切かどうかの評価ができないという問題にぶつかることがある．筆者はモロッコの農村部に派遣されていた青年海外協力隊員に，その場合どうしたらよいかと相談を受けたことがあった．隊員に対しては村のカレンダーづくりを勧めてみた．これは村の季節，行事，農作業などの村での出来事を挙げて時系列に並べてみて，子どもが生まれたのがそれら出来事の前なのか後なのかと考えることで，およその出生時期を推定する方法である．子どもの誕生年月日という，日本人である私たちにとって当然知っていることを知らないで過ごしている人々も世界にはいるのである．

14　第Ⅰ章　国際看護の概念と対象

3 何が看護に影響を与えるか

この節で学ぶこと

1. 看護に文化が大きく影響することを知る
2. 文化以外のさまざまな要因が看護に影響していることを知る

　看護は対象の生活に働きかけるため，生活と深い関係のある文化の影響が大きいが，文化以外に多くの要因が看護の成立に影響を与えている．これらの要因について，看護と文化，そして看護と文化以外とに分けて考えてみる．

A. 看護と文化との関係

1 ● 人々の生活と看護のかかわり

　世界で初めて看護を定義したナイチンゲール（Nightingale F）は，看護とは「患者の生命力の消耗を最小にするようにすべてを整えることを意味すべきである」としている[1]．この「すべて」の例として新鮮な空気，光，暖かさ，清潔さなどを挙げている．

　日本看護協会は看護とは「人々の生活の中で営まれるケア」と定義し[2]，世界125ヵ国の看護協会が加盟する国際看護師協会（International Council of Nurses：ICN）は「看護とは，あらゆる場であらゆる年代の個人および家族，集団，コミュニティを対象に，対象がどのような健康状態であっても，独自にまたは他と協働して行われるケアの総体である．看護には，健康増進および疾病予防，病気や障害を有する人々あるいは死に臨む人々のケアが含まれる」[3]としている．

　さらに，保健師助産師看護師法では「『看護師』とは，厚生労働大臣の免許を受けて，傷病者若しくはじょく婦に対する療養上の世話又は診療の補助を行うことを業とする者をいう」と定義している．

　現在では看護の対象は患者だけでなくあらゆる人や集団，地域社会と考えられ，看護の場，健康の状態はさまざまである．看護の定義は看護理論家によって異なるが，以上の記述からわかるように，いずれにしろ看護は人々の生活に焦点を当てて働きかける機能があるといえる．

　人々の生活，すなわち暮らしには人間のあらゆる活動が含まれる．衣食住は生活の中でも基本的な行為だが，これら生活様式は文化の一部であり，国や地域で大きく異なる．文化が異なると，看護が対象とする人々の生活も異なり，求められる看護もまた異なってくる．このように，文化の違いは看護の違いに大きく関係している．

2 ● 文化の概念を取り入れた看護——異文化看護

　文化とは，ある一定の集団の中で培われてその集団の中で共通する価値観や生活様式であり，後天的に獲得されるものである．衣食住のように「目に見える文化」もあれば，価値観のように「目に見えない文化」もある．それぞれの集団では，自分たちの文化が最善と考えている（これを自民族中心主義という．詳細は p.36 参照）．

　目に見える文化の1つである衣服は民族によって異なり，独自の民族衣装が各地にある．全身を隠すような服装が一般的な民族もあれば，肌の露出部分が多い服を好む民族もいる．たとえば，ある国で，不衛生にならないようにと裾が地面につかない服を着用するよう指導しても，女性の足が露出するような服が認められない風習によりその指導が受け入れられない場合には，他の点から衛生を保つことを考える必要がある．一方，普段から露出の多い他国で，創部を保護するために広く体を覆う服を勧めても，嫌がって着ないことがある．

　食事の習慣，食事の仕方，食事の内容等も文化によって大きく異なる．世界には日本のように1日3食を決まった時間にとる国もあれば，太平洋諸島のように家の中に常に食べ物が用意され，空腹になったらいつでも食べられるようにしている地域もある．食べ方もナイフとフォークや，スプーンとフォークを用いたり，あるいは東アジアだと箸を使ったり，道具を使わずに手で食事をとる人々もいる．食物も米を主食とする人，トウモロコシ粉，あるいは小麦粉からつくられた物を主食とする人などさまざまである．これらの違いによってかかりやすい病気，病気の回復のあり方も違ってくるため，それらに合った看護が求められる．

　住まいも，日本では南向きの日当たりのよい部屋が好まれるが，家具の日焼けを避け，

文化を超えて患者を理解する難しさ

　学生指導のために出入りしていた外科病棟での出来事である．日本で数年働いているという南米から来た患者が入院した．彼は日本語が十分ではなく，病棟で他の患者や医療者とも意思疎通が困難な中で1ヵ月近く入院していた．筆者は中南米での勤務経験がありスペイン語の日常会話には不自由しないため，学生指導の合間にときどきその患者の話し相手になっていた．

　彼と会話するようになって2週間ほど経ったある日，彼は突然「自分は今回大変ショックを受けた」ということを語り始めた．外国で，大腸がんの人工肛門手術を受け，余命への不安もあるのだろうと想像しながら聞いていた筆者には，患者の語る内容は予想外であった．ラテンアメリカではマチスモ（男性優位主義）が通常であり，男らしさが重視される．男らしい態度や体格が好まれ，それが時に多くの恋人をもつこと，自分の子どもを多く女性に産ませることとなって現れる．彼も何度も結婚離婚を繰り返していたようであった．その彼は腹部を剃毛し，人工肛門を設けたことにより，彼の考える男らしさが損なわれ，永久に取り戻せないということが大きな衝撃だったのである．「手術を受けてボディイメージが変化した」という単純な説明だけではとうてい患者の思いを理解したとはいえない，と感じた例であった．

暑すぎることを理由に，北向きに家族の集まる部屋をつくる国もある．家のつくりも，鉄筋造もあれば木造だったり，屋根がわらやヤシの葉でつくられていたりと，国や地域による違いがある．そして，住まいによる健康への影響も異なる．

このように，国と地域で文化に基づいた生活のあり方には違いがあり，その生活によって求められる看護には違いがある．文化の概念を取り入れて行う看護を異文化看護という．異文化看護については，第Ⅱ章でくわしく解説する．

B. 看護に影響を与える文化以外の要因

1 ● 社会・経済的背景による影響

貧困者が多く衛生状態が悪い国では，看護師がまず行うことは髪の毛に虱（しらみ）がついているかどうかをみることであったりする．また，患者が正式な退院手続きをしないまま突然いなくなってしまう逃院への対応が重要である国もある[4]．これには経済状況が大きく影響しており，そこでは基本的な衛生をどう確保するかがまず看護師に求められるし，経済状況を考慮したかかわりが必要とされる．そこで用いられる看護用具や機器類も経済状態によって大きく異なる．南米のある国ではオートクレーブ（高圧蒸気滅菌器）が故障したが，資金がなく新しく購入することができないため，代わりに料理用のオーブンを使って，いわば乾熱滅菌を行っていたという例があった[5]．

2021年1月現在，日本の人口の28.9%は65歳以上の高齢者で，その数・割合は増加している一方，15歳未満の小児の人口は11.9%で総数，人口に占める割合とも年々減少している[6]．高齢者の増加に対応するため，老年看護の需要が高まっている．これは先進国の多くに共通してみられる問題である．

ところが世界を見渡すと，平均寿命が40歳代と短く，小児人口が50%近くを占める途上国が多くみられる．このような国では5歳未満児死亡率や妊産婦死亡率の高さが平均寿命の短さに関係しており，母子看護の知識や技術は老年看護の知識や技術より重要視される．

現在，世界の死亡の3分の2以上に非感染性疾患（Non-Communicable Diseases：NCDs）がかかわっているといわれている．中でも，糖尿病は太平洋諸国で成人の3割が罹患（りかん）しており，外科手術の9割は糖尿病性壊疽が原因とされる国もある．このような糖尿病患者に日本で用いられている食品交換表を用いた食事療法の指導をしても，食事内容自体が違い，そもそも小学校での食育授業がない国の人々には理解しがたい．たとえば世界保健機関（World Health Organization：WHO）は，キリバスでは日本とは異なる食事療法を指示している（図Ⅰ-3-1）[7]．

旧ソ連時代に教育を受けた一般の人々から，小学校で防毒マスクのつけ方や注射の打ち方を習ったという話を耳にしたことがある．おそらく旧ソ連時代に作成されたと思われるロシアの家庭看護の本では「大量虐殺兵器使用時の対処法」に1章が割かれて記述されているが[8]，これなどは当時の東西対立によっていつ核兵器が使用されるかわからないため，それに看護教育も備えようと記述されたものであろう．

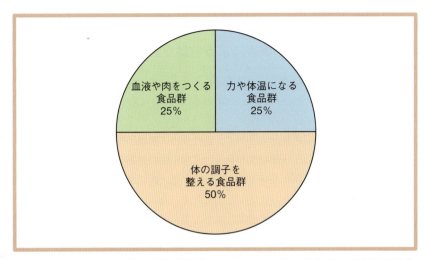

図 I-3-1 キリバスの糖尿病患者用ガイドラインに示されたとるべき食品の割合
適切な大きさの皿に食品を並べるという大変大雑把な指導
[Kiribati：Kiribati cardiovascular risk factor assessment and management guidelines adapted WHO PEN protocol and the Cook Islands cardiovascular and risk factor management guidelines（発行年不明）より筆者が翻訳して引用]

2 ● 気候・地理による影響

　日本人にとって就寝前の入浴は単に身体を清潔にするだけでなく，心身の安楽のために重要な意味をもつ．しかし暑い気候の国では，温湯は熱過ぎるため入浴ではなく汗を流し，暑さをしのぐために水シャワーを浴びる習慣がある．水が豊富な国では1日に何度も浴びる．浴槽そのものを家に備えておらず，浴槽があってもほとんど使われない．そのような国で，入浴する際の注意といった指導は現実に合わない．これは，清潔保持の行為が"入浴かシャワーかという文化の違い"と単純にとらえがちだが，実は気候や地理的条件や，水自体がいつも不足して豊富に得られないなどの自然環境要因が影響して，その地域での清潔保持に関するあり方（文化）が形成された例だといえる．

　清潔保持だけでなくこのような気候は，看護ケアにも影響を与える．発熱時に悪寒が起こることを考えて，日本では掛け物を多くかけて患者を休ませるが，メキシコでは発熱患者にシャワーなどで水をかけて体を冷やす[9]．

　糖尿病患者に運動療法を勧めようとしても，熱帯地方における炎天下での運動は現実的ではなく，また裸足で歩き回る文化の人々が熱い道路を歩くことは糖尿病性壊疽を悪化させる要因になりかねない．このように療養指導そのものの内容を変える必要がある．

　以上のように看護には文化だけでなく多くの要因が影響しており，私たち看護師は日本国外だけでなく，国内で看護を提供するにあたって，国際看護の視点を常にもっている必要がある．

コラム　家族による看護が望ましい場合もある

　院内で家族が患者の日常生活援助を行うという場面は，とくにアジアでしばしば見かける．これは看護師数が日本に比べて極端に少ないこともあるが，たとえ多く看護師が働いていたとしても，看護師は処置中心の業務を行い，日常生活援助は家族に任せている．パキスタンの病院に派遣された看護師は，赴任当日に看護部長から患者に優しくしてはいけないと指導されたという．通常家族が行う日常生活援助をもし女性の看護師が行った場合，相手が男性患者であれば特別な好意をもたれていると誤解されることがあるとの理由だった．これは宗教がケアに影響を与えている例と考えられる．日本の看護師はできるだけ患者のベッドサイドでの直接看護ケアを提供しようと工夫するが，それが必ずしもその国で求められる看護とは限らず，患者の家族への指導を通して患者によりよい看護を提供する間接的な看護が望ましい場合もあるのである．

●引用文献

1) 社団法人日本看護協会：看護にかかわる主要な用語の解説．日本看護協会，2007，〔https://www.nurse.or.jp/home/publication/pdf/2007/yougokaisetu.pdf〕（最終確認：2018年11月26日）
2) ナイチンゲールF：看護覚書―看護であること，看護でないこと．ナイチンゲール著作集―第1巻，第2版（湯槇ます監，薄井坦子編訳），p.150，現代社，1975
3) 国際看護師協会/日本看護協会国際部訳：ICN看護の定義（簡約版），2002，〔http://www.nurse.or.jp/nursing/international/icn/document/definition/index.html〕（最終確認：2018年11月26日）
4) 宮越幸代，高田恵子，辻村弘美ほか：日本と開発途上国の看護技術の差異に関する研究―中南米と日本で発行された看護技術書の分析―，The kitakanto Medical Journal 58（1）：43-54, 2008
5) 森　淑江：技術顧問便り～JICAボランティアへのメッセージ．クロスロード 52（2）：24, 2016
6) 総務省統計局：人口推計（令和3年（2021年）1月平成27年国勢調査を基準とする推計値，令和3年（2021年）6月概算値）（2021年6月21日公表），〔https://www.stat.go.jp/data/jinsui/new.html〕（最終確認：2021年7月11日）
7) WHO：Package of Essential Noncommunicable（PEN）Disease Interventions for Primary Health Care in Low-Resource Settings
8) Никитин Ю.П.：Все по уходу за больными в больнице и дома, 1999, ГЭОТАР МЕДИЦИНА
9) 志摩チヨ江：看護活動に映る文化の違い．看護は文化―国際化時代に求められる看護，p.15，メヂカルフレンド社，1998

学習課題

1. 出身地以外の都道府県の人のもつ文化と自分の文化が異なると感じた例を挙げてみよう
2. 小学生と大学生に健康についてどのような教育を受けてきたのかを聞き，教育の違いによる健康観の違いを考えてみよう
3. 日本にいる仏教徒以外の人がとる食事上の禁忌を調べ，病院ではどのように対応しているか調べてみよう

4 国際看護を知る

この節で学ぶこと
1. 国際看護は基礎看護の上に成り立つ看護であることを理解する
2. 国際看護と異文化看護との関係について理解する
3. 国際保健と国際看護との関係を知る

A. 看護の中での国際看護の位置づけ

　国際看護という言葉は普段あまりなじみがなく，よくわからないと感じるかもしれない．しかしすべての看護学の分野が基礎看護を基盤としているように，国際看護も基礎看護に基づいており，時に他の領域の看護の知識や技術が必要とされる応用看護の1つである．小児看護，成人看護，老年看護は対象である人間の発達段階に特徴づけられて展開する看護を対象としており，また，精神看護や地域看護（または公衆衛生看護）のように健康の段階に応じて適用されたり，拠り所となる組織や場を基に展開される看護もある．このように，応用看護ではそれぞれの対象の特徴をとらえて看護が提供される．

　国際看護での対象は新生児から高齢者まで，時に死を迎えつつある人もいる．国際看護が提供される場は国外もあれば日本国内もあり，病院のような施設もあれば，診療所だったり，日本の保健所に該当する保健センターや保健ポストだったりすることもある．いずれにしろ対象とする人々はいずれも生活者である．国際看護は対象となる人の特徴，とくに国や地域の特徴をふまえ，看護に影響を与えるあらゆるものを考慮して適用される（図Ⅰ-4-1）．なお，国際看護を対象とした学問が国際看護学であるが，ここでは国際看護という言葉で説明する．

　基礎看護の実習では対象の情報を集めて，その人がどのように育ち，生活をしてきたか，何を考えてどのような行動をとっているのか，現在，身体的・精神的・社会的特徴や問題をもっているのかなどを把握してアセスメントし，どう生活を整えればより健康な状態になるのかを考え看護計画を立て，実施，評価を行う．対象の状態が期待される結果にならなければ，評価結果に基づき再度情報収集し，同じ過程を繰り返す，というような一連の看護過程を展開する．小児看護や成人看護のような各領域によって収集する情報やそれに基づくアセスメントの部分が大きく異なるが，基礎となっているものは基礎看護の知識や技術である．

　途上国であろうが，先進国であろうが，患者の生活様式に合わせて看護師が働きかける「看護の原点」は同じである．国際看護という言葉は，途上国での看護と誤解されがちであるが，決して途上国に限られたものではなく，また国際看護で適用している方法の基本は基礎看護の知識や技術であり，それに加えての各看護の専門分野の知識や技術であるこ

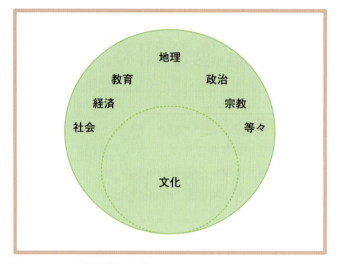

図Ⅰ-4-1　国際看護の構成
さまざまな要因が微妙に影響し合って国際看護の概念が構成されている．

とが理解できるであろう．

B. 国際看護と異文化看護の関係

　看護と文化には密接な関係があるが，第Ⅰ章第3節Bで述べたように，必ずしも文化だけが看護に影響を与えているわけではない．その地域の気候，経済状態，社会，教育などさまざまな要因によって生活のあり方は異なり，そこでの生活に合わせて展開される看護も当然異なる．国際看護はすべての要因を考慮して適用する看護であり，文化は看護に影響を与える要因の1つである．つまり，国際看護の中に文化を考慮した看護，すなわち異文化看護が含まれると考えたほうが適切である（図Ⅰ-4-1）．

　アメリカの看護理論家で人類学を学んだレイニンガー（Leininger MM）は**文化ケア理論**を提唱し，文化ケアには普遍性と多様性とがあることを説明している．**普遍性**とは多くの文化で明らかに共通してみられるもので，**多様性**とは集団による差異のことである．また，レイニンガーは「異文化看護」といった用語は用いず，「文化を超えた看護」と表現している．彼女が提唱する**サンライズモデル**[1]（p.44，**図Ⅱ-3-1参照**）では教育，経済，政治，法律等異なる要因が影響を与えて文化ケアの世界観が成立しており，決して文化のみが看護を成立させているとしているわけではない．

　文化人類学では，内部の人の物の見方である**イーミック**な見方と，外部の人の物の見方である**エティック**な見方との両方から現象を分析するが，レイニンガーは文化人類学のフィールド研究でこれらの見方が用いられる以前から着目していた．イーミックは対象となる人々（患者や住民など）の見方であり，エティックは対象の外側にいる人の見方であり，看護においては看護師の見方である．国際看護では対象がどう認識しているかというイーミックの見方が重要である．

C. 国際看護と国際保健の関係

　国際保健はもともと植民地をもつ宗主国で発展してきた熱帯医学を中心に進展してきた学問領域であるが，現在は，地球規模での健康問題や健康の決定要因を扱い，さまざまな領域と連携して国間や国内における健康に関係する格差を減らすことを目指す[2]学問領域であり，医学や看護学だけでなく人類学や開発経済学なども関係する．世界には国連に加盟しているだけでも193ヵ国あり（日本が承認している国は日本を含めて196ヵ国），これらの国や地域の間には経済の格差，教育の格差，健康の格差など多くの格差が存在する．国際保健ではさまざまな学問分野がそれぞれの立場からかかわってこれらの格差を埋めようとしている．国際保健は，以前は英語でInternational Healthといわれてきたが，最近は国家間での視点よりも地球規模での観点が重視されるようになってきたため，Global Healthといわれるようになり，日本語では訳さずにそのままグローバル・ヘルスとよばれることが多くなってきた．

　国際保健では前述の発展の経緯から，人々の疾患や治療・症状などに焦点が当てられてきた．これに対して国際看護は対象である一般の人々や患者を常に生活者としてとらえることが基本となっている．すなわち，国際看護を適用する場合には，常に「生活」が重要なキーワードとなる．対象がどのような生活をする人々であるか，その生活はどのような社会や政治や経済などによって成り立っているのか，一人ひとりの生活に焦点を当てているのである．

●引用文献
1) マデリン　M. レイニンガー，稲岡文昭監訳：レイニンガー看護論—文化ケアの多様性と普遍性—.
　 p.47，医学書院，1995
2) 国際保健医療学会編：国際保健医療学，第3版，p.4-5，杏林書院，2013

学習課題

1. 国際看護と他の分野の看護との共通性と異なる部分について考えてみよう
2. これまでに体験した臨地実習を1例取り上げて，国際看護と異文化看護の視点から分析してみよう
3. 臨地実習でかかわった患者をイーミックとエティックの視点から分析してみよう

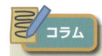
コラム　国際看護の実習で学ぶ看護の原点

　筆者の勤務する大学では，4年次にすべての実習の最終段階として総合実習を課しており，学生は小児看護学，成人看護学など各分野の中から1つ希望して実習を行う．国際看護学は3年次までの臨地実習には含まれず，総合実習が唯一の実習の機会である．国内での実習後に，タイの東北部にある県立病院で主にハンセン病患者を対象として1週間の実習を行っている．そこで実習指導を担当してくれるのが，日本の好善社から派遣されている看護師の阿部春代氏である．

　タイで29年間，後遺症を抱えるハンセン病患者を対象としたセルフケア・クリニックを開き，看護を行ってきた阿部氏は，自分自身の行ってきた看護について「足を洗っているだけ」と説明する．患者はハンセン病に起因する末梢神経障害から足底潰瘍をつくりやすい．その予防方法（足の点検，足浴や胼胝除去，靴下の着用，歩行の仕方，体重負荷の軽減，足を守る履物の使用等）を指導したり，既に潰瘍のある患者には足を洗ってワセリンを塗る方法を指導し，自宅で実践できるセルフケアの指導を行う[i]（写真）．阿部氏が行っていることは，生活の中でつくられた傷を生活のあり様を変えることによって，回復過程へと促すための指導であり，生活に焦点を当てて働きかけるという，まさに「看護の原点」そのものである．

　学生は患者の全身の観察を通して，日中は庭先の縁台にゴザを敷いて過ごすという農村部の生活が，足底潰瘍の発生とどのように関係しているのか，治癒を促すために履物がいかに重要であるかを理解し，1時間のケアよりも，自宅で過ごす23時間の中で行えるケアがどのように回復を促すのか，セルフケアがどれほど重要であるかを実感する．

　この実習を通じて，学生は生活がどのように病気や障害の発生にかかわるのかを知り，生活に働きかけるという看護の原点を確認し，共通の言語をもたない人とのコミュニケーションの手法を学ぶことができる．

　ハンセン病の新規患者は日本国内ではわずか数人だが，世界中に21万人以上存在しており（2016年現在），将来途上国で看護活動を行う機会があれば役に立つ体験であろう．また足底潰瘍をもつ患者の看護は，糖尿病性壊疽の予防や看護にいかすことができ，看護の原点を確認するとともに，タイでの実習は日本では得られない貴重な機会となっている．学生の実習の様子はインターネット上に公開している[ii]．

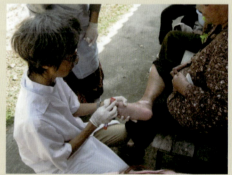
足を水に浸けた後，角質をブラシで削っている．水で汚れを落とし，その後ワセリンを塗る．

【引用文献】
i）阿部春代：国際看護の現場で行われるケアの特色．インターナショナルナーシングレビュー　140：22-27，2009
ii）森　淑江：タイのハンセン病セルフケア・クリニックで学生は何を学んだか，2012年9月20日，〔http://jnapcdc.com/archives/5383〕（最終確認：2018年11月26日）

日本の国際看護の歴史

この節で学ぶこと
1. 世界や日本における国際看護協力の歴史を理解する
2. 在日外国人の健康問題の歴史的背景について理解する

A. 世界にみる国際看護協力の歴史

　ナイチンゲールがクリミア戦争で行った看護における功績は有名であるが，19世紀初めにはキリスト教会などの団体が慈善活動や救済活動を行っていた．第一次世界大戦以前は，看護は主として戦争や飢饉などの急な事態に対処することを目的としていた．その中心的役割を担っていたのが赤十字である．繰り返される戦争に対して，看護師は国を超えて負傷者の救護にあたった．第一次世界大戦が終わると，赤十字は戦争中の救護活動を平時の公衆衛生活動へと拡大していき[1]，「治療」だけでなく「予防」の視点も重視していった．その活動は，災害時や紛争時の緊急救援，大規模災害の復興支援，途上国に対する保健衛生や母子保健事業，少年赤十字などと幅を広げていった[2]．また，戦争による混乱が続く中で，子どもを支援する「セーブ・ザ・チルドレン」[*1]や飢餓救済を目的とした「オックスファム（Oxfam）」[*2]などの非政府組織（NGO）が設立され，人道的立場から民間団体が次々と誕生していった．以上が国際看護協力の原型となる．

B. 日本における国際看護協力の歴史

1 ● 第二次世界大戦終了前までの日本の状況

　日本でも，戦時下の救護活動を目的とした団体の**博愛社**が1877年に設立された[3]．博愛社創立当時の救護員は男性のみであった．その後，1886年に医師・看護師の養成を目的に博愛社病院が設立され[4]，1890年に看護師の養成が始まった[3]．博愛社は1887年に**日本赤十字社**へ改称された．同じく1887年に篤志看護婦人会が設立された．篤志看護婦人会は看護の養成を受けていないボランティア団体で，当初上流階級婦人から構成され，日本赤十字社の女性社員の増加と看護師像構築に大きな影響を及ぼした[5,6]．その後，日本はいくつもの戦争を経ることになるが，日本赤十字社には従軍規定があったため看護師も救護活動に深くかかわっていた．この頃の日本における看護活動は，国内の看護活動と戦争の救護活動であり，NGOなどによる外国人の救護活動が行われていたという記録は

[*1] セーブ・ザ・チルドレン：戦争によって荒廃したヨーロッパにおける子どもの栄養改善の取り組みに始まり，子どもの栄養・保健・教育の他に災害や紛争による人道的支援など幅広く活動している．
[*2] オックスファム（Oxfam）：ナチス軍による攻撃で困窮していたギリシア市民にオックスフォード市民5人が食糧や古着を送ったことが始まりで，戦後復興に大きく貢献した．

あるものの，それ以外の国際看護協力は行われていなかった．

2 ● 第二次世界大戦後の日本における GHQ の看護改革

1945 年に敗戦した日本では，連合国軍最高司令官総司令部（GHQ）の占領下で，国政のすべてが GHQ の指導で行われるようになった．GHQ は各分野にわたって改革の要請をしたが，1945 年に「公衆衛生に関する覚え書」を発表して，医療・保健の分野の抜本的な改革を行った．看護改革もその一連の施策として進められた[7]．GHQ 公衆衛生部看護課はオルト（Alt GE）課長とアメリカ人看護師であるスタッフ，そして，日本全国に占領行政の要としての看護専門官を配置した．オルトは，あまりにも遅れた日本の看護制度とその実際に対して，全国的に看護改革に取り組んだ[8]．日本の政府と共同して，終戦後の悲惨な健康状態を改善するために，衛生制度，施設，看護体制，看護教育等全般にわたり行政組織改革が行われた．改革の中で，養成学校・大学系看護プログラム，看護師指導者養成講習等が施行され[9]，それが現在の看護制度・看護教育制度の土台となっている．

また，日本は戦後の復興支援として，ララ物資やケア物資に代表される国際 NGO による食料品や医薬品，日用品などの支給という大きな恩恵を受け，多くの子どもや国民が救われた[10]．日本が戦後の復興をみせた 1966 年頃からは，アメリカで 1948 年以来進展してきた看護の知識体系が，日本の看護師によるさまざまな翻訳やアメリカ留学の経験によって日本に伝えられ普及した[11]．このように，日本ではアメリカをはじめとする外国の国際看護協力を受けて，看護が大きく発展することになった．

3 ● 日本における国際看護協力

日本が本格的な国際看護協力を行うようになるのは，第二次世界大戦以降である．敗戦した日本は，アジア諸国への戦後賠償と並行して政府開発援助（ODA）を開始した．1954 年にコロンボ・プランに加盟後，ビルマ（現ミャンマー）との平和条約，賠償と経済協力に関する協定が発端となり，その後，多くのアジア諸国に対しての賠償や無償資金協力も行われた．そのような流れの中で，政府による技術協力として，1955 年から研修員の受け入れ，専門家の派遣が開始され[12]，看護領域の技術協力も始まることになった．国際協力の概念を基に看護師が派遣されたのは NGO，政府ともに 1960 年代以降であるが，その歴史は政府よりも NGO が早い．NGO の先駆けとして，日本キリスト教海外医療協力会（Japan Overseas Christian Medical Cooperative Service：JOCS）やアジア救ライ協会が設立され活動を開始した．また，ジョイセフ（p.99 参照）の前身である家族計画国際協力財団は，戦後の日本が実践してきた家族計画・母子保健の分野での経験を途上国に移転してほしいという国際的な要望を受けて誕生した．1970 年代から 90 年代にかけては，アジア，アフリカ，中南米への技術協力として看護教育プロジェクトが始まり，看護専門家が派遣された[13]．そして，現在では，第 I 章第 1 節で述べたように，日本はさまざまな機関や枠組みを通して多くの国際看護協力を行っている．

C. 在日外国人の健康問題の歴史的背景

第二次世界大戦の敗戦後，1951年にはサンフランシスコ講和条約の締結（1952年に発効）により日本は主権を回復した．戦前に統治していた朝鮮半島や台湾の出身者とその子孫（在日韓国・朝鮮人）は法的措置により**特別永住者**として日本に残った．つまり，日本国籍を持たない在日外国人となった．これにより，法的措置も日本人よりも手薄となり，仕事や生活などにさまざまな影響が及ぶようになった．たとえば，年金加入期間の問題等により無年金・低年金となり，国民年金加入者を対象とした障害基礎年金においても国籍条項により十分な保障が受けられないといった問題や，ハンセン病療養所入所者に対する問題も生じた．その後，国民年金の国籍条項は廃止となったが，依然問題は残っており，根本的な解決にはいたっていない．また，在日外国人の中でも，最も高齢化が進んでいるのは在日韓国・朝鮮人であり，在日外国人の健康問題の1つとなっている．

1991年以降になると在日韓国・朝鮮人は減少した一方で，1990年の出入国管理法の改

偉大な統計学者──ナイチンゲール

ナイチンゲールといえば「白衣の天使」として名高く，看護における先駆的な多くの業績を残しているが，統計学者としての大きな業績はあまり知られていない．クリミア戦争で負傷や戦死したイギリス兵に関する観察データを分析して，彼らの多くが戦闘で受けた傷そのものではなく，負傷後の治療や病院の衛生状態が十分でないことが原因で死亡したことを明らかにした．これらは，「主として先の戦争の経験をふまえたイギリス陸軍の衛生，能率および病院管理についての覚え書」等に書かれており，実際の証拠を示すための図表やグラフを用いる先駆者であった（**下図**）．これら業績が認められ，彼女は1858年に王立統計協会会員，1874年にはアメリカ統計学会の名誉会員に選ばれた[1]．

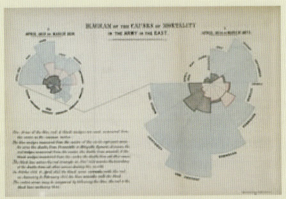

図　クリミア戦争における死因を分析したグラフ
〔総務省統計局：統計学習の指導のために（先生向け），補助教材，
〔http://www.stat.go.jp/teacher/c2epi3.htm〕（最終確認：2018年9月14日）より転載〕

【引用文献】
1) J.A. ドラン：第九章 ナイチンゲールと赤十字の活動（十九世紀中期），看護・医療の歴史，p.231-242，誠信書房，1978

定により，日系人のうち日系3世などの一定の範囲の者については在留資格が付与されることになり[14]，**ニューカマー**といわれる南米（ブラジル，ペルーなど）や東南アジア出身の日系人が急増した[15]．これら日系人の増加に伴い，いま現在に通じる新たな健康問題が生じることとなる．

在日外国人の健康問題については第V章第2節（p.101参照）でくわしく解説している．

●引用文献

1) Seymer LR 著，小玉香津子訳：看護の歴史，医学書院，p.151-176，1978
2) 日本赤十字社：赤十字の国際活動2014，〔http://www.jrc.or.jp/activity/international/pdf/RedCross 2014_72dpi_2.pdf〕（最終確認：2018年9月14日）
3) 日本赤十字社：日本赤十字社の創立，〔http://www.jrc.or.jp/about/history/〕（最終確認：2018年9月14日）
4) 日本赤十字社医療センター：沿革・歴史，〔http://www.med.jrc.or.jp/hospital/tabid/105/Default.aspx〕（最終確認：2018年9月14日）
5) 川口啓子：従軍看護婦派遣への道程に関する研究ノート（2）—日露戦争を中心に．大阪健康福祉短期大学紀要 **3**：83-95，2005
6) 阿部オリエ：日本赤十字社における看護婦像の構築課程— 1890（明治23）年看護婦養成開始以前に着目して．日本看護歴史学会誌 **20**：22-32，2007
7) 川島みどり，草刈淳子，氏家幸子ほか：1 保健婦助産婦看護婦法の歩み．日本の看護120年—歴史をつくるあなたへ，日本看護歴史学会編，日本看護協会出版会，p.116-117，2008
8) 大森文子：第27回 GHQ 公衆衛生福祉局看護課の看護改革．大森文子が見聞きした看護の歴史，日本看護協会出版会，p.111-112，2003
9) ライダー島崎玲子：看護教育50年の評価 米国看護はどのような影響を与えたか：看護の専門職化への礎石，看護教育 **36**（8）：645-650，1995
10) CARE International Japan：CARE とは，〔http://www.careintjp.org/whoiscare/02.html〕（最終確認：2018年9月14日）
11) ケイコ・イマイ・キシ：戦後50年の看護 米国看護の影響．看護 **47**（15）：83-88，1995
12) JICA：ODA50年の歩み，〔http://www.mofa.go.jp/mofaj/gaiko/oda/shiryo/pamphlet/oda_50/ayumi1.html〕（最終確認：2018年9月14日）
13) 小早川隆敏編著：国際保健医療協力入門—理論から実践へ，国際協力出版会，p.272-277，2006
14) 出入国管理及び難民認定法第七条第一項第二号の規定に基づき同法別表第二の定住者の項の下欄に掲げる地位を定める件（平成2年法務省告示第132号）
15) 李節子：国際化する小児保健医療—海外から来た子・行く子・世界の子— 1．在日外国人の母子保健医療の現状と課題 —外国人の人口動態統計の分析から—．小児科臨床 **58**（増刊号）：1145-1161，2005

学習課題

1. 世界における国際看護協力の歴史についてくわしく調べてみよう
2. 第二次世界大戦後に日本が行ってきた国際看護協力についてくわしく調べてみよう

第 **II** 章

看護における文化

看護と文化

> **この節で学ぶこと**
> 1. 看護の本質に，対象者の文化的権利を尊重することが備わっていることを理解する
> 2. 看護実践は対象者の文化的背景によって変わることを理解する
> 3. 看護実践においてどのような文化的能力が必要かを理解する

　第Ⅰ章でみてきたように，看護職者は多様な文化的背景をもつ患者とその家族に，文化を考慮したケアを提供する必要がある．一方で，看護師として，私たちがあらゆる文化，または民族集団の専門家になることは不可能である．では，どのようにしたら多様な文化的背景をもつケア対象者に看護の専門性を発揮できるのであろうか．本節ではその疑問へのヒントとなるように，看護実践と文化について述べる．

A. 看護師の倫理綱領と文化

　国際看護師協会（ICN）の倫理綱領（**表Ⅱ-1-1**）[1]においては，**文化的権利**を尊重することが看護の本質として備わっていると言及している．一方，日本看護協会の倫理綱領には，文化的権利という用語は用いられていないが，「看護の実践にあたっては，人々の生きる権利，尊厳を保つ権利，敬意のこもった看護を受ける権利，平等な看護を受ける権利

表Ⅱ-1-1　国際看護師協会（ICN）看護師の倫理綱領（2012年版）（抜粋）

前文
- 看護師には4つの基本的責任がある．すなわち，健康を増進し，疾病を予防し，健康を回復し，苦痛を緩和することである．看護のニーズはあらゆる人々に普遍的である．
- 看護には，**文化的権利**，生存と選択の権利，尊厳を保つ権利，そして敬意のこもった対応を受ける権利などの人権を尊重することが，その本質として備わっている．看護ケアは，年齢，皮膚の色，信条，**文化**，障害や疾病，ジェンダー，性的指向，国籍，政治，人種，社会的地位を尊重するものであり，これらを理由に制約されるものではない．
- 看護師は，個人，家族，地域社会にヘルスサービスを提供し，自己が提供するサービスと関連グループが提供するサービスの調整をはかる．

倫理綱領の基本領域：ELEMENTS OF THE CODE
1. 看護師と人々（7項目）
   - 看護師は，個人がケアや治療に同意する上で，正確で十分な情報を，最適な時期に，**文化に適した方法**で確実に得られるようにする．
2. 看護師と実践（6項目）
   - 看護師は，倫理的行動と率直な対話の促進につながる**実践文化**を育み，守る．
3. 看護師と看護専門職（6項目）
4. 看護師と協働者（3項目）

［ICN（国際看護師協会）看護師の倫理綱領（2012年版）より抜粋して作成，赤字ハイライトは筆者によるもの］

などの人権を尊重することが求められる」と記されており，基本的人権の尊重がうたわれている．基本的人権には当然「文化」が含まれていると考えられる．

B. 看護実践にみる文化

1 ● 文化によって異なる病いの意味と看護アプローチ

　看護実践においては，健康と病気に対する人間の体験および反応に注目する．そこには必然的に文化が反映された，文化によって異なる健康や病いの意味がある．それを知るためには，まず患うことが何を意味し，その経験をどのように生き，どのように対処しているか，相手（看護の対象）に問うことから始まる．

　『病いの語り』を著したクラインマン（Kleinman A）は，病いという用語は，疾患という用語とは根本的に異なるものを意味しているとし，患うという経験の型はどこにでもみられるが，個々人にとって患うことが何を意味し，その経験をどのように生き，その経験にどのように対処し扱うかは，実にさまざまであると述べている[2]．個人的な病いの経験は，その時代やその場所において広まっているイメージ（文化的表象）と，苦難を耐え忍んでいく集団に共有された行動のスタイルやパターン（集合的経験）との相互作用によって形作られる．また，クラインマンは慢性の病いをもつ患者をケアするための方法として，簡潔な生活史（ライフ・ヒストリー）を話してもらうことや，説明モデルと取り決め（ネゴシエーション）を挙げている（p.46 参照）．

2 ● 日常生活行為にみられる文化と看護

　生活者として看護の対象者の日常生活行為をみる時，そこには文化が内在している．むしろ，生活そのものが文化であるともいえる．たとえば日本人にとって入浴の意味を考えると，単なる清潔行為にとどまらず，心を癒やす習慣的行為でもある．外山は[3]，「入浴にしても，横たわった状態で入る機械浴槽が施設にはよくあるが，あれは欧風の入浴習慣に基づいて欧米で開発された機械をそのまま輸入して医療施設が使い，それが福祉施設にも導入されたものである．日本の本来の入浴のかたちではない．かつて坐位で入浴してきた高齢者にとっては，『人体洗浄』されているという感が否めないだろう」と述べている．衣類や生活空間についても同様である．ケアする者が，ケアする側の一方的な目的の下に，いわゆる「文化」に無頓着になってはいないだろうか．

C. 文化への理解と看護実践

1 ● 文化の要素

　すべての人は文化を有する．文化は世代を超えて伝えられた伝統を反映する一方で，文化は時とともに変化する．文化はある個人の信念と行動の源となるが，それらは常に意識的に表現されるとは限らない．人々は多くの多様なサブ・カルチャー*や社会階層に属しうる．言語や国籍が共通する民族，共通の慣習や歴史を有する地域住民，価値や行動パターンの体系を共有する仕事仲間など，多種多様なサブ・カルチャーに属している．看護職も

---

* サブ・カルチャー：国や地域別にとらえられる大きな文化，すなわちメジャー・カルチャーに対して，より小さなレベルでの集団の文化のこと．p.39 参照．

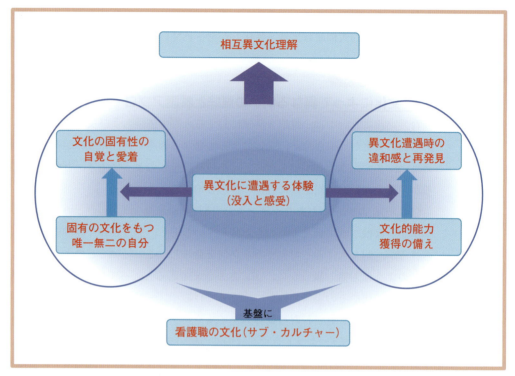

図Ⅱ-1-1　看護者の異文化理解

1つのサブ・カルチャーを形成している．他者の文化を理解するためには，多様なサブ・カルチャーを知り，理解していくことが必要である．

2 ● 看護者の異文化理解

図Ⅱ-1-1に看護者の**異文化理解**の様相を示した．これは，看護経験を有する看護者を対象に文化に関する授業を行った際に出された意見を集約して筆者が作成したものである．ケアの専門家である看護職は，多様な文化的背景をもつ対象の心と身体に対して，命の問題にまでかかわるケアを提供しそれに責任をもつ．これはいわゆるケアの専門家である看護職のもつ文化（サブ・カルチャー）である．この看護職の文化を基盤に，異文化に遭遇する体験を経ることによって，自らのこととして文化の固有性を自覚し，それだからこそ愛着をもつ．その一方で，異文化に遭遇した時に味わう違和感から新たな気づきを得る．その過程を経ることで異文化理解が進み，看護者としての異文化受容や人道支援を根付かせる．

3 ● 看護者の文化的能力

看護者の異文化理解の最も中心にあるのは，異文化に飛び込み，自らの感覚（文化的感受性）を通して得られる体験である．この文化的感受性は，人々の思いやその根底にある死生観や生命観を把握することを可能にする．また，その体験は，自文化を意識化することにもつながる．自分のアイデンティティが現在の文化的背景（国籍，職業，世代，居住地区，所属集団等のサブ・カルチャー）にこそ存在し，生い立ちからの縁などあまり自覚

しなかった面も含めて他でもない自分を意識する．唯一無二の自分として自分自身を理解することによって，自分と異なる文化を持つ他者も同様に唯一無二の存在であることを認めることができるのである．

異文化との接点は，看護者として国内外の看護支援に出向くことのみではない．転居や転校，転勤，あるいは新たな家族形成なども含め，個人的な体験の中にもたくさんある．その土地や場の文化を表す日常言語（方言や専門用語）や食，伝統行事や応対方法，宗教観等が異なることから，わかり合えるまで苦労するが，その体験は意図せず自文化理解を進めるし，ひいては異文化の受容にもつながる．

ケア対象者には，大切にしている伝統的な行為，習慣・規範，価値・信条，それぞれの歴史や文化を反映した固有の気質や共同体感覚があることを認めること，そして看護実践を積み重ねながら，多様なケア対象者に適切な看護が提供できるよう，支援者として必要な文化的能力を備えておくことが必要なのである．

D. 日本文化に根ざした看護の視点

1 ● 多文化共生

文化は，それを共有する人々にとってはそれ自体で価値をもつ人間生活の特性である．思考や行動の様式を共有することで，不安や混乱から自分を守ることができ，自分の生き方に意味を見出すことができる．前述のように，異なる文化に出会い，そして関与することによって，自文化を相対化し，とらえることができる．それは異質さの程度が大きければ大きいほど認識しやすい．それでは日本の中ではどうであろうか？　現代の日本は在留外国人が増え，多様な文化的背景をもつ人々が共に暮らしている国へと変化してきているが，歴史的には一部の地域を除き，同一の文化をもつ人々が大多数という社会であったため，文化的背景をあまり意識してこなかった．そのため，多様な文化的背景をもつ人々の健康や病気に関する信念を比較したり，コミュニケーションスキルを磨いたりしてこなかった．

外国人労働者や結婚移民の増加により，国際結婚や移住者の連れ子の日本での適応も含め，さまざまな問題が生じる場合がある．外国人住民への支援を体系的に行うこと，それは外国人の定住化に生ずる医療，子弟の教育，防災などさまざまな分野で外国人住民の生活環境を整備していくことであり，そのためには意識改革や体制整備も求められている．多文化共生が目指す異文化の尊重，人権の保障の実現が日本において今まさに求められている．

外国人住民の増加と定住化の進展に伴い，総務省は 2005 年 6 月に「多文化共生推進に関する研究会」を立ち上げ，地域における**多文化共生**を「国籍や民族などの異なる人々が，互いの文化的ちがいを認め合い，対応な関係を築こうとしながら，地域社会の構成員として共に生きていくこと」[4] と定義した．多文化共生とは在住外国人と日本人が「ともに生きる」という政策理念であり，その年を境に「多文化共生」が社会のキーワードとして定着しつつある．

多文化共生社会の実現にあたり看護者は，自分たちとは異なる文化を持つ人々への医療ケアの提供に責任を持つ．そのためにも看護者の文化的能力の涵養は欠かせないのである．

2 ● 日本文化

　異なる文化的背景をもつケアの対象は，何も外国人だけではない．日本の中にも多様な文化が存在している．その一例として**表Ⅱ-1-2**に，日本の食文化の比較を示した．日本の各地域は，その地形や気候，歴史的に果たしてきた役割等によって，異なる文化を発展させてきたのである．

　自文化を理解することはたやすいことではないし，ましてやケア対象者が自文化と同様の文化に属する人ととらえると，文化的解釈は発揮されない．日常生活行為やケアにみられる現象を日本文化的解釈を含めて理解することによって，ケアの内容を豊かにする可能性があるのである[5]．

　日本文化の特性を理解しいかすことは，文化的理解をもった看護実践の一助になるであろう．

●引用文献

1) 公益社団法人日本看護協会：ICN（国際看護師協会）看護師の倫理綱領（2012年版），〔http://www.nurse.or.jp/nursing/international/icn/document/ethics/index.html〕（最終確認：2018年9月1日）
2) アーサー・クラインマン著，江口重幸，五木田紳，上野豪志訳：病いの語り—慢性の病いをめぐる臨床人類学，p.314-324，誠信書房，1996
3) 外山義：自宅でない在宅，p.103，医学書院，2003
4) 総務省：多文化共生の推進に関する研究会報告書—地域における多文化共生の推進に向けて，2006，〔http://www.soumu.go.jp/kokusai/pdf/sonota_b5.pdf〕（最終確認：2019年1月23日）
5) 正木治恵，山本信子：高齢者の健康をとらえる文化的視点に関する文献検討．日本老年看護学会誌 **13**（1）：95-104，2008

学習課題

1. あなた自身がどのような文化をもっているのか書き出してみよう．また，その文化が日本や世界の文化と比べてどのようなところに共通点や違いがあるのか調べてみよう
2. 対象者の文化的背景をふまえた看護実践を行うにはどのようなことが必要か説明してみよう

1. 看護と文化　　**33**

表Ⅱ-1-2　日本の食文化の比較

地域		食の背景	食の特徴
東北地方	山形	・山形は山の国であり，川の国である． ・県土を貫流する最上川の流域に広がる地域であり，庄内平野は日本屈指の米どころである． ・酒井藩に長く統治され，人々の生活に藩制の影響を受け継ぐとともに，酒田湊を通じた関西との交流による京（関西）の文化の影響も受けている．	・米が基本食であるが，川のもの，奥羽山系斜面に作られる果物や畑作物，山のものなどの食材が多彩である． ・雪が多く寒い地方なので，味噌汁と漬物は欠かせない． ・納豆もちや小豆もちなどのもちをつき，青菜を細かく刻み他の野菜と漬けた「おみ漬」，桶を逆さにして作る「桶納豆」，いお漬舟に鮭を塩漬けした「鮭のずんぎり」などの郷土料理がある．
関東地方	神奈川	・江戸末期の開国・開港により，日本が初めて西洋文化に触れた街．牛なべ発祥の地． ・明治時代に水道が引かれ，ビール工場やビヤホールができ，牛肉の販売，西洋野菜の栽培，アイスクリームの製造などがいち早く始まった．	・ご飯，汁物，漬物を中心とする日本食が基本であるが，西洋料理や肉料理などをとり入れ，喫茶店，レストラン，すし屋，うどん屋，中華街などで外食もする． ・建長寺の建長汁，小田原の梅干しとかまぼこは有名． ・三浦半島の水田のない漁村では米は購入し，米と麦が半々の麦飯と夕食のおかずは魚が中心の食事であった．
中部地方	長野	・日本の屋根といわれる長野県は，地理的にも歴史的にも変化に富み，農家の食生活の地域差も著しい． ・海に接していないため，海から運ばれる魚や海産物は，晴れ食に食べる貴重なものとして扱う習慣が根強い． ・家では，田ごいを飼って食糧にし，養蚕農家が多く，繭から糸をとる時のさなぎを煮付けにして食べる．	・伝統的な食べ物に，漬物（野沢菜，稲核〔いねこき〕菜，源助かぶ菜，木曽菜など），おやき，そば（そばがき，だんご汁，うきふ，ほうとう，そばきりなど），凍み豆腐・凍み大根・凍りもちなどがある． ・おやきには，野菜や小豆のあんを包んで焼いたものや，黒砂糖や野菜あんを入れてゆでてから焼くものがある．
近畿地方	三重	・三重は，伊勢，伊賀，志摩の国からなり，平野，盆地，山間，海の食文化圏をつくり，お伊勢さんとともに古い歴史をもつ． ・日本のほぼ中央に位置し，気候的にも温暖で，野や山や海の幸，とりわけ海の幸には大変恵まれている．	・気候と食べ物に恵まれているが，何かの時に備えて米の節約をはかり，麦飯や茶がゆを食べていた． ・山国である紀伊では，わずかの傾斜畑から野菜をとり，山仕事には高菜ずしを持っていく． ・志摩海岸は，魚，伊勢えび，あわび，さざえ，海藻に恵まれ，皿鉢に数々のご馳走を盛る「さわち料理」がある． ・さつまいもは一年中使う食べ物で，初冬にきんこ（煮切干し）に加工し，生芋はいも穴に貯蔵する．
	大阪	・江戸期より「天下の台所」として栄えた商都大阪には，全国から海山野の幸が集まり，味覚と算盤に秀でた大阪商人は，この恵まれた食素材をあますことなくいかして「食い倒れの町」を生み出した．	・商家特有の伝統的な食習慣があると同時に，外国とも交流がある商家では中国や西洋の食べ物も定着している． ・商家のお番菜はまったりとした味わいで，煮炊きものにたっぷりのだしを使う． ・郷土料理には船場汁，半助豆腐，柿の葉ずし，水菜のはりはり（鯨の肉，厚揚げ，水菜を醤油，酒，水で炊きながら食べる）などがある．
四国地方	香川	・瀬戸内式気候で，年間雨量が少なく，水量が乏しく，農業用水のために古くからため池が多い． ・降水量が少ないと血を流すほどの水争いに発展し，県内各地では雨乞い行事が行われていた．	・水不足の土地だが，麦に恵まれ，手打ちうどんや打ち込み汁（打ちたてのうどんを野菜や油揚げと一緒に煮込んだもの），しっぽくうどんが米べらしを防ぐ． ・醤油豆，ふなのてっぱい，ずいき（里芋の茎）のぬた，押しぬきずし，なすびそうめんなどの郷土料理がある．
九州地方	熊本	・九州の中央に位置し，陸と内海で九州の全域と隣り合っており，肥後藩以来の食を継承する． ・火の山・阿蘇，不知火海に浮かぶ天草，火のつくような焼酎を育てた球磨と，ここでは火が暮らしと食の中に息づいている．	・阿蘇の春の野焼きの後には，わらびやぜんまいなどが勢いよく生え，食膳に春をつげる． ・鯨や馬肉を食し，からしれんこん，ゆべし，だご汁，ひともじのぐるぐる（わけぎをぐるぐる巻いて作る），高菜飯などの郷土料理がある．
沖縄地方	沖縄	・明治以前までは，琉球王国として栄えた． ・高温多湿の亜熱帯気候で，年に数回の台風があり，天然資源と産物の少ない島国である．	・琉球料理は儀式や接待に用いられる王朝時代の宮廷料理と一般庶民料理の2つの流れをみることができる． ・庶民料理には，蒸しもの，焼きものの料理が少なく，汁もの，炒めもの（ちゃんぷるー），揚げものが多く，豚料理のらふてー，珍味の「豆腐よう」，泡盛などが有名．

[日本の食生活全集　全50巻，農山漁村文化協会，1993，「第6巻　山形の食事」，「第14巻　神奈川の食事」，「第20巻　長野の食事」，「第24巻　三重の食事」，「第27巻　大阪の食事」，「第37巻　香川の食事」，「第43巻　熊本の食事」，「第47巻　沖縄の食事」を参考に作成]

2 異文化の理解と看護

この節で学ぶこと

1. 異文化理解の基礎となる文化の概念を理解する
2. 異文化を把握する方法や概念を理解する
3. 異文化に違和感を感じる人間の本性と，それを克服するための多文化間看護について理解する
4. マイノリティ・カルチャーについて理解する

　本節は，異文化の理解を国際看護の実践に役立てるために設けられたものである．国際看護における異文化理解の文脈は，看護職者が国内にいる場合と，国外にいる場合の大きく2つに分けられ，さらにそれぞれが，臨床の現場で個別の患者に対応する場合と，公衆衛生の保健プロジェクトなど集団に対応する場合とがある（**表Ⅱ-2-1**）．かつての国際看護は，自分とは国籍等の異なる対象者に西欧型医療で対応することが目的とされた．しかしグローバル化の進む現在，患者やその家族の有する多様な文化を尊重した，**多文化看護**（transcultural nursing，異文化看護ともいう）が求められているのである．

表Ⅱ-2-1　看護師と対象との関係の文化的位相

看護師のいる場所	対象：患者/集団	実例	留意点
国内	異文化の個別患者や家族	・医療通訳 ・インフォームド・コンセント ・がん告知 ・終末期ケア	・看護スタッフの国際化 ・疾病概念の多様性 ・身体観，家族関係概念の多様性 ・契約概念の多様性 ・公共福祉サービスへのアクセス ・文化的適応の問題 ・セルフサポート集団の活用
	異文化の集団	・健康維持運動 ・高齢者ケア ・依存症やハイリスク集団へのケア	
国外	現地社会の個別患者や家族	・現地語の習得 ・現地文化の理解（宗教文化） ・現地文化概念への敬意	・国際的な看護技術の習得 ・現地語と国際語（英語，中国語，フランス語，スペイン語，アラビア語等）によるコミュニケーション ・現地政府や国際機関との調整 ・現地の治安情報などの確認 ・民俗病（folk illness）*の存在
	現地社会の集団やメディア機関	・現地語や現地文化への理解や配慮 ・民族的多様性の理解 ・カウンターパート（現地の同僚・協力者）との相互理解 ・ジェンダーに配慮したプログラム	

*民俗病（folk illness）：ある地域や民族において発生しやすい精神・身体症状．文化依存症候群ともいう．

A. 異文化とはなにか

異文化理解とは，世の中には複数の「文化」が共存していることを前提にして，自分が所属する文化とは「異なる文化＝異文化」を，理解したり，解釈したりすることをさす．

異文化を理解するためには，自分がわかろうとしている「異文化」ないしは「文化」が輪郭をもった具体的な集合体であることを認識することが重要である．文化とは，「人間が後天的に学ぶことができ，集団が創造し継承している認識と実践のゆるやかな体系のことである」と定義される．これは19世紀の人類学者タイラー（Tylor EB）にさかのぼる文化の概念の古典的な定義の1つである．「オックスフォード英語辞典」をひもとけばわかるように，文化を表す英語 culture は，耕作 cultivate に由来している．すなわち文化とは，特定の環境のなかで人が育み，また後天的に身につけるあらゆる事象をさしており，それが先のタイラーの定義に反映されている．

欧米の文化人類学者は，文化を単数形と複数形に区別することがある．単数であれば人類が共通に有する普遍的な性質としての文化を示し，複数の場合にはそれぞれの社会に存在する固有の文化（つまり単数の文化）が複数集まって人間の文化は存立している，という見方である．

異文化を理解するために，さまざまな学問があるが，最終的に，自分がどのような方法論に依拠するのかについて，自覚していることが重要になる．ここでは，文化人類学や看護人類学の学問的枠組みを使って異文化理解について考えてみる．文化人類学の基本的方法は，（1）フィールドワークと，（2）民族誌（エスノグラフィ）の作成に支えられている（次ページのコラム参照）．フィールドワークを行うためには，現地語の習得と，その地域について書かれた民族誌（報告書や論文）を事前に読み理解しておかねばならない．

民族誌を作成する際，調査者は自分の文化を中心に相手の文化を記述するという制約がある（後述の「自文化中心主義」を参照）．と同時に，他者の文化（＝異文化）について記述することを通して，他者の文化の最初の理解が偏見と誤りに満ちていたかもしれないことに気づくようになる．それが，調査者をして，自分の理解と他者の理解の記述を，相対的かつ冷静に比べることに専念させるのである．そして，異文化理解の方法を，私たちは自文化に対して向けることも可能になる．その場合は，自分自身があたかも「他者の文化の住民である」かのような考え方に到達できるかどうかが重要になる．文化概念を理解すれば，自文化と異文化の区別には細心の注意が必要であり，また共通点も安易に見逃してはならないことは明らかである．

B. 異文化に違和感を覚えるとき

では，異文化に違和感を覚えるときとはどのような場合であろうか．その事例としてカルチャーショック（culture shock）を挙げてみよう（p.51参照）．このショックには，一時的なものと永続的なものがある．一時的な症状としては不安，驚き，違和感（違所感），混乱，最悪の場合には自殺企図などがある．また持続するものとしては，抑うつ，不快，そして文化的偏見の心証（＝**文化的一般化**）が形成されることなどが認められる．文化的一般化のうち，文化の様式を（当事者の理解とは無関係に）固定的に部外者が決めつける

> **コラム　フィールドワークと民族誌**
>
> 　**フィールドワーク**とは，研究対象となっている人々と共に生活をしたり，情報を提供してくれる人々，つまり「インフォーマント（informant）」と対話したり，インタビューをしたりする社会調査活動のことである．インフォーマントには，対価を支払う/支払わない，友人である/ないにかかわらず，調査のプロセスで接触するすべての人々が含まれる．調査の際にはインフォーマントと調査者の間に，十分な信頼関係（＝ラポール）が形成されていることと，インフォーマントの言ったことについてきちんと他の情報源などから確証を得ることが重要である．
>
> 　**民族誌**とは，フィールドワークに基づいた，人々の生活に関する記述であり，そこには写真やスケッチなどの画像資料や旅行記，さらにはフィルムやビデオ映像による映像記録なども含まれる．
>
> 　**民族**とは，ある土地に住み集団を形成し，そして同一の言語を話す人々のことである．民族はそれぞれの文化の担い手であることから，文化が複数形で表現される事実が理解されるだろう．

ことを**文化的ステレオタイプ**とよぶ．文化的ステレオタイプは，この後に説明する自文化中心主義から生まれることが多く，また，異文化・異民族への差別と偏見の原因になる．個人差も大きく，幼年期の異文化体験の影響，ジェンダー差もある．

　自民族中心主義（類似した概念として**自文化中心主義**がある）とは英語で ethnocentrism であり，サムナー（Sumner WG）が著書[1]の中で使ったのがその最初だと言われている．複数の民族的集団である「他者」に対して，彼らは自己の民族とは異なった存在であり，かつ自分たちが彼らよりも優れていると決めつける態度のことをいう．自民族中心主義は，時として異文化の他者に対して暴力的に振る舞うことを容認する危険性もあるので，国際看護の現場ではとくに周囲の人たちへの注意と観察が必要になる．自分が接している患者や家族は，自分たち同様，互いに慈しみ合い人間性豊かなのだが，その同じ人たちが民族暴動や宗教対立などで想像もできない暴力性を見せることがある．このような事件は，看護職者にとってストレスの原因になるばかりか，その文化に精通している看護職者ですらカルチャーショックに陥ることがある．

　他方，難民キャンプでの長い生活の中でトラウマ症状を被っている個人や集団には，さまざまな迫害や過去の経験から，健全な意味での自民族中心主義が剥奪されていることがある．たとえば，肌の色や自分が暮らしてきた文化に対する劣等感や自己憐憫（自分で自分をかわいそうだと思うこと）の気持ちなどである．そのような場合には，その人たちの民族性や文化に対するよい思い出の話し合いや即興劇，創作活動などを通して，彼/彼女らの文化的プライドを復権するような文化的活動が求められることも，留意しておくべきである．

C. 異文化を受け入れるとき

　これまで述べてきたように，人間集団にとってそれぞれの文化とは，自分たちのアイデンティティの根拠になり，またさまざまな親密的な郷愁（ノスタルジー）をもたらす点でとても重要である．しかし同時に，文化とは，自文化中心主義にみられるように，自分以外の異文化を見下したり，冷たく突き放したり，時には暴力的に排除したりするという暗黒面も併せ持つ．ではそのような自文化中心主義をどう克服できるだろうか．

　文化相対主義（cultural relativism）とは他者に対して，自己とは異なった存在であることを容認し，自分たちの価値や見解（＝自文化）において問われていないことがらを問い直し，他者に対する理解と対話を目指す倫理的態度のことをいう．

　文化人類学者ベネディクト（Benedict R）は，既に 1934 年の時点で [2]，人々が共有する「文化」概念がいかに異なっており，ある社会の具体的な価値観を，別の社会の価値観でみることがとても困難であることを示した．ベネディクトは，われわれは見えない文化という眼鏡（レンズ）をかけてしか相手の文化を眺めることができないと表現しているが，一方で，皆が共有する価値をずらすことによって，文化の相対性というものが自文化の中においても把握可能なものになる，つまり互いに眼鏡をかけた存在でも自覚できることを示唆している．そして，文化の中にみられる具体的な共通点と相違点について，相手と真摯に対話を続けることで「文化の相対性」がみえてくると言っている．それが可能になるのが多文化看護の現場である．

　たとえば，自分たちの文化と相手の文化の要素を比較し，それがどのように結びついており，どのように自分が独特の見方＝眼鏡からみているのかを推測する訓練をするとよいだろう．人と人が真摯に向き合う臨床の現場や，異文化への保健医療プロジェクトの現場では，そのような文化相対主義を実践することで，異文化に対するケア実践力が現場の中で身についていくはずである．文化相対主義という考え方の基本的前提は，世界にさまざまな文化（複数の文化＝cultures）があり，それらの間に優劣をつけることを留保しようという倫理的態度である．こうした姿勢を基に，異文化に向き合う看護を実践していくうえで参考となるのが「異文化看護アセスメントモデル」である（後述）．

D. 異文化看護を知る

　ここまで異文化を把握する重要性とその困難さについて述べてきたが，ではなぜ看護において異文化理解がそれほど重要なのだろうか．日本の看護倫理綱領が示すように，看護者は人種や年齢，性別にかかわらず平等に看護を提供すべきなのではないのだろうか．しかし私たちは歩き方1つとっても，腰を落としてすり足気味に歩く和式歩行と踵から着地してつま先で蹴り出す欧米式歩行があるなど，居住する地域や時代の文化に影響を受けており，身体ですら文化によって枠付けられている．よって看護においてはただ単に患者の尊厳を守るためだけに異文化を理解すべきなのではなく，対象者の健康に関する文化的実践や信念を知り，対象者の文化を尊重することによって，臨床現場において安全で適切なケアを提供できるからこそ，文化を理解する必要があるのだ．

　異文化を理解するにはフィールドワークをする以外に，異文化看護の教科書やテキスト

を読む方法もある．たとえば『文化的健康アセスメント』[3] では，日本人は直接目を合わせることを無礼と感じ，握手は容認できるが肩をたたくのは失礼と考え，痛みが原因で泣くことは恥ずかしいと思う，とされている．また治療実践は西洋医学が主流だが，鍼や漢方といった東洋医学も用いられる，と説明されている．同じようにインドネシア人にとって直接目を合わせることは無礼であるが，タッチングや子どもの頭を触るのは厳禁であり，都会では近代医学が主流だが，地方地域によっては民間医療や神秘的な存在が信じられていたりするという．このように国や地域別の知識は，自分とは違う文化圏の人々をケアする際に基礎的に必要となる知識である．

　しかしこうした視点からのみ対象者の文化をとらえようとすると，相手を教科書的な文化の定義の枠組みに押し込めてしまい，「○○人だから○○をする」と理解してしまう危険性がある．これが先述した「文化的ステレオタイプ」である．こうした先入観はかえって対象者理解をゆがめてしまうことになるだろう．そこでより繊細に対象者の文化を理解していく必要がある．その際に手がかりとなるのが，さまざまな「文化看護モデル」である．

E. 異文化看護をアセスメントする

　異文化を理解する際には，文化を文化モデルのように普遍的な構造から分析することも役に立つ．看護実践において異文化を理解するためのアセスメントとして，ガイガー（Giger JN）とデビットハイザー（Davidhizar R）は「**異文化看護アセスメントモデル**」を提案している[4]．このモデルでは文化的に特有性を持つ個人に対して6つの文化的現象，すなわちコミュニケーション，空間，社会的組織，時間，環境制御，生物学的多様性からアセスメントする必要があるとしている．

①コミュニケーション：話す言語，声の質，発音，沈黙の使用法，非言語コミュニケーション（例：声は柔らかいか甲高いか，非言語コミュニケーションとして手や目の動きを使用するか，タッチした時に驚いたり手足をひっこめたりするか）

②空間：快適と感じる空間の範囲，会話の際の距離，空間認識（例：近づかれたら移動するかそのままか，会話の際の距離はどれくらいか［i. 0～45 cm，ii. 45～90 cm，iii. 90 cm～]）

③社会的組織：家族構成，宗教的価値や信念，文化や民族にかかわること（結婚の有無，子どもの人数，至高の存在を信じているか，家族内における役割は何か）

④時間：時間の傾向（過去志向，現在志向，未来志向），時間感覚（厳格に守る，ルーズ）（例：社会的な時間を守るか時計の時間を守るか，夜8時間睡眠を取るか，薬の摂取や治療をスケジュールに従って受けることの重要性を理解しているか）

⑤環境制御：制御の場（環境を制御する力が人間側・外部にある），価値の傾向（超自然的力を信じる・信じない，呪術等を当てにする・しない）（例：超自然的力を信じているか，誰かが予告もなしにふらりと立ち寄ることが平気か）

⑥生物学的多様性：体格，肌の色，体重，身長（例：体格は小さい・中くらい・大きいか，肌の色は何色か，ケロイドのように目に見える身体的特徴はあるか）

　ガイガーらによれば，これらの文化現象はどの文化圏においても共通してみられるものであり，どの文化に対しても同じようにアセスメント可能なモデルであるとしている．

こうしたモデルを使用することで，自分とは違う文化を有する人たちへケアをする際に，どこに注目したらいいかが焦点化される．たとえば②の空間に着目し，対象者の快適と感じる空間の範囲がわかれば，清拭やタッチングをどの程度快適と感じるか判断できるであろうし，④の時間感覚が社会的時間視点であれば，面会時間や食事の時間といった病院のスケジュールを守らない，といった行動に現れるだろう．人間の住む環境や生は人間自身が制御できない，と考える人々にとっては病もまた運命であるため，ケアを不要と考えるかもしれない．対象者の行動を理解するためには，個人の文化的背景を知ると同時に，こうしたモデルを使用して文化を構造的に把握する必要もある．

このように文化が異なる人たちの身体の振る舞いの様式は1960年代前後から研究されてきた．最も著名な研究はホール（Hall ET）の一連の著作であり，彼は会話の際の距離やしぐさは，その行為者がもつ文化の背景に影響されること，そして社会コンテキスト（言語で表明されない非言語の文化的背景）に大きく依存する文化（例：日本，アラブ圏，地中海圏の社会）とそれほど依存していない文化（ドイツ語圏を中心とした社会）で，しぐさや身体距離が異なることを発見した[5]．しかし，こうした研究結果を異文化コミュニケーションの技法として導入しようとしたが，実践的な理論構築へとはいたらず，現在では異文化社会の中で，看護や医療の専門家との参与観察による経験的方法（On-the-Job Training：OJT）による習得のほうが効果的であるとされている．

F. サブ・カルチャーとマイノリティ

先に言及した国や地域別の文化の特徴は，対象者を理解するためには基礎的な知識となるが，そうした文化も多様性を抱えている．たとえば日本国内においても，東北地方と九州地方では食べ物や価値観などが異なり，また，年代によっても考え方は変わってくる．こうした国や地域別にとらえられる大きな文化，すなわちメジャー・カルチャーに対して，より小さなレベルでの文化集団をサブ・カルチャーとよぶ．

サブ・カルチャーとは，近年の日本においては漫画やアニメなど趣味性の高い文化を主に指すが，欧米圏ではある社会で主流なメジャー・カルチャーに対して，少数民族や若者たちなどが有する周辺的な文化のことをさした．すなわち一見一様に見える社会においても，多様な文化が存在すること，そしてそこに注目していくことでより「社会」の理解を深めるための概念である．よって個人をより個別的に理解するためには，サブ・カルチャー，そしてマイノリティという視点が重要となってくる．なお，マイノリティ集団が共有するカルチャーのことをマイノリティ・カルチャーという．カルチャーとは「A．異文化とはなにか」で述べたように，特定の集団（この場合はマイノリティ）の中で育まれ，後天的に身につけることができるあらゆる事象や現象のことである．マイノリティ・カルチャーは，サブ・カルチャーの一種である．

ここでいうマイノリティとは国家や社会における少数者のことを意味するが，必ずしも実数上の少数とは限らない．たとえば女性は社会の半分を構成する多数者ではあるが，社会的には雇用や賃金における格差があったり，家庭内において育児や家事を主に担当するなど弱い立場に置かれることが多いため，マイノリティに含まれる．

代表的な社会的マイノリティとしては子ども，女性，高齢者，障害者，一人親家族など

が挙げられ，**民族的マイノリティ**とは在留外国人，その国における少数民族などが挙げられ，**性的マイノリティ**としてはLGBTQ（後述）とよばれる人々などが挙げられる．彼・彼女たちはいずれもその属性に合わせて細やかな対応が必要であるが，既に一部の社会的マイノリティに対しては専門性をもったケアが提供されている．たとえば子どもの発達段階に合わせた遊具や絵本などを取り入れてケアを提供する小児看護や，高齢者特有の身体機能の衰えに配慮したり，彼らが若い頃に流行った音楽などを使ったケアを行う老人看護などである．そこで今後日本においてもさらに重要性を増してくると思われる，民族的マイノリティと性的マイノリティについて以下に取り上げることとする．

1 ● 民族的マイノリティ

日本における**民族的マイノリティ**としては在留外国人，訪日外国人が挙げられるが，彼らの数は増加の一途をたどり，多様な国から多様な文化をもった外国人が訪日している．そうした人々に対して文化的にも安全なケアを提供することが重要である．たとえば日本と同じアジア圏でもインドネシアは世界最大のイスラム教国であるが，イスラム教の教えには食べ物に関する戒律（豚肉を食べない，アルコールは摂取しない）や，女性の行動が制限されるといったルールが存在する．豚肉は食事に出さないだけでなく，豚肉由来のゼラチンなども場合によっては不可であるし，アルコール消毒ができない場合もある．またたとえ医療行為であっても男性看護師が女性患者に接触することは制限されることとなる．このように医療行為にまでマイノリティ・カルチャーは影響を及ぼすことがあるため，ケア提供者は文化的ルールに反しない範囲で，適切な介入を実践する必要がある．

2 ● 性的マイノリティ

性的マイノリティとしては近年**LGBTQ**という言葉が使われるようになった．LGBTQとはレズビアン（女性同性愛者），ゲイ（男性同性愛者），バイセクシュアル（両性愛者），トランスジェンダー（性同一性障害を含む，生まれもった性・性役割と性自認が異なる人），クエスチョニング（性自認や性的指向が定まっていない人）といった多様なセクシュアリティをもつ人々の総称である．こうした性的指向（性愛の対象がどのような人に向くかということ）は本来パーソナルな事柄であるため，公表していない人も多いが，たとえば本人が希望すれば病状説明を「家族」に行う場合にそこに同性パートナーを含める，あるいは外見と実際の性別が異なる場合，患者を確認する際に多くの人がいる前ではフルネームでよばない，入院時に男女別の病室を設定している場合，患者自身の性自認と違う部屋に割り当てない，といった本人の意思を尊重した対応が求められる．また卵巣や精子に影響を与える治療を行う場合，生物学的性別に沿った治療を行う必要があるなど，いくら本人の性自認を尊重すべきとはいえ，治療やケアに大きく影響してくる場合には専門的な判断が必要となる．さらに，LGBTQの人々は社会からの理解が不足していることから，自殺のハイリスク集団であることが知られている．そこでこうした性的マイノリティの人々への配慮もケア専門家として重要となってくる．

G. ダイバーシティと文化的能力

　このように人は多様で多層的な文化を有しており，近年ではそうした多様性を「ダイバーシティ」と呼んでいる．**ダイバーシティ**とは個々人の多様性を尊重し，価値を認める態度でもある．そしてとくにヘルスケアの領域では，そうしたダイバーシティを尊重するための能力として，文化的能力が求められる．**文化的能力**とは「文化的に多様な人々や集団と有効に仕事ができる能力獲得を目的とした進行形のプロセスであり，それには多様な文化特性に対するきめ細かな気遣いと具体的な知識，精錬された技能，そして個人的で専門的な尊敬の念が必要となる」[6]．つまり多様な文化に対する知識だけでなく，ケア専門家としての専門知識に基づいた対象者への尊敬の念が文化的に適切なケア（**文化看護**）を成立させる．この文化看護によって，対象者に安全で安心なケアが提供できることとなる．

●引用文献

1) Sumner WG：Folkways, Ginn and Company, 1906
2) ベネディクト R 著，米山俊直訳：文化の型，講談社，2008
3) D'Avanzo C：Mosby's Pocket Guide to Cultural Health Assessment, 4th Edition, Elsevier, 2008
4) Giger, Joyce Newman：Transcultural Nursing：Assessment & Interventions. Elsevier, 2013
5) エドワード・T・ホール著，國弘正雄ほか訳：沈黙のことば，南雲堂，1966
6) Suh EE：The model of cultural competence through an evolutionary concept analysis. Journal of transcultural nursing 15：93-102, 2004

学習課題

1. 文化の定義を自分なりに簡潔にまとめてみよう
2. 異文化を理解するフィールドワークとはどのようなものか考えてみよう
3. ある人が異文化に違和感を覚えた時に，人が属する文化は，その人にどのような影響を与えているのか考えてみよう
4. 異文化という社会的な環境に赴任する看護職者は，どのようなことを身につけるべきか具体的に考えてみよう
5. 国内のマイノリティ・カルチャーについて考えることが，なぜ国際看護の実践にとって重要になるのか，説明してみよう

3 文化ケアアプローチ

この節で学ぶこと

1. 看護においてなぜ文化ケアアプローチが求められるのかを理解する
2. 文化ケアアプローチにおいて，傾聴と看護師自身が自分の文化を知ることの大切さを学ぶ

A. 看護に文化ケアアプローチが求められる理由

　文化ケアアプローチとは，文化の多様性に配慮したケアを提供することである.

　人はその一生において，自身のあるいは家族などの生老病死のおりに看護職に出会うことが多い[1]. 日常の暮らしの中でも，健康に関連するちょっとした気がかりを，身近な看護職に相談することが多い. 看護職は，ベッドサイドだけでなく，人々の暮らしの身近にあって，文化ケアの実践を行っている.

　近年のグローバル化などの影響により，外国人患者への看護ケア提供の機会が急増してきている. 世界人口は推定で75億人に迫っており，2015年に国境を越えて移動した人は約10億人と推計され[2]，日本を訪問する外国人も増加している. 安達らの調査[3]によれば300床以上の公立病院の95%で外国人患者の利用がみられ，野地らの調査[4]によれば看護師の72.5%は外国人患者を受け持った経験があるが，文化ケアアプローチについて十分な教育や組織の支援を受けていない課題が挙げられている.

　一方で，2010年の閣議決定で，国際医療交流（外国人患者受け入れ）は，「元気な日本」復活のシナリオにおいて国家戦略プロジェクトに位置づけられ，2014年には健康・医療戦略の国際展開で環境整備等の推進，2020年オリンピック・パラリンピック東京大会等の準備として，医療通訳士等が配置された拠点病院の整備が進められている. しかし，看護師が医療通訳士と協働するためのトレーニングなどについては進展がみられない. また，外国人が日本の医療を受けた際の異文化体験には，システムの壁，言葉の壁，先入観の壁などがあり[5]，外国人を受け持った看護師の異文化体験には，言葉の壁，看護ケア提供の困難さ，他の日本人患者からのクレーム対応などが挙げられ[6]，医療安全の視点からも臨床現場における実践的な対応が急がれる. 多様な文化をもつ外国人患者とその家族を中心にした看護ケアを提供する，文化ケアアプローチが必要である.

B. 日本文化の特性と文化ケアアプローチ

　アメリカの女性学者ベネディクト（Benedict R）は著書『菊と刀』（1946）[7]の中で，日本に関する文献と日系移民との交流を通じて，日本文化の解明を試み，周囲への配慮を重んじる「恥の文化」や「精神主義」などを日本文化の特徴として挙げた. ユング派心理学

者で文化庁長官を努めた河合隼雄は，日本人の周囲への配慮について「場の倫理」を論点として挙げた[8]．人類学者のキーファー（Kiefer CW）は，日本文化の特性として，（1）あいまいさの受容，（2）情緒的敏感さ，（3）間接的コミュニケーションの方法，（4）長期にわたる密接な人間関係を維持する習慣，の4つを挙げており，日本文化の特徴を総括すると「今ここで」見聞きしたことだけではなく，その原因と結果を考慮すること，状況を「広角度」で考えることが含まれるという[9]．その他，日本人による著述には，土居健郎の『「甘え」の構造』[10]，中根千枝の『タテ社会の人間関係』[11] などがみられる．

　キーファーも述べているが，日本人は社会的スキルを身につけている一方で，社会的リスクを回避しようとする習慣が強い．このことは，看護実践において2つの問題点を引き起こすと考えられる．（1）はっきりと自分の考えを発言しない，（2）独自のスキルの開発や看護ケアの創造より，既存の看護実践の習得や繰り返しに依存しいつも忙しくしていることである．

　ベナー（Benner P）は著書『ナースを育てる』[12] の中で，ナースはどのように専門職として育つかについて論述している．ナースは，①知識（科学を獲得し活用する），②熟練したノウハウ（臨床的論証），③倫理的態度，の3つを統合し，ナースとして形成されるという．この統合は，ケアの価値と責任へのかかわり（コミットメント）の文脈の中で起こるので，結果として複雑な状況においても迅速に行動できるプロフェッショナルとして育つ[13]．この統合へのかかわり（コミットメント）には，患者家族だけでなく医療職や他の関係者，場への共感的態度が必要であるが，共感的態度は，日本文化では広く共有され，看護実践においても重要とされてきた態度である[14]．そこで，文化ケアアプローチの場は，まさにナースを育てる場として有効であり，日本文化の特性の1つである共感的態度の強みをいかした文化ケアアプローチの開発が求められている．

　さらに発想法からも，日本文化の特徴をみておきたい．日本人の発想法の特徴に関して今北は[15]，西洋の着想を紙切細工に，東洋の着想を粘土細工に例えて対比している．紙切細工は，ゴール設定し目標実現までの手順（ロジック）に沿って切り抜いていくので微調整はきかない．一方の粘土細工は，造形物のフォルムの変化を観察しながら連続的に手直しすることができる．日本が，外国の知見や技術を導入して付加価値を付けて発展させることに秀でているといわれていることを裏づける考察といえる．グローバル社会において日本文化の特性をいかして，日本における看護の文化ケアアプローチについて考えることは，看護の質の向上にもつながるといえる．

C. 文化ケアアプローチの構造

　文化の多様性に配慮したケアを提供する枠組み，あるいはモデルについてどのような構造があるのか．ここでは，レイニンガー（Leininger MM）の「文化ケア理論」のサンライズモデル（図Ⅱ-3-1）を取り上げる[16, 17]．レイニンガーは，アメリカの看護理論家でありワシントン大学で文化人類学を学び，ニューギニア高地におけるフィールドワークも手がけている．レイニンガーは，看護学と文化人類学をつなぎ合わせ，文化に配慮したケアの提供を目指して，異文化看護（transcultural nursing：TCN）という用語を使い理論を開発した（1970年）．サンライズモデルは，レイニンガーの文化ケア理論を視覚的に表

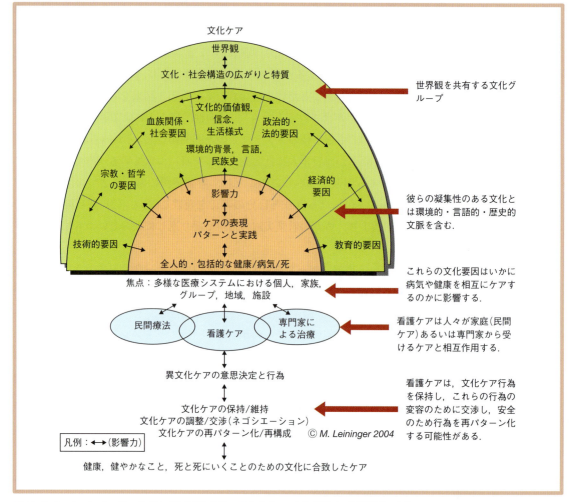

図Ⅱ-3-1 レイニンガーのサンライズモデル「文化ケアの多様性と普遍性」理論

[Leininger MM：Culture Care Diversity & Universality：A Theory of Nursing, National League for Nursing, 1992 より筆者が翻訳して引用]
注）右側の太い矢印と説明文は，ユタ大学看護学部教授のクラーク（Clark L）による解説（引用文献18）を筆者が翻訳して追加した．

したモデル図であり，多職種連携により患者家族中心の質の高い安全なケアの提供の枠組みを示している．半円形の文化ケアのモデルを，太陽が昇る様子にたとえて名づけられたものである．サンライズモデルには，半円形の下に，看護師による異文化ケアの意思決定と行為が位置づけられており，上下合わせたモデルである．レイニンガーは，文化ケアに3つの概念を用いた．それらはモデル図の上から，(1) 世界観，文化・社会構造，(2) 環境的，言語的，民族史的文脈，(3) 民間療法と専門家による治療，そして両者をつなぐ看護ケアである．世界観を共有する文化グループにおいては，自らの凝集性のある文化に環境的・言語的・歴史的文脈を含み，これらの文化要因が，病気や健康におけるケアの表現や実践に影響する．そこで，看護ケアは民間療法と専門家による治療をつなぐ相互作用において，患者の信念，価値観，生活様式に配慮し包括的にケアが調和することを目指す．そうでなければ，患者は文化的葛藤，治療やケアの不履行，ストレスを経験することになっ

てしまう．

　それでは，看護師の文化ケアアプローチがどのように実践されるのか．それは，患者の文化ケアパターンを保持・維持し，これらの文化ケアパターンを変容するために交渉し，安全のため文化ケアパターンの行為を再パターン化することである．これらはモデル図の下部において，文化ケアの意思決定と行為の3つの様式として示されている．すなわち，(1) 患者家族の文化ケアパターンの保持あるいは維持，(2) 患者家族の文化ケアパターンを変容するための調整あるいは交渉（ネゴシエーション），(3) 文化ケアパターンの再構築あるいは修正である．

　以上をまとめると，このサンライズモデルにおいて，看護における文化ケアアプローチの構造の中心的特徴は2点ある．1つは，看護ケアは，人々が受ける民間療法（家族によるケアを含む）と専門家から受ける治療の相互作用の中心に位置づけられ，患者の信念，価値観，生活様式に配慮し包括的にケアが調和することを目指し実施されるということ，もう1つは，文化ケアアプローチの枠組みにおける文化ケアの意思決定と行為には3つの様式があるということである．この3つの様式は，次節でみる文化ケアアプローチのプロセスの柱となる．

D. 文化ケアアプローチのプロセス

　文化ケアアプローチのプロセスは，サンライズモデルの図の下部にある文化ケアの意思決定と行為の3つの様式の順番にみられる．それらは，先にみたように (1) 患者家族の文化ケアパターンの保持あるいは維持，(2) 患者家族の文化ケアパターンを変容するための調整あるいは交渉（ネゴシエーション），(3) 文化ケアパターンの再構築あるいは修正である．ユタ大学看護学部教授のクラークの事例研究から例を挙げてこのプロセスをみてみよう．それは，アメリカ人小児の肥満を理解するための文化ケアモデルの活用である[18]．アメリカにおいては，メキシコ系アメリカ人小児は白人系アメリカ人小児より高い肥満率を示し社会的問題となっている．メキシコ系アメリカ人の文化グループは集団行動をとる傾向が高く，スペイン語の "太い" は "かわいい" という意味もあること，祖母の育児方針は母親に強く影響することが文化的特徴として挙げられる．加えて，メキシコ式の小児への栄養の与え方は，母乳とミルクの併用，普通食の早期導入，高脂肪・高糖分食品（甘くした牛乳やジュース），そして子どもには大勢の大人が入れ替わり立ち替わり絶えず食べ物を与えることであった．そのため，母親や周囲がイメージする健康的な子どもは，ぽっちゃり・太く・丸々としていることであり，それは子どもがよく世話をされていることを意味する．そこで，看護師が使う "太い" や "肥満" という言葉は，母親に聞こえていても自分の子どもには使わないことになる．また低所得層の家庭では両親が複数の仕事をかけ持ち多忙であるため，大家族の中で誰が子どもに食事を与えるかなどについて家族間で話し合えるよう支援することも必要になる．このような文化的特徴をもつ対象者への看護師による文化ケアアプローチのプロセスの例として，次のような展開が挙げられる．(1) 出生後最初の4ヵ月間は母乳栄養を推奨する（文化ケアパターンの保持），(2) 普通食の導入時期を遅らせることを推奨する（交渉），(3) 対象乳児と平均的な乳児の体重増加を比較する（文化ケアパターンの修正・再構築）である．この事例は，看護師によ

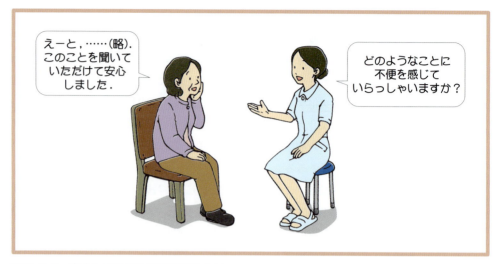

図Ⅱ-3-2 文化ケアモデルは傾聴に役立つ
患者-看護師関係においても，文化ケアにおいても，コミュニケーションは鍵となり，重要である．よいコミュニケーションは，患者の声に耳を傾ける「傾聴」から始まる．患者を尊重し，患者の文化や生き方に関心を示す文化ケアモデルは，この「傾聴」に役立つ．

る文化ケアアプローチにより，メキシコ系アメリカ人小児の肥満に対処する文化的交渉と再パターン化が進められたことを示している．

文化ケアアプローチのモデルを使って実践することは，1) 患者の視点からみて何が問題か明らかにすること，2) 何をすべきか判断すること，3) 誰が治療やケアを主導すべきか考えることである．また，これらのプロセスの看護実践には，2つの重要な方法がある．それらは，傾聴と看護師自身が自分の文化を知ることである（図Ⅱ-3-2）．すなわち，文化ケアアプローチによって看護ケアの実践を積み重ねることは，傾聴と看護師自身が自分の文化を知る能力が高まることにつながるといえる．

E. 傾聴を促す問いかけ

文化ケアアプローチの実践において，看護師による傾聴を促す問いかけは重要である．そこで，クラインマン（Kleinman A）の問いを活用することが推奨される．クラインマンは，アメリカの精神医学者，医療人類学者であり，スタンフォード大学とハーバード大学で学び，著書『病いの語り』において，患者の語り，ナラティブの重要性を示した[19]．患者の語りを引き出すクラインマンの問いかけ，すなわち説明モデルアプローチは，表Ⅱ-3-1に示す7つの問いかけである[20]．この7つの問いに照らして，実践した文化ケアアプローチが患者の病や健康問題に，患者の視点で寄り添ったものになっていたかについて振り返り，課題があれば次の実践にいかすPDCAサイクルに活用することができる．

F. 文化ケアアプローチの成果

文化ケアアプローチによって，文化の多様性に配慮したケアを提供することができれば，どのような成果が期待できるであろうか．また，どのように文化ケアアプローチの実践を評価できるであろうか．これらの研究には，看護師の文化的能力（カルチュラル・コンピ

3. 文化ケアアプローチ　47

表Ⅱ-3-1　クラインマンの説明モデルアプローチ

- あなたはこの問題を何とよびますか？
- あなたはこの問題の原因は何だと思いますか？
- あなたはそれがどのようになると予測していますか？　それはどのくらい深刻なことですか？
- あなたはこの問題があなたの体の中でどんなことをしていると思いますか？
- それがあなたの体と心にどのような影響を及ぼしていると思いますか？
- あなたはこの状態で最も恐れていることは何ですか？
- あなたはこの治療で最も恐れていることは何ですか？

［Arthur Kleinman, Peter Benson：Anthropology in the Clinic：The Problem of Cultural Competency and How to Fix It. PLoS Med 3（10）：e294, 2006 より筆者が翻訳して引用］

表Ⅱ-3-2　文化の多様性に配慮したケアによる成果

- 改善された患者の満足度
- 改善された患者のアドヒアランス
- 改善された患者の転機
- 倫理的対応
- 患者エンパワーメント
- 信頼

［シアトル・スウェディッシュ病院の職員eラーニング教材より，田中勝子訳，2014］

テンス）[*1] からみる方法[4] や，患者満足度からみる方法[21] などが挙げられる．臨床実践の現場で，看護師が取り組んだ事例も海外でみられる．アメリカのワシントン州シアトルにある 1910 年開院のスウェディッシュ病院は，地域の中核病院であり，文化ケアアプローチの看護ケアを先駆的に展開していることで有名である．近隣のワシントン大学看護学部の教員，大学院生との交流があり，卒業生が多く勤務している．ワシントン大学看護学部では，アメリカ国内看護学部で最初の文化ケアアプローチの授業が，文化人類学者であるクリスマン（Chrisman NJ）博士により開始されている．同病院の職員eラーニング教材には，文化の多様性に配慮したケアによる成果として 6 項目が挙げられていた（**表Ⅱ-3-2**）．患者が拠り所としている文化に配慮した文化ケアアプローチの成果には，患者の満足度や転機に加えて，倫理的対応や患者エンパワーメント，信頼を高める成果が期待される．

G. 患者・家族中心のケア（P & FCC）の実践

　看護における文化ケアアプローチにおいて，患者・家族中心のケア（Patient and Family Centered Care：P & FCC）の実践は中核となりその重要性は増す．なぜならば，看護師は看護実践において文化的葛藤を体験することがあり，患者・家族中心のケアがその葛藤から看護師を導く手綱となるからである．患者・家族中心のケアの根幹は，専門職として

[*1] 看護師の文化的能力（カルチュラル・コンピテンス）：文化的に多様な人々や状況に対して，プロフェッショナルな態度，臨床スキル，一貫した手腕で対応できる能力をさす．人々の生活や生き方の多様性へのリスペクト（尊重）を基盤とする．これらの能力には，異文化に対する関心などのしっかりとした基礎力が必要となる（しおり 2018 編集委員会編，野地有子ほか：しおり 2018「外国につながりのある人たちへの看護ケア」，2018 ［科学研究費助成事業・基盤研究（A）「世界をリードするインバウンド医療展開に向けた看護国際化ガイドライン」において作成］）．

の倫理規範を基盤におくものである．国際看護師協会（ICN）看護師の倫理綱領（2012）の前文には，「看護には，文化的権利，生存と選択の権利，尊厳を保つ権利，そして敬意のこもった対応を受ける権利などの人権を尊重することが，その本質として備わっている．看護ケアは，年齢，皮膚の色，信条，文化，障害や疾病，ジェンダー，性的指向，国籍，政治，人種，社会的地位を尊重するものであり，これらを理由に制約されるものではない」とある．

　看護師が患者ケアに際して文化的葛藤を経験することは，その鏡のように医療の場において患者・家族も文化的葛藤を体験することとなる．文化的葛藤から誤解や行き違いが生じて，医療事故へつながるリスクも大きいといえる．医療の質と安全教育の改善（Quality and Safety Education for Nurses：QUSEN）を主導しているバーンスタイナー（Barnsteiner J）は，QUSEN の活動の中心に患者・家族中心のケア（P & FCC）を置いている．そして，患者・家族中心のケア（P & FCC）の実践は，看護師の個人的努力だけではなく，組織・システム全体の取り組みの必要性を強調している[22]．

　文化ケアアプローチは，患者・家族，看護師や関係者と組織を巻き込みながら展開される，時間と忍耐を伴うアプローチであるが，共感性と情熱をもって継続的に取り組むことで，看護の質の向上にいかすことができる．そして，文化ケアアプローチは，出身国や地域にかかわらずすべての患者が，個々の文化や信念に配慮されたよりよい看護ケアを受けられることを目指している．

●引用文献

1) 野地有子，山崎久美子編著：看護という営み，現代のエスプリ510，ぎょうせい，2010
2) Ki-moon：The United Nations World Tourism Organization, 2015
3) 安達由紀子，小川美奈子，佐竹紀子ほか：外国人患者のケアに関する公立病院の調査．大阪大学看護学雑誌15（1）：19-31，2009
4) Ariko Noji, Yuki Mochizuki, Akiko Nosaki et al：Evaluating cultural competence among Japanese clinical nurses：Analyses of a translated scale. International Journal of Nursing Practice 23(S), 2017
5) 寺岡三左子，村中陽子：在日外国人が実感した日本の医療における異文化体験の様相．日本看護科学会誌37：35-44，2017
6) 野地有子，野崎章子，望月由紀ほか：外国人へのケア提供に際して看護師が持つ困難さ—テキストマイニング分析から—．日本医療・病院管理学会学術大会，2016
7) ルース・ベネデイクト著，越智敏之・越智道雄訳：菊と刀　日本文化の型，平凡社ライブラリー，平凡社，2013
8) 河合隼雄：母性社会　日本の病理，講談社＋α文庫，1997
9) クリスティ・W・キーファー著，木下康仁訳：文化と看護のアクションリサーチ，医学書院，2010
10) 土居健郎：「甘え」の構造（増補普及版），弘文堂，2007
11) 中根千枝：タテ社会の人間関係（講談社現代新書），講談社，1967
12) パトリシア・ベナー他著，早野 ZITO 真佐子訳：ベナー　ナースを育てる，医学書院，2011
13) 野地有子：時代の要請に応える看護職としてのプロフェッショナリズムを発揮できる人を育てる．保健の科学58（5）：301-306，2016
14) 望月由紀，野地有子：文化ケアモデルの変遷にみるカルチュラル・セーフティ・ケアの要点—共感性を手がかりに．日本健康科学学会33（4）：245-254，2017
15) 今北純一：西洋の着想　東洋の着想（文春新書 037），文藝春秋，1999
16) Margaret M. Andrews, Joyceen S. Boyle：Transcultural Concepts in Nursing Care, 7th Ed, Wolters Kluwer, 2016
17) Leininger MM：Culture Care Diversity & Universality：A Theory of Nursing, National League for Nursing, 1992
18) Lauren Clark：Cultural Care in Nursing, キックオフ国際シンポジウム 2014「看護職の文化能力—病

院の国際化にむけて―（JSPS 野地有子科研（A）アジア圏における看護職の文化的能力の評価と能力開発・臨床応用に関する国際比較研究）」冊子資料，2014
19) アーサー・クラインマン著，江口重幸訳：病いの語り，誠信書房，1996
20) Arthur Kleinman, Peter Benson：Anthropology in the Clinic：The Problem of Cultural Competency and How to Fix It. PLoS Med 3（10）：e294, 2006
21) 松岡光，飯島佐知子，大西麻未ほか：日本に滞在する外国人から見た日本の病院の看護の質評価，第22回日本看護管理学会学術集会，p.229，2018
22) Jane Barnsteiner, Joanne Disch, Mary K. Walton：Person and Family Centered Care, Sigma Theta Tau International, 2014

学習課題

1. 日本文化の特性を文化ケアアプローチにどのようにいかせるのか考えてみよう
2. あなたの身の回りの人に対して，説明モデルアプローチを用いて語りを引き出し，傾聴してみよう

4 異文化への適応

この節で学ぶこと
1. 異文化に適応していく過程を理解する
2. カルチャーショックの症状，要因，対処法を理解する
3. 在日外国人，在外日本人の異文化不適応の特徴と対応を理解する

A. 異文化への適応

1 ● 異文化適応プロセス

　海外生活は，自国の生活様式，行動様式，社会規範，人間観，価値観とは異なる文化との接触である．自国の文化との違いを理解し，心理的バランスを取ることが，海外生活の適応につながる．異文化に適応していく過程（**異文化適応プロセス**）は，**図Ⅱ-4-1**に示すように5段階に分けられる[1]．本人の性格やおかれた状況などにより，各段階の長さや程度は異なる．

a. 移住期

　海外渡航して間もない時期で，数週間から数ヵ月続く．急激な環境変化に適応するために無我夢中であるが，常に緊張状態にある．異文化に触れるのが楽しく，ストレスの自覚は少ない．

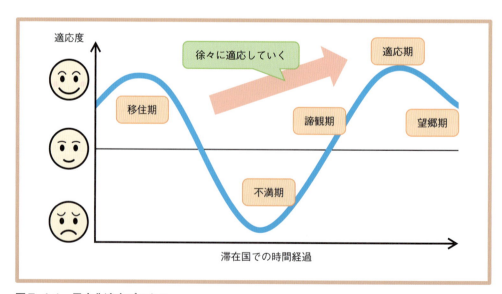

図Ⅱ-4-1　異文化適応プロセス
［稲村　博：Ⅴ適応に関する法則性．日本人の海外不適応，p.162-174，日本放送出版協会，1980を基に筆者作成］

b．不満期

　生活が徐々に落ち着き始め，気持ちがほっとした時期から始まる．いままで見えていなかった現地生活の不便さが目につき始める．苛立ちや焦燥感などが出てきてさまざまなことに否定的になる．さらに渡航以来の疲れも加わり，原因不明の発熱や下痢，食欲不振，不眠，倦怠感など身体的にも調子を崩しやすい．

c．諦観期

　さらに数ヵ月が過ぎ，現地のさまざまな面を認識する時期である．思い通りにいかない点も，「現地の生活はこんなものだ」とか，「この程度は仕方がない」などと感じることができ，決して否定的ではないが諦める部分も出て，あるがままに現地を受け入れることができるようになる．

d．適応期

　現地生活を楽しめる時期である．現地の長所も短所もよくわかり，現地に自分の居場所ができ，生活も軌道に乗ってくる．

e．望郷期

　「日本が恋しい」「いつ帰れるのだろう」とノスタルジーにかられる時期である．長期滞在者にみられ，ふとしたきっかけで強い望郷の念にかられる．本人のおかれている状況や日本での条件，年齢などに大きく影響を受け，個人差が非常に大きい．

2 ● 異文化適応に影響を与える因子

　滞在者の性格や健康状態，コミュニケーション能力，滞在国に関する知識，経済状況などが異文化適応に影響を与える[2]．とくに滞在国の言語の能力が高く，滞在国の文化に関する知識が豊かで，また豊富な海外経験や開放的で柔軟な性格であれば，異文化への適応は比較的容易であると考えられている[3]．

B．カルチャーショック

　カルチャーショックとは，異文化に触れた時にその文化に適応しようとすることで起こる心理的反応のことであり，渡航後数ヵ月に起こる比較的初期の文化適応の問題である[4]．

1 ● カルチャーショックの症状

　身体面では，全身倦怠感，食欲不振，微熱，熟睡感の欠如などが現れ，情緒面では，苛立ちや不安感の出現などがある．行動面では，酒量の増加，過度な薬物の使用，ギャンブル依存などである．カルチャーショックが深刻化すると，異文化不適応となり，自律神経失調症を発症する例もある．また生活に支障をきたす被害妄想や関係妄想などが現れる幻覚妄想状態にもなる．妄想にまでいたらない被害念慮はかなり多くの渡航者にみられ，一時的な被害意識はほとんどの渡航者が経験しているといえる[5]．

2 ● カルチャーショックの要因

　大きく分けて文化社会的要因と個人的要因とがある．文化社会的要因とは，価値観，通念，期待，両国間の政治経済的な状況や国際的立場などである．個人的要因とは，年齢，

性別，社会的立場，性格，コミュニケーション能力，学歴，経済状況，同文化のコミュニティの有無などが含まれる．たとえば年齢で比較してみると，自文化が深く身についている高齢者は，新しい環境では自信と自尊心が低下し，孤立感が増してうつ状態になることが多く，思春期にある人は渡航によって自己同一性の確認がゆがみやすいため，アルコール依存，薬物依存，非行，抑うつといった問題が生じやすくなる[6]．社会的立場では，子どもの教育問題，コミュニケーション能力の低さ，同文化のコミュニティ内の人間関係の難しさなどから，海外赴任に同行した妻のほうがカルチャーショックを起こしやすい．

3 ● カルチャーショックへの対処法

a. 現地に関する知識を身につける

渡航前に現地の社会，文化，宗教，習慣，治安，教育，言語などの知識をできるだけ身につけておくことが必要である．とくにカルチャーショックの経験談を事前に知ることは予防や心構えにつながる．

b. 渡航前に異文化トレーニングを受ける

異文化におかれた状況を想定してトレーニングを行うことで，異文化の人々とより良好なコミュニケーションをとることができるようになる．

c. カルチャーショックを理解する

カルチャーショックは，誰もが経験する自然な過程であり，自分も例外ではないという心の準備をあらかじめしておく．また，成長のための大きなチャンスだということも忘れてはならない．

d. 海外生活の心構えをもつ

自国と比較しない．現地で起こるあらゆる事象や現地の価値観を否定も嫌悪もせず尊重する．積極的な姿勢で海外生活を楽しむ．

e. 気分転換を図る

一人でひきこもらず，趣味やスポーツなどを通じて交友関係を広げる．健康的な生活パ

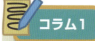

コラム1　パリ症候群

パリにどのようなイメージをもっているだろうか？　花の都パリ，流行の最先端，お洒落なパリジェンヌ……．パリは，歴史，芸術，文化，ファッションに秀でた都市としてマスメディアに紹介されて久しい．事実，その通りだが，華やいだ気持ちを抱いてパリを旅行した筆者は，街のいたる所にごみが散乱していたこと，また，街なかで困って声をかけてもパリジャン，パリジェンヌに冷たくあしらわれてしまったことに愕然とし，パリに対して抱いていたイメージが一気に崩れ去った経験をした．このように，パリに限らず大きな期待と憧れを抱いて海外で生活を始めたものの，現地の習慣や文化に適応できずに精神的なバランスを崩してしまう人々がいる．このような状態をパリ在住の精神科医である太田博昭氏は「パリ症候群」と名づけた（『パリ症候群』，太田博昭著，トラベルジャーナル，1991）．これは，異文化適応時におけるカルチャーショックである．このような状況を避けるために異文化トレーニングが求められる．

ターンを守り適宜休暇をとる．在外日本人どうし，適度な距離を保ちながらの交流を図り，一人で抱え込まず何かあれば周囲の人に助けを求める．

4 ● 逆カルチャーショック

海外に長期間滞在し，その土地の社会文化環境に順応し生活を楽しんでいた人が日本に帰国すると，海外渡航時に起こしたものと同様のカルチャーショックを起こす場合がある．これを**逆カルチャーショック**という．海外生活から何を学んだのか，自分の価値観がどのように変化したのかを知る過程でもある．滞在中は，自国との接触を適度に保ち，時折の一時帰国をしておくことで逆カルチャーショックを軽減することができる．

C. 異文化トレーニング

異文化に関する豊富な知識だけでは異文化に適応する能力は身につかない．自分の慣れ親しんだ文化や常識にとらわれることなく，異文化を受容する柔軟性が求められる．異文化に適応するためには発想の転換が必要であり，自分の常識または思い込みを判断基準としないように，異文化におかれた状況を想定したトレーニング，つまり**異文化トレーニング**が必要となる．異文化トレーニングは，異文化に適応する能力の育成を目的としているが，実際には，異なる文化的背景をもつ人々と良好なコミュニケーションをとる力を育成することに焦点が当てられている[7]．

異文化トレーニングの起源は，1960年代のアメリカで，軍人や海外勤務者への派遣前訓練として行われていた[8]．最初に行われたトレーニングは，派遣国に関する情報を講義する，知識詰め込み型の「大学モデル」とよばれる方法であった．しかし，派遣国の情報を学ぶだけでは，異文化においてどう行動すればよいのかわからず，現地の人々とコミュニケーションが図れなかったという批判を帰国者から受けた．その後，体験学習の要素をもつトレーニングモデルの試行錯誤を経て，現在は「**体験学習モデル**」とよばれる方法で，異文化トレーニングが行われている．これは，認知面，感情面，行動面の総合的なトレーニングである．

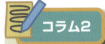 **体験学習モデル**

体験学習のプロセスは，①具体的な体験（アクティビティを通してテーマに関連した疑似体験をする），②体験の観察・熟考・検討（体験を通しての感想や反省点，その原因や理由の分析を全体の振り返りとして行う），③概念化・一般化（アクティビティの趣旨やトレーニングのテーマについてトレーナーが解説し，一般的な法則・結論に導く），④応用（②・③のプロセスを通し各自で振り返りを行い，それを基に今後の計画を立てる）の4つである．異文化体験をするアクティビティの例として，「参加者が疑似的に作り出した2つの文化をもつグループに分かれ相互交流する」，「仕組みは同じだが自身の知っているルールとは異なるルールのトランプゲームを，言語を使わずジェスチャーだけで意思疎通しながら行う」といったものがある．

D. 在日外国人・在外日本人にみられる異文化不適応への対応

異文化不適応は，程度の差はあれ誰にでも起こりうるが，重症の場合は精神科での治療が必要となる．精神科の領域では母国語を使用し，患者が感情を十分に表出できることが必要である．しかし，言葉がわかる外国人医師の診察や，通訳者が同席すればよいというものではない．言語での自己表現の仕方，視線の合わせ方，相手との距離，向き合い方などの非言語的コミュニケーションは，文化や習慣によって異なる．これらは，同国人どうしではあまり意識されないが，外国人に対してはこの違いが誤解を生み治療の妨げや誤診につながりかねない[9]．また，異文化下での入院生活上の不便さや高額な入院治療費といった経済問題もあるため，できる限り早期に帰国して治療を受けることが望ましい．しかし，自殺の危険が差し迫っていたり，幻覚妄想状態で興奮し暴れたりしている場合には，現地の精神科を受診し，本人の保護と安全を図らなければならない．

1 ● 在日外国人が対象の場合

a. 在日外国人の精神科受診の特徴

（1）コミュニケーションが難しい

患者との信頼関係構築が円滑に行えないことや患者情報が十分に得られないことが多い．

（2）急激な発症や悪化が多い

急性錯乱状態，不安発作，自殺未遂，けいれん発作などによる救急受診が多い[10]．以前から精神的に問題があった場合でも，外国語で悩みを十分に訴えることが難しいことも関係している．また不法滞在や治療費などの問題から受診が遅れてしまうことも考えられる．

（3）精神科既往歴をもつ者が多い

母国での精神科受診歴を有する者が多く存在する[10]．短期旅行者や留学生では躁うつ病，長期滞在者では統合失調症の既往が問題となる．

（4）身体症状の出現は不適応状態である可能性が高い

言葉で十分に精神的な悩みを表現できないことによる心身症の場合もある．身体症状出現の背後に精神的ストレスが関係している可能性を考慮しなくてはならない．

（5）法的問題を抱えている者も多い[10]

不法滞在や不法就労の患者は，治療開始の遅れや滞在期間が確定できないため，長期的に安定した治療が望めず，また本国送還時に公的援助が得られにくい．

（6）医療費の負担が大きい

健康保険未加入者が多く，自費診療となることが多い[10]．

（7）外国人の対応に慣れている医療機関が少ない[11]

外国人の精神科治療を行える医療機関は少なく，特定の医療機関に患者が集中する．

b. 在日外国人の異文化不適応への対応

（1）自国文化を活用する

母国語での会話，母国の家族との面会や一時帰国で劇的に改善する例もある．

（2）施設内外でのチーム医療を確立する

関係機関との連携不足や医療費をめぐるトラブルが多いため，事務方との連携が不可欠

である．具体的には，通訳の手配，母国の家族への連絡，在日大使館との協議，帰国時の航空会社との打ち合わせなどである．

2 ● 在外日本人が対象の場合

a. 在外日本人の精神科受診の特徴

(1) 病状が悪化してからの精神科受診が多い[12]

　狭い日本人コミュニティではうわさが広がりやすいため，患者は症状を隠して内部処理しようとする傾向がある．急性錯乱状態や自殺未遂など急性ストレス反応と考えられる事例が多い．しかし組織のサポートシステムがある場合や同行家族がいる場合は，悪化する前に日本に帰国しているケースが多い．

(2) 気分障害，アルコール依存症，急性一過性精神病性障害，心的外傷後ストレス障害（PTSD）などの精神疾患が多くみられる[13]

　気分障害は最も多く，抑うつ気分，抑制症状，不眠，食欲不振，身体的不定愁訴，思考抑制などの症状がみられる．異常のサインとしては，発言の減少や視線をそらす，決断力の低下などがある．アルコール依存症は，海外で飲酒の機会が多くなることからリスクが高い．急性一過性精神病性障害とは，精神病の既往がない者が，環境の変化などにより幻覚や妄想の症状が一時的に出現するものである．短期間の服薬と帰国して元の環境での生活に戻ることで症状が治まるケースが多い．心的外傷後ストレス障害（PTSD）は，命の安全が脅かされるような事件や事故に遭遇しトラウマを受けた場合，数週間以上経ってからフラッシュバックや悪夢，過覚醒などの症状が出てくる．海外生活は治安の良い日本と比べ犯罪やテロなどに遭遇するリスクが高まる．

(3) 身体症状の出現は不適応状態である可能性が高い

　言葉で十分に精神的な悩みを表現できないことによる心身症の場合もある．身体症状出現の背後に精神的ストレスが関係している可能性を考慮しなくてはならない．

(4) 同行家族特有の要因がある

　海外駐在員の場合，同行家族は夫（父親）の仕事の都合により海外生活を始めることが多いため，海外生活の目的や動機が受動的である．言語の習得や心の準備ができないまま渡航することも少なくない．知り合いもおらず，言語や習慣の異なる新たな環境に適応できず，精神障害を発症する場合がある．

b. 在外日本人の異文化不適応への対応

(1) 所属先の援助や協力を得る

　海外赴任者や留学生などは，所属先の援助や協力を受けることにより，スムーズな治療や帰国手続きの開始，家族との連携を図ることができる．

(2) 必要に応じて現地の精神科医療機関を受診させる

　日本同様の精神保健サービスを受けられる国はごく一部であるが，緊急時は現地の精神科で応急処置を受けさせる．

(3) 可能な限りすみやかに日本へ帰国させる

　帰国するだけで急激に症状が改善する例もある．必要に応じて医師や看護師が付き添う医療搬送サービスを利用して帰国する場合もある．しかし，精神状態が悪く帰国に耐えら

れない重症の場合もあるため，適切な判断が求められる．帰国する場合は，紹介状の作成や日本の医療機関の手配などを行い，継続した治療を受けるよう指導する．

（4）外務省在外公館の邦人援護

自傷他害のリスクが高い場合，幻覚妄想状態で不穏状態にある緊急時や，現地精神保健サービスによる対応や支援者が得られない場合は，外務省在外公館が対応することがある（**海外邦人援護**）．援護者は年々増加しており，2016 年は 206 人であった[14]．しかし，邦人援護業務は医療サービスとは異なり，援護者を帰国便に搭乗させた時点で終了となるため，その後の医療サービス提供が途切れる医療分断が懸念される．

●引用文献

1) 稲村　博：V 適応に関する法則性．日本人の海外不適応，p.162-174，日本放送出版協会，1980
2) 太田博昭：第 1 部欧州在留邦人を対象とした精神保健活動　II フランス・パリ地区における活動．邦人海外渡航者の精神保健対策—欧州地域を中心とした活動の記録（鈴木満，立見泰彦，太田博昭共編著），p.23，信山社，1997
3) 熊谷ユリヤ：異文化滞在者—異文化衝撃緩和，異文化適応促進と異文化間対処能力．札幌大学総合論叢 **23**：91-101，2007
4) 秋山　剛：異文化における適応と精神障害．地球社会時代をどう捉えるか—人間科学の課題と可能性（渡辺文夫，高橋順一編著），ナカニシヤ出版，1992
5) 太田博昭：海外邦人の精神保健対策—システムの確立へ向けて—第 2 部シンポジウム「在英邦人の精神保健」の記録．邦人海外渡航者の精神保健対策—欧州地域を中心とした活動の記録（鈴木満，立見泰彦，太田博昭共編著），p.102，信山社，1997
6) 野田文隆：第 8 章異文化接触とメンタルヘルス．異文化接触の心理学—その現状と理論（渡辺文夫編），p.171，川島書店，1995
7) 加藤優子：異文化間能力を育む異文化トレーニングの研究—高等教育における異文化トレーニング実践の問題と改善に関する一考察．仁愛大学研究紀要人間学部篇 **8**：13-21，2009
8) 雇用促進事業団　職業能力開発大学校研修研究センター：異文化トレーニングマニュアル，教材情報資料 No.13，1994
9) 野口正行：外国人のメンタルヘルス：医療人類学の立場から．日本社会精神医学会雑誌 **14**：125-133，2005
10) 大西　守：日本在住の外国人労働者・留学生のメンタルヘルス．日本社会精神医学会雑誌 **4**（1）：58-62，1995
11) 大西　守：第 3 章日本での多文化間精神医学．多文化間精神医学の潮流—文化錯綜の現代，そのメンタルヘルスを考える（大西守編），p203，診療新社，1998
12) 大西　守：在外日本人の精神保健．臨床精神医学 **28**（5）：499-505，1999
13) 勝田吉彰：メンタル疾患の管理．診断と治療 **102**（4）：50-54，2014
14) 外務省領事局海外邦人安全課：2016 年（平成 28 年）海外邦人援護統計，2017，〔http://www.anzen.mofa.go.jp/anzen_info/pdf/2016.pdf〕（最終確認：2018 年 5 月 23 日）

学習課題

1. 異文化に適応するために必要なことを考えてみよう
2. 自分が経験したことのあるカルチャーショックを思い出し，その要因とどのように対処したのかを考えてみよう
3. 異文化不適応患者への対応を考えてみよう

第III章

世界の健康課題

1 世界の健康課題を理解するうえでの基本概念

この節で学ぶこと
1. 健康とは何か，どのように測定・比較できるかを理解する
2. 世界にはどのような健康課題があるかを理解する
3. 世界の健康課題を改善するためにどのような取り組みがなされているかを知る

A. 健康の定義と測定

　健康課題を理解するには，健康とは何かを理解しなければならない．世界で最も知られた健康の定義は，**世界保健機関（WHO）**憲章の前文にある「健康とは，病気でないとか，弱っていないということではなく，肉体的にも，精神的にも，そして社会的にも，すべてが満たされた状態にあること」（日本 WHO 協会訳）である．ここでは，健康の肉体的側面にとどまらず，精神的側面や社会的側面にも目が向けられている．

　実際，健康には多面性がある．**経済協力開発機構（OECD）**が公表する所得水準が高い世界 34 ヵ国の比較[1]をみると，日本は男女合わせた平均寿命では全体でトップ，虚血性心疾患による死亡率やがんの罹患率・死亡率，交通事故による死亡率はいずれも低いほうから 5 位以内に入っている．しかし，自殺による死亡率では高いほうから 3 位，健康の自己評価で「とても良い」「良い」と答えた人の割合は対象国中最低である．世界的に長寿で知られる日本も「肉体的・精神的・社会的にすべてが満たされた状態」からは隔たりがある．

　このように多面性をもつ健康をとらえることは難しいが，特定の側面を切り取って健康を測定し比較することはできる．健康の国際比較に用いられる主な指標には，人が平均的に何年生きるかを表す**出生時平均余命（平均寿命）**，特定の年齢に達するまでに死亡するリスクを示す **5 歳未満児死亡率**，**乳児（1 歳未満）死亡率**，**新生児（生後 4 週間未満）死亡率**，妊娠出産に起因する女性の死亡リスクを表す**妊産婦死亡率**などがあり，WHO などの国際機関が公表している[*1]．

[*1] ほかにも世界銀行，高所得国については経済協力開発機構（OECD），女性や子どもの健康については国連児童基金（UNICEF）などの国際機関のデータも利用できる（各機関の HP を参照されたい）．

B. 世界の健康格差

　さまざまな指標を用いて比較すると，世界にはきわめて大きな健康格差が存在していることに気づく．たとえば，妊娠・出産に起因して女性が命を落とすリスクは，日本の13,400人に1人に対し，アフリカ西部のシエラレオネは17人に1人に上る[2]．また5歳未満児死亡率は，日本の出生千あたり3に対し，アフリカ南西部のアンゴラは同157である[3]．世界で5歳に達する前に亡くなる子どもたちの5人中4人は，サハラ以南アフリカと南アジアの子どもたちである．全世界のエイズによる死亡者の73%[4]，マラリアによる死亡者の90%[5]が，サハラ以南アフリカに集中している．さらに日本では，医療サービスが充実し大多数の国民が健康保険に加入しており，病気やけがの際にも比較的安心して治療を受けられるが，世界ではいまだに全人口の半数（約35億人）が健康を守る基本的なサービスを享受できず，毎年約1億人が医療費負担を原因に貧困化している[6]．健康で暮らすことはすべての人に保障されるべき基本的人権の1つといわれるが，理想と現実のギャップは大きい．

C. 世界の健康課題とその変化

　健康格差の原因を理解するうえで重要な概念に，健康転換がある．経済発展に伴う健康課題の変化には一定の法則性がみられる．経済が発展し，一人あたりの所得が増えると，さまざまな社会サービスが充実し，国や個人が健康のために使えるお金も増える．それは，栄養状態の改善や，安全な水の確保，環境衛生の改善（トイレ，ごみ処理，下水の整備等），予防接種や出産ケアを含む基礎的な保健医療サービスの拡充，教育水準や健康知識の向上をもたらし，妊娠・出産に起因する健康課題や感染症の問題を減少させ，とくに子どもの死亡率を低下させる．子どもの生存率の向上や，家族計画知識の普及，教育制度の充実や女性の社会進出の拡大に伴う育児コストの上昇は，女性一人あたりが産む子どもの数を減少させる．寿命の伸長と出生率の低下は人口高齢化をもたらし，健康課題の中心も心疾患や糖尿病，がんなどの非感染性疾患（NCDs）へと移っていく．

　これらの変化のうち，多産多死から多産少死を経て少産少死にいたる人口動態に焦点をあてたのが，人口転換である（図Ⅲ-1-1）．日本を含む一部の国ではさらに少子・高齢化が進み，人口転換の新たな局面として超高齢社会を迎えている．一方，健康課題の中心が低栄養・周産期の疾病・感染症から，過栄養・高齢化に伴う疾病（NCDs）へと移行する疾病構造の変化に焦点をあてたのが，疫学転換（疾病構造転換）である（図Ⅲ-1-2）．低栄養・周産期の疾病・感染症とNCDsの両方の問題が併存する疾病の二重負荷に直面している国もある．今後は生活習慣の変化や寿命の延び等に伴い，途上国においてもNCDsの重要性が高まることが予想されている[7]．

　これら一連の変化に影響を与えている所得水準や所得格差，環境衛生，教育機会，地域社会などの外的要因は健康の社会的決定因子[8]とよばれる．また，たばこ製品や高カロリー・高糖質な加工食品など，利益を追求する企業行動も人々の食・生活習慣や健康に影響を与えており，健康の商業的決定因子[9]に目を向ける重要性も指摘されている．

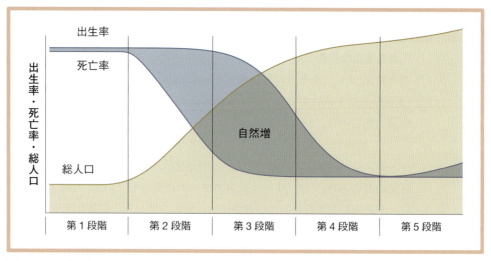

図Ⅲ-1-1　人口転換
[Max Roser, Esteban Ortiz-Ospina：World Population Growth. Published online at Our World in Data, 2017, 〔https://ourworldindata.org/world-population-growth/〕（最終確認：2018年10月29日）より筆者が翻訳して引用]

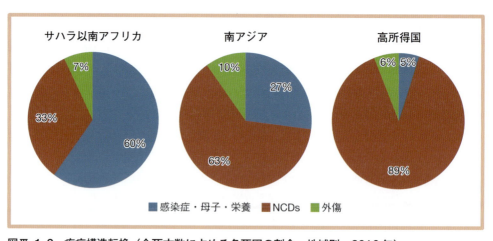

図Ⅲ-1-2　疾病構造転換（全死亡数に占める各死因の割合，地域別，2016年）
[Global Burden of Disease Collaborative Network：Global Burden of Disease Study 2016（GBD 2016）Results. Institute for Health Metrics and Evaluation（IHME），2017,〔http://ghdx.healthdata.org/gbd-results-tool〕（最終確認：2018年10月29日）より作成]

D. 世界の健康改善への取り組み

　国際社会は，人々の健康に生きる権利を守るためさまざまな取り組みを進めてきた．それら取り組みには，各国政府に加えて，多くの国際機関や二国間援助機関，民間財団や市民団体を含む非政府組織（NGO）など，多様な主体がかかわっている（p.75 参照）．

1 ● プライマリ・ヘルス・ケアの提唱

　健康を守るための国際協力は感染症の国境を越えた拡大を防ぐための検疫活動から始まっており，初期の取り組みは，**特定の感染症の根絶**を目指したものであった．1977年に根絶された天然痘は，いまのところ人類が根絶に成功した唯一の感染症である．特定の

感染症の根絶は，現代でもポリオやギニア虫症を対象に進められている．それらは専門家主導で科学技術を重視するアプローチであるが，それに対し，人々の自発的な取り組みや土着の知識などをより重視し，人々が自ら行動を起こして家庭や地域の課題解決に取り組むことで，自律的・持続的な健康改善の実現を目指すアプローチとして，1978年にアルマ・アタで開かれた国際会議でプライマリ・ヘルス・ケア（primary health care：PHC）が提唱された[10]．プライマリ・ヘルス・ケアは，健康教育，食料・栄養改善，給水・環境衛生，家族計画を含む母子保健，予防接種，疾病予防，適切な治療，必須医薬品の供給の8要素を含むものとして定義された．

2 ● 選択的プライマリ・ヘルス・ケアと子どもの生存革命の推進

資源制約の大きい途上国でのプライマリ・ヘルス・ケア実践を重視するアプローチとして提唱されたのが，選択的プライマリ・ヘルス・ケアである[11]．選択的プライマリ・ヘルス・ケアの中で介入の優先付けをするために重視されたのが費用対効果であった．1980年代になると，国連児童基金（UNICEF）やアメリカ国際開発庁（United States Agency for International Development：USAID）が中心となり，子どもの生存革命が推進された．その中核に置かれたのは，費用対効果によって選択された介入群，すなわち小児の成長監視，経口補水療法，母乳育児，予防接種，栄養補給，家族計画，女子教育などであった．

3 ● 性と生殖に関する健康と権利への着目

子どもの健康改善に向けた世界的取り組みが進む一方で，母親や女性の健康に対する取り組みが十分でないとの認識が高まった[12]．1987年にはナイロビの国際会議で安全な妊娠・出産イニシアティブが立ち上げられた．さらに1994年にカイロで開催された国際人口開発会議（通称，カイロ会議）は，それまで人口増加による環境への負荷などマクロな問題として議論されていた人口問題を，女性による決定権や女性の健康など「人（女性）」に焦点を当てた議論へと大きく転換（パラダイム・シフト）させた[13]．そこで提唱されたのが，性と生殖に関する健康と権利（reproductive health and rights，リプロダクティブ・ヘルス / ライツ）である．性と生殖に関する健康に焦点が当てられた背景には，当時大きな社会問題となっていたエイズの流行もあった．リプロダクティブ・ヘルスケアとは，家族計画，妊娠・出産にかかるケア，母乳推進，不妊の予防と治療，妊娠中絶後ケア，性感染症の予防・治療，性と生殖に関する啓発活動などを包括的に含むものとされた．また，リプロダクティブ・ライツとは，すべての個人とカップルが，リプロダクティブ・ヘルスを享受する権利と，性と生殖に関して自己決定する権利の2つの権利からなっている．

4 ● ミレニアム開発目標（MDGs）から持続可能な開発目標（SDGs）へ

2000年9月の国連ミレニアム・サミットを契機として，2015年を目標年次に国際的に合意されたミレニアム開発目標（MDGs）は，従来の取り組みをふまえたものであり，子どもの死亡率の削減，妊産婦の健康の改善，エイズ・マラリア・その他感染症の蔓延防止の3つが目標として含まれた．また2000年の九州・沖縄サミット以降，国際保健は主要国首脳会議（G8 / G7）においても継続的な議題となった[*2]．これらの世界的な関心の

62 第 III 章　世界の健康課題

表 III-1-1　持続可能な開発目標（SDGs）の詳細

目標 1（貧困）	あらゆる場所のあらゆる形態の貧困を終わらせる.
目標 2（飢餓）	飢餓を終わらせ，食料安全保障及び栄養改善を実現し，持続可能な農業を促進する.
目標 3（保健）	あらゆる年齢のすべての人々の健康的な生活を確保し，福祉を促進する.
目標 4（教育）	すべての人に包摂的かつ公正な質の高い教育を確保し，生涯学習の機会を促進する.
目標 5（ジェンダー）	ジェンダー平等を達成し，すべての女性及び女児の能力強化を行う.
目標 6（水・衛生）	すべての人々の水と衛生の利用可能性と持続可能な管理を確保する.
目標 7（エネルギー）	すべての人々の，安価かつ信頼できる持続可能な近代的エネルギーへのアクセスを確保する.
目標 8（経済成長と雇用）	包摂的かつ持続可能な経済成長及びすべての人々の完全かつ生産的な雇用と働きがいのある人間らしい雇用（ディーセント・ワーク）を促進する.
目標 9（インフラ, 産業化, イノベーション）	強靱（レジリエント）なインフラ構築，包摂的かつ持続可能な産業化の促進及びイノベーションの推進を図る.
目標 10（不平等）	各国内及び各国間の不平等を是正する.
目標 11（持続可能な都市）	包摂的で安全かつ強靱（レジリエント）で持続可能な都市及び人間居住を実現する.
目標 12（持続可能な生産と消費）	持続可能な生産消費形態を確保する.
目標 13（気候変動）	気候変動及びその影響を軽減するための緊急対策を講じる.
目標 14（海洋資源）	持続可能な開発のために海洋・海洋資源を保全し，持続可能な形で利用する.
目標 15（陸上資源）	陸域生態系の保護，回復，持続可能な利用の推進，持続可能な森林の経営，砂漠化への対処，ならびに土地の劣化の阻止・回復及び生物多様性の損失を阻止する.
目標 16（平和）	持続可能な開発のための平和で包摂的な社会を促進し，すべての人々に司法へのアクセスを提供し，あらゆるレベルにおいて効果的で説明責任のある包摂的な制度を構築する.
目標 17（実施手段）	持続可能な開発のための実施手段を強化し，グローバル・パートナーシップを活性化する.

〔外務省：【参考】持続可能な開発目標（SDGs）の詳細．持続可能な開発のための 2030 アジェンダ，〔https://www.mofa.go.jp/mofaj/files/000270588.pdf〕（最終確認：2018 年 10 月 29 日）より引用〕

高まりにより，2000 年代に入って保健医療の開発援助資金は急拡大した（p.76 参照）.

　MDGs を引き継ぎ，2030 年を目標年次として 2015 年に合意された，いっそう包括的な国際開発枠組みが，17 の目標と 169 のターゲットからなる**持続可能な開発目標（SDGs）**である（**表 III-1-1**）. 目標の 1 つに「あらゆる年齢のすべての人々の健康的な生活を確保し福祉を推進する」が掲げられ，その下に，母親や子どもの健康，感染症に加えて，NCDs，薬物依存，交通外傷，家族計画を含むリプロダクティブ・ヘルス，**ユニバーサル・ヘルス・カバレッジ**（Universal Health Coverage：**UHC**）（p.83 参照），環境汚染，たばこ，研究開発と知的所有権，健康危機対応を含む，幅広いターゲットが定められた. 多様化した世界の健康課題を，国際社会とも協力していかに解決していけるかが，現代を生きる私たちに課された挑戦である.

[*2] 国際保健を舞台に主要国が影響力を行使し合う状況をさして，国際保健外交という言葉も用いられる.

●引用文献

1) OECD：Health at a glance 2015：OECD indicators, Paris；OECD Publishing, 2015
2) WHO et al：Trends in maternal mortality：1990 to 2015：estimates by WHO, UNICEF, UNFPA, World Bank Group and the United Nations Population Division, WHO, 2015
3) UNICEF et al：Levels & trends in child mortality report 2015：estimates developed by the UN inter-agency group for child mortality estimation, UNICEF, 2015
4) UNAIDS：Global AIDS update 2016, UNAIDS, 2016
5) WHO：World malaria report 2015, WHO
6) WHO and The World Bank：Tracking universal health coverage：2017 global monitoring report, WHO, 2017
7) Alleyne, G et al：Embedding non-communicable diseases in the post-2015 development agenda. Lancet 381：566-574, 2013
8) CSDH：Closing the gap in a generation：health equity through action on the social determinants of health, Final Report of the Commission on Social Determinants of Health, WHO, 2008
9) Ilona Kickbusch, I, Allen, L and Franz, C：The commercial determinants of health. Lancet Global Health 4：e896, 2016
10) Mahler, H：The meaning of "health for all by the year 2000". World Health Forum 2（I）：5-22, 1981
11) Walsh, JA and Warren, KS：Selective primary health care - an interim strategy for disease control in developing countries. New England Journal of Medicine 301:967-974, 1979
12) Rosenfield, A and Maine, D：Maternal mortality - a neglected tragedy：where is the M in MCH?. Lancet 326（8446）：83-85, 1985
13) McIntosh, CA and Finkle, JL：The Cairo conference on population and development：a new paradigm?. Population and Development Review 21：223-260, 1995

学習課題

1. 関心のある健康課題（指標）を取り上げて，世界各国の状況を比べてみよう
2. 関心のある国を取り上げて，どのような健康課題に直面しているか調べてみよう

64 第 III 章　世界の健康課題

② 世界的健康課題を引き起こす感染症

この節で学ぶこと

1. グローバル化に伴い感染症の脅威とその対策がどのように変化してきたかを理解する
2. 途上国で対策が必要となる主な感染症を理解する

A. 現代における感染症の脅威

　感染症は 20 世紀前半までは全世界で主要な死因の 1 つであったが，第二次世界大戦後の抗菌薬の使用拡大や近年のワクチン接種率の向上などにより，先進国では過去の脅威とみなされる風潮もある．1980 年の天然痘の根絶宣言は感染症に対する人類の偉大な勝利であり，ポリオも全世界での発生を恒久的にゼロとする「根絶」まであと一歩のところまで来ている．一方で，途上国では **HIV/ エイズ**，**結核**，**マラリア**，肺炎，下痢等の感染症がいまだ死因の半数を占めている．また，グローバル化による人やモノの国境を越えた移動，気候変動による媒介生物（ベクター）の生存圏拡大や大規模な災害の発生などによって，世界的な感染症流行リスクは増大している．さらには，人や家畜への抗菌薬の乱用による薬剤耐性菌の増加も新たな課題として顕在化しており，感染症はいまだに地球規模の脅威である．

B. 途上国で問題となる感染症

1 ● HIV/ エイズ

a. 動向

　国際的な対策の推進により，HIV の年間新規感染者数は 320 万人（2000 年）から 180 万人（2017 年）へ，年間死亡者数は 150 万人（2010 年）から 94 万人（2017 年）へと減少した[1]．地域的な偏在が大きく，新規感染者の 3 分の 2 はサハラ以南アフリカに集中している．また，異性間の性行為を通じて一般人口に流行が拡大しているサハラ以南アフリカ，注射による麻薬利用者に感染が集中している東欧，男性同性愛者に感染が集中している南北アメリカなど，地域によって主要な感染原因にも違いがみられる．

b. 対策

　HIV の感染経路は，性感染，母子感染（垂直感染），血液感染である．性感染は，禁欲や不特定多数との性行為の抑制，コンドームの使用，男性の割礼等によりリスクを下げられる．母子感染は，母親と新生児への**抗レトロウイルス薬**投与により，また血液感染は輸血血液のスクリーニングにより予防できる．注射による薬物使用者に対しては，安全な注射針やシリンジの提供により回し打ちを防ぐ**ハーム・リダクション**とよばれる介入等が行

われている．近年は，CD4 細胞数等で測られる免疫機能の状態にかかわらず抗レトロウイルス療法を早期に開始することで，患者の健康維持に加え二次感染を防ぐことが対策の主流となっている．また感染リスクが高い人々に対しては**抗レトロウイルス薬の予防投薬（PrEP）**が推奨されている[2]．

2 ● 結核

a. 動向

2000 年から 2017 年までに結核の新規発症は年 1.5% ずつ減少し，死亡者数は 23% 減少した．2017 年には 1000 万人が新規に感染し 130 万人が死亡しており，死亡者数では HIV を抜いている．結核新規感染者数の 87% は，インド，中国，インドネシア，フィリピンなどの**結核の疾病負荷が大きい 30 ヵ国**に集中している[3]．

b. 対策

結核対策の基本は，排菌者を早期に特定して確実に治療し，患者の健康を回復するとともに二次感染や薬剤耐性の発生を予防することである．世界保健機関（WHO）は喀痰検査による排菌者の確定と，医療従事者等が患者の服薬を直接確認する**直接監視下短期化学療法（DOTS）**を中核とする結核対策戦略（通称，DOTS 戦略）を構築し，日本を含むさまざまな援助機関の支援も得て，世界的に成果を上げてきた．一方で，喀痰検査では同定しにくい HIV と結核の重複感染や，近年増加している**多剤耐性結核（MDR-TB）**[*1] の対策の重要性が増しており，新たな検査技術や多剤耐性菌に効果のある治療薬の開発・普及が求められている．

3 ● マラリア

a. 動向

ミレニアム開発目標（MDGs）達成を目指した国際的な取り組みの結果，マラリアの死亡者数は，2000 年から 2015 年の間に 50% 減少し，とくに全死亡の 3 分の 2 を占める 5 歳未満の小児の死亡は同期間に 60% 減少した[4]．2017 年の推計では，マラリアは世界で 2.91 億件発生し，43.5 万人が死亡しており，症例の 92%，死亡者の 93% はアフリカに集中している[5]．

b. 対策

マラリアはハマダラ蚊を媒介とする感染症であり，その対策は，蚊（成虫・ボウフラ）の防除，蚊と人の接触の阻止，発症者の診断・治療からなる．現代のマラリア対策の主流は，日本の企業も貢献する**長期残効性防虫蚊帳**や殺虫剤の**屋内残留散布**などによる蚊の防除，**迅速診断テスト**や顕微鏡による確実な診断，**アルテミシニン併用療法**による確実な治療，**妊婦に対する間欠治療**である．近年ではメコン川流域やアフリカでアルテミシニンに耐性を示す熱帯熱マラリアが報告されており，薬剤耐性マラリアの伝播阻止に向けた取り組みも求められている．また，流行に季節性が著しい地域においては流行時期に合わせた予防投薬が推奨され，発症を予防するためのワクチンの開発も進められている．

[*1] 標準治療薬のうちイソニアジドとリファンピシンの両方に耐性をもつ結核．MDR-TB の治癒率は 53%（2013 年）と低く，その蔓延を防ぐことが急務である．

4 ● 予防接種により予防可能な感染症

予防接種は最も費用対効果の高い介入の1つである．1974年にWHOと国連児童基金（UNICEF）は予防接種を通じて世界中の小児を予防可能な感染症から守ることを目的に，予防接種拡大計画を開始した．現在，BCG（結核），B型肝炎，ポリオ，DPT（ジフテリア・百日咳・破傷風），Hib（インフルエンザ菌b型），肺炎球菌（結合型），ロタウイルス，麻疹，風疹の9種類のワクチンが世界共通の小児定期予防接種として推奨されている[6]．2015年までに，126ヵ国において乳児のDPT含有ワクチン3回接種率は90％を達成しているが，いまだ世界中で1億9400万人の乳児が予防接種の機会を逃していると推定されている[7]．

5 ● 新興・再興感染症，薬剤耐性

新興感染症とは，「新たに人への感染が証明された微生物で，人へ病気を起こし始めてきたもの」と定義され，SARS（重症急性呼吸器症候群），H5N1鳥インフルエンザ，H1N1インフルエンザ等が例である（表III-2-1）．人の新興感染症の75％，感染症全体の60％は人と動物の両方に感染する人獣共通感染症（動物由来感染症）とされている[8]．これに対し，再興感染症とは，「その感染性微生物は既に知られていて，それによる疾病の発生数が減少し，公衆衛生上ほとんど問題とならない感染症と認識されていたが，近年再び増加してきたもの，あるいは将来的に問題となる可能性があるもの」と定義され，デング熱や黄熱病，ジカ熱等がその例である[9]．

近年，人に対する抗菌薬の過剰処方や処方外販売，家畜飼育のための抗菌性飼料添加物の使用などを原因として，細菌やウイルス等の病原体が抗菌薬・抗ウイルス薬に対して耐性を獲得する薬剤耐性が拡大しつつある．このような人獣共通感染症や薬剤耐性の問題に効果的に取り組むため，人，動物，環境・生態系に対する分野横断的な介入を推奨するワン・ヘルスアプローチが近年重視されている[10]．

ポリオの根絶

1988年に第41回世界保健総会でポリオ根絶の目標が採択されて以来，世界的なサーベイランスの強化と予防接種の徹底により，当時35万件と推定された野生株ポリオの年間発生数は22件（2017年）まで減少している．ポリオ根絶には，日本政府や国際協力機構（JICA），日本の民間財団等が多大な貢献をしてきている．ポリオ根絶は技術的には十分可能な目標である．

一方で，2018年現在，野生株ポリオの感染が残されているのは，アフガニスタン，パキスタン，ナイジェリア※の3ヵ国であり，いずれも政情が不安定で予防接種の徹底が困難な地域を抱えている．政治的な課題は大きいが，これらの地域でポリオの感染を食い止めなければ，世界中で10年以内に新たに20万件が毎年発生する可能性もあるとされている．

※ただしナイジェリアは2018年8月を最後に，野生株ポリオの新規発生は確認されていない（2018年11月12日現在）．

［参考：WHO：Fact sheet Poliomyelitis, Updated 14 March 2018,〔http://www.who.int/mediacentre/factsheets/fs114/en/〕（最終確認：2018年11月12日）］

表Ⅲ-2-1　新興感染症の例

疾患名	病原体の名称	発見年
マールブルグ病	マールブルグウイルス	1967
ラッサ熱	ラッサウイルス	1969
エボラ出血熱	エボラウイルス	1976
レジオネラ症	レジオネラ・ニューモフィラ	1976
クリプトスポリジウム症	クリプトスポリジウム	1976
ライム病	ライム病ボレリア	1976
腸管出血性大腸菌感染症	大腸菌 O157	1982
エイズ	ヒト免疫不全ウイルス	1983
消化性潰瘍	ヘリコバクター・ピロリ	1989
肝炎	C 型肝炎ウイルス	1989
高病原性鳥インフルエンザ	H5N1 インフルエンザウイルス	1997
脳炎	ニパウイルス	1999
重症急性呼吸器症候群 Severe Acute Respiratory Syndrome（SARS）	SARS コロナウイルス	2003
新型インフルエンザ（A/H1N1）	H1N1 インフルエンザウイルス	2009
中東呼吸器症候群 Middle East Respiratory Syndrome（MERS）	MERS コロナウイルス	2012

※以下の資料を参考に作成（URL の最終確認：2018 年 10 月 29 日）
・NIH：Emerging and Re-emerging Infectious Diseases, 2012,〔https://science.education.nih.gov/supplements/nih_diseases.pdf〕
・国立感染症研究所：新興感染症，2016,〔http://www.nih.go.jp/niid/ja/route/emergent.html〕

6 ● 顧みられない熱帯病（NTDs）

顧みられない熱帯病（Neglected Tropical Diseases：NTDs）とは，熱帯地域を中心に蔓延しているにもかかわらず，市場メカニズムが十分に働かないため対策が進んでいない寄生虫や細菌による感染症のことである．WHO は 2017 年時点で 18 種をあげている．2014 年には，世界 185 ヵ国，約 17 億人が NTDs の治療を必要としていると推定されており，うち 11 億人は低中所得国に暮らす[11]．**表Ⅲ-2-2** に主な NTDs の概要を示す．NTDs は多くが予防，制圧が可能であるにもかかわらず，三大感染症等に比して死亡率がそれほど高くなく，その多くが購売力の低い地域で発生しているため，製薬企業の研究開発インセンティブ（研究開発の動機）が生まれにくい．そのためワクチンや治療薬の開発が遅れていたが，現在，官民パートナーシップによる研究開発や，製薬企業による治療薬の無償または安価な提供などが進められている．

表Ⅲ-2-2　主な顧みられない熱帯病（NTDs）

疾患名	流行地	2017年罹患者数	病原体	媒介	治療薬
リーシュマニア症	アフリカ，南米，南ヨーロッパ	413万人	リーシュマニア原虫	サシチョウバエ	アゾール系抗真菌薬，ミルテホシン，5価アンチモン剤
土壌伝播寄生虫症	全世界（とくに熱帯・亜熱帯地域）	9億6584万人	回虫，鉤虫，鞭虫	ヒト	アルベンダゾール，メベンダゾール
食物媒介吸虫類感染症	東アジア，南米	8253万人	吸虫	淡水産巻貝，魚，甲殻類	プラジカンテル，トリクラベンダゾール
住血吸虫症	アフリカ，南米，カリブ海沿岸，中東，東南アジア	1億4279万人	住血吸虫	淡水産巻貝	プラジカンテル
リンパ系フィラリア症（象皮病）	東南アジア，アフリカ，西太平洋，カリブ海と南アメリカの一部	6462万人	フィラリア（バンクロフト糸状虫，マレー糸状虫，チモール糸状虫）	蚊（ハマダラカ属，イエカ属，ヤブカ属）	ジエチルカルバマジン（DEC），アルベンダゾール，イベルメクチン

※以下の資料を参考に作成（URLの最終確認：2018年11月12日）
・エーザイ：Eisai ATM Navigator, 2017,〔http://atm.eisai.co.jp/ntd/〕
・WHO：Fact sheets：neglected tropical diseases, 2017,〔http://www.who.int/topics/tropical_diseases/factsheets/neglected/en/〕
・Herricks JR, Hotez PJ, Wanga V et al：The global burden of disease study 2013：What does it mean for the NTDs?. PLOS Neglected Tropical Diseases 11（8）：e0005424, 2017
・Global, regional, and national incidence, prevalence, and years lived with disability for 354 diseases and injuries for 195 countries and territories, 1990-2017：a systematic analysis for the Global Burden of Disease Study 2017. Lancet, 392（10159）：1789-1858, 2018〔https://www.thelancet.com/action/showPdf?pii=S0140-6736%2818%2932279-7〕

C. 感染症対策の国際的な取り組み

1 ● 突発的に流行する感染症への備えと対応

　　感染症の突発的かつ広範囲な流行（パンデミック）に対応するための国際協調の枠組みとして国際保健規則と地球規模感染症に対する警戒と対応ネットワークがある．

　　国際保健規則はWHO憲章に基づき定められた健康危機管理に関する枠組みであり，各国は国際保健規則のコア能力として規定された，「感染症の発見・同定」，「報告」，「対応」等にかかる体制を整える義務を負っている．また，WHOは国際保健規則の下，国際的に懸念される公衆衛生上の緊急事態を宣言する権限をもつ．これまでに，2009年のH1N1インフルエンザ，2014年のポリオとエボラウイルス，2016年のジカウイルスの国際的な流行に対し緊急事態が宣言された．2014年から2016年にかけての西アフリカにおけるエボラウイルス病の大規模な流行は，国際保健規則が十分に機能していないことを露見させ，WHO改革を含めた国際的な健康危機に対応するための意思決定メカニズムの見直しへとつながっている．

　　「地球規模感染症に対する警戒と対応ネットワーク」は，感染症の突発的流行（アウトブレイク）が起こった際に，迅速に専門的な知見の提供や専門家の派遣等を行うことを目的に2000年に設置されたネットワークで，各国の国家公衆衛生機関，病院，保健省や国際機関，非政府組織（NGO）など世界中の200を超える団体により構成される．WHO

本部が事務局機能を担っており，各国からの要請に基づき WHO 地域事務所が専門家派遣の調整を行っている．西アフリカでのエボラウイルス病流行に際しては，このネットワークを通じて日本人専門家が派遣された．2015 年 10 月には，途上国における感染症による被害に対してより効果的な支援を行うため，JICA に国際緊急援助隊（Japan Disaster Relief Team：JDR）・感染症対策チームが設置され（p.97 参照），同チームは 2016 年 7 月にコンゴ民主共和国の黄熱病流行に対して初めて派遣された．

2 ● 感染症対策のための国際保健パートナーシップ

2000 年以降，三大感染症を対象とする世界エイズ・結核・マラリア対策基金，予防接種の普及を目的とする Gavi アライアンスなどの感染症対策の強化を目指すグローバル・ヘルス・パートナーシップが多数形成され，その大規模な資金動員は HIV/エイズ，マラリア，NTDs などの地球規模の課題である感染症対策に重要な役割を果たしている（p.76 参照）．

●引用文献

1) WHO：Summary of the global HIV epidemic, 2017〔http://www.who.int/hiv/data/2017_summary-global-hiv-epidemic.png?ua=1〕（最終確認：2018 年 11 月 12 日）
2) WHO：Consolidated guidelines on the use of antiretroviral drugs for treating and preventing HIV infection Recommendations for a public health approach - Second edition, 2016,〔http://apps.who.int/iris/bitstream/10665/246200/1/9789241511124-eng.pdf?ua=1〕（最終確認：2018 年 10 月 26 日）
3) WHO：Global tuberculosis report 2018, 2018,〔http://apps.who.int/iris/bitstream/handle/10665/274453/9789241565646-eng.pdf?ua=1〕（最終確認：2018 年 11 月 12 日）
4) WHO：World Malaria Report 2016, 2016,〔http://apps.who.int/iris/bitstream/10665/252038/1/9789241511711-eng.pdf?ua=1〕（最終確認：2018 年 10 月 26 日）
5) WHO：World Malaria Report 2018, 2018,〔http://apps.who.int/iris/bitstream/handle/10665/275867/9789241565653-eng.pdf?ua=1〕（最終確認：2018 年 11 月 22 日）
6) WHO：Table 2：Summary of WHO Position Papers - Recommended Routine Immunizations for Children, 2017,〔http://www.who.int/immunization/policy/Immunization_routine_table2.pdf?ua=1〕（最終確認：2018 年 10 月 26 日）
7) WHO：Fact sheet Immunization coverage, Reviewed March 2017,〔http://www.who.int/mediacentre/factsheets/fs378/en/〕（最終確認：2018 年 10 月 26 日）
8) Taylor LH, Latham SM, Woolhouse ME：Risk factors for human disease emergence. Philosophical Transactions of the Royal Society B：Biological Sciences 356（1411）:983-989, 2001
9) 村上仁：12 新興・再興感染症．国際保健医療学，第 3 版（国際保健医療学会編），p.150，杏林書院，2013
10) Bidaisee S, Macpherson CNL：Zoonoses and One Health：A Review of the Literature. Journal of Parasitology Research. 2014：874345, 2014
11) WHO：World Health Statistics 2016, WHO, 2016

学習課題

1. 世界的な健康課題を引き起こす感染症にはどのようなものがあるか説明してみよう
2. 1 で挙げた感染症に対してどのような対策がとられているか説明してみよう
3. 感染症対策のグローバルな取り組みについてまとめてみよう

3 災害（自然災害・人為災害）に起因する健康問題

この節で学ぶこと

1. 災害（自然災害・人為災害）とは何かを考える
2. 災害に起因する健康課題にはどのようなものがあるかを知る
3. 災害による健康被害を軽減するために行われている取り組みを知る

A. 災害（自然災害・人為災害）とは

2000年に発足した**国連国際防災戦略事務局**（United Nations Office for Disaster Risk Reduction：**UNISDR**）[*1]は，災害を「コミュニティまたは社会の機能の深刻な混乱であって，広範囲な人的，物的，経済的もしくは環境面での損失と影響を伴い，被害を受けるコミュニティまたは社会が自力で対処する能力を超えるもの」と定義[1]している．災害には，自然現象に誘発される**自然災害**（地震，津波，火山噴火，台風，竜巻，洪水，干ばつ，山火事など）と，人間の行為に誘発される**人為災害**（大規模な事故や火災，石油流出・化学物質汚染，放射能漏れ，大規模なテロなど）がある．西アフリカの3ヵ国に甚大な被害を与えたエボラウイルス病（p.68参照）のような，急激で多数の感染症の発生も自然災害の1つととらえられる．近年では，開発の進展による人と野生動物の接触機会増加に起因する人獣共通感染症の突発的流行（アウトブレイク），山林伐採や地球温暖化を原因とする干ばつや洪水の発生など，人為的な誘因による自然災害という混合型も増加している．

1 ● 自然災害

自然災害による被害の大きさは，誘因となる自然現象の規模と，当該現象が発生した国・地域の対応能力（＝防災力）で決定され，自然現象の規模が防災力を上回ると災害となる．UNISDRによると，2016年には世界で346件の自然災害が発生し22,000人が死亡している[2]．日本をはじめとする高所得国では，災害対策基本法のような法整備や防波堤などの防災インフラ整備，建築物の耐震・免震性能向上，救急救助能力の強化，人々への防災教育などの対策がとられ，被害の抑止や軽減につながっている．全世界的には，1980年代以降，自然災害の発生件数の顕著な増加がみられるにもかかわらず，自然災害による死亡者数は減少傾向にある[3]．一方，経済・社会基盤が脆弱で資源制約の大きい途上国においては，対策の不備や遅れから被害が甚大となりやすく，自然災害による死亡者の6割以上が低所得国，3割が中低所得国に集中している[4]．

[*1] UNISDR：持続可能な開発に不可欠な要素としての防災の重要性を高め，自然災害による被害・損失の減少，災害リスクの軽減を目指し，災害に強いコミュニティの構築を目的とし発足した．

2 ● 人為災害

　人為災害には，大量の死傷者や難民・国内避難民[5)]を生み出す紛争も含まれる．世界保健機関（WHO）によると，紛争を直接的な原因とする死亡者の数は，全世界で18万4千人（2016年）[*2]に上っている[6)]．わずか100日ほどの間に100万人ともいわれる人々が殺害されたルワンダの大虐殺（1994年）のように，紛争は短期間に多くの人々を傷つけ命を奪い，終結後も長期にわたる心の傷や社会の断裂を残す．

　また，シリア，イラク，南スーダン，イエメン，アフガニスタンなどでは紛争が長期化し，シリアだけでも510万人の難民と630万人の国内避難民が発生している[7)]．これらの国では，食糧不足による飢餓や不衛生な生活環境による感染症の発生などから，武力衝突による直接的被害をはるかに上回る被害が生じており，複合的人道危機ともよばれる深刻な状況にある．実際，危機を経験したコンゴ民主共和国（1998～2001）では，250万人の死者のうち，35万人が銃撃戦による直接死であり，残りは病気や栄養障害によるものであった[8)]．なお，近年の紛争は同じ国・地域で繰り返し発生する傾向がある[9)]．上述したWHOの推計によると，全世界の紛争による死者の多くは中近東，アフリカ，南西アジアに集中しており，とくにシリアとイラクの2ヵ国で全体の58%を占めている[*3]．

B. 災害による健康被害

　災害による健康被害は，災害の種類・規模・持続時間，発生する場所，被災者の性別・年齢などの要素に加えて，被災前の当該国・地域における保健医療サービスの提供体制や衛生環境，災害に対する平時の準備状況，発災後の応急対応の迅速さ・的確さ，避難生活の環境などによって異なる．また，災害は直接的に人々の生命や健康を損なうだけでなく，生活・経済基盤や，保健医療サービスの供給を担う保健システムの破壊を通して，間接的な健康被害をもたらす．したがって，災害による健康課題を一般化するのは難しいが，ここでは主な災害の種類別に特徴的な健康課題を述べる．

1 ● 地震・津波

　地震による健康被害は，津波の有無や被災地域の建造物の種類等によって異なる．WHO等によると，地震のみの場合の負傷者と死亡者の比率は3：1で外科的処置に対する相対的ニーズが高いが，津波が生じた場合は同比率が1：9となり，外科的処置に対する相対的ニーズが低くなる一方，公衆衛生活動など他の緊急対応が必要となる[10)]．津波の有無にかかわらず，地震発生後の急性期における主な健康課題は，家屋倒壊等による圧死や外傷であり，挫傷創，裂・切創，骨折などが多数発生する[11)]．また，がれきに埋まった状態から救出された後などに生じるクラッシュ症候群[*4]もある[12)]．ハイチ大地震（2010年）では四肢切断を要する患者やクラッシュ症候群による死者が多く発生した[13)]．地震に

[*2] ただし，本推計は紛争を直接的な原因とする死亡に限定したものであり，困難な避難生活に起因する死亡や，保健システムの崩壊による死亡など，間接的な死亡は含まない．

[*3] 紛争による死者数の上位5ヵ国は，シリア（6.9万人），イラク（3.6万人），アフガニスタン（2.7万人），ナイジェリア（0.8万人），ソマリア（0.7万人）である．

[*4] 四肢等が長時間の圧迫後に解放されると，圧迫による筋細胞の壊死により生じた物質が血液によって体中にめぐり，全身障害を発症させる．

限らないが，健康被害には年齢や性差があり，子ども，女性，貧困者，障害者，高齢者はよりリスクが高い．たとえば，スマトラ沖大地震・インド洋津波（2004 年）の被害を受けたスリランカでは，死者・行方不明者の 65% が女性，うち 79% は 19 〜 29 歳の女性であった[14]．

2 ● 洪水・高潮

洪水・高潮の直接的な被害としては，溺死に加え，長時間にわたり身体が浸水することによる低体温症や，水系感染症の発生がある[15]．フィリピン高潮被害（2013 年）の発災直後には，長時間浸水による急性呼吸器感染症と診断される患者や外傷の患者が多くみられた[16]．洪水後に発生・増加がみられる感染症としては，ネズミ等を介したレプトスピラ症や，汚染された飲料水から感染するコレラ，蚊媒介で発生するデング熱やマラリアなどがある[17]．

3 ● 紛争

紛争による直接的な健康被害には，戦闘，地雷など爆発性兵器や建造物崩壊などによる外傷がある．兵器による外傷は，弾丸や砲弾による大量の軟部・皮膚・骨組織や重要臓器の損傷など生体組織に与える影響が大きく，また曝露された損傷部の感染リスクが高まる．一方で，適切な処置を適切なタイミングで受けられないことが多く，敗血症や，多臓器不全，各組織の壊疽を引き起こすリスクも高まる[18]．男性では戦闘による死傷が多い一方，女性は性的暴力などの被害を受けることが少なくない．また，紛争による強い精神的ストレスから，心的外傷後ストレス障害（PTSD）の発症もみられる．とくに，誘拐・暴行や少年兵など，幼少期に暴力的経験をした子どもたちの心の傷は深い[19]．

さらに，難民や国内避難民として避難生活が長期に及ぶ場合には，食糧不足による栄養不良・飢餓や，環境衛生の悪化による感染症の流行などが発生しやすい[20]．コンゴ民主共和国やイエメンでは，紛争を起源に麻疹やコレラなど本来であれば容易に予防や治療が可能な感染症による死亡が多く報告されている[21]．最近では，被災者の救援を担う国際機関や民間組織（非政府組織［NGO］等）などを狙った攻撃も増えている．

C. 災害による健康被害を軽減する取り組み

自然災害に対応する防災力には，被害を事前に予防する被害抑止力と被害の拡大を防ぐ被害軽減力の 2 つが含まれ，双方を高めることが理想である．また，被害抑止・被害軽減につながる事前対応（災害予防）に加え，災害発生後の応急対応，復旧・復興を一連の切れ目のない対応と位置づけ，次の災害に備えた事前対応につなげていく循環としてとらえたのが，災害マネジメントサイクル[22]である．2015 年開催の第 3 回国連防災世界会議で「仙台防災枠組 2015-2030」が採択され，復興段階において災害発生以前よりもいっそう強靭な地域づくりに取り組むより良い復興[23]の概念が明確に取り上げられている[24]．途上国の防災能力の向上を支援する国際協力機構（JICA）は，災害マネジメントサイクルやより良い復興の考え方に基づき，①災害に強い地域社会づくり，②迅速かつ効果的に被災者に届く応急対応，③的確な復旧・復興への移行と実施を目標に掲げた取り組みを行っ

ている.

　防災力が不十分な途上国で自然・人為災害が発生した場合には，国際機関や二国間援助機関，国際NGO等のさまざまな主体による応急対応が展開される．それらの緊急・人道支援が効果を上げるために，各国政府や国際機関，国際NGO等の調整の役割を担うのが，国連人道問題担当事務次長兼緊急援助調整官および国連人道問題調整事務所[25]である．また，主な支援領域（クラスター）ごとに中核的機能を果たす機関を定めた**クラスター・アプローチ**[*5]が採用されている（感染症のアウトブレイクに関連した応急対応に関する国際協力については，本章第2節C項を参照）．

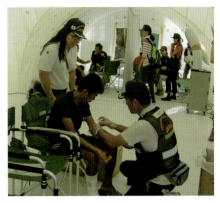

図Ⅲ-3-1　2013年のフィリピン台風「ヨランダ」への医療チーム派遣

　日本政府による海外での災害時の応急対応への支援には，人的援助，物的援助，資金援助があり，人的援助の中核を担うのがJICAが実施する**国際緊急援助隊（JDR）**（図Ⅲ-3-1）である（p.97参照）．

　医療は，社会・宗教・文化的価値観，経済水準などによって，求められる技術が異なる．災害・紛争時の他国からの医療支援は，時に被災国にとって害となりうる．実際に，2010年のパキスタンの洪水やハイチでの地震の際は，海外から派遣された多数の医療支援チームが外科手術等を行ったが，現地のニーズを的確にふまえていなかったり，技術水準にばらつきがあったりし，支援チーム引き揚げ後に問題となった．それを契機として，WHO主導で，緊急時に被災国で活動する海外からの医療チームの技術や活動を標準化する動きが2012年より開始されている[26]．このように，応急対応としての緊急・人道支援の国際的な調整は進んでいるものの，応急対応から復旧・復興支援への切れ目のない展開には課題が残されている．

● 引用文献
1) 国連国際防災戦略（ISDR）防災用語集（2009年版）日本語版, p.4,〔http://www.dpri.kyoto-u.ac.jp/web_j/publication/other/unisdr2009_j.pdf〕（最終確認：2018年10月29日）
2) UNISDR：EM-DAT/CRED 2015, 2016,〔http://www.unisdr.org/files/47804_2015disastertrendsinfographic.pdf〕（最終確認：2018年10月29日）
3) UNITED NATIONS UNIVERSITY：World Risk Report 2016, p.11
4) 内閣府：自然災害による途上国への影響, 平成22年版防災白書,〔http://www.bousai.go.jp/kaigirep/hakusho/h22/bousai2010/html/honbun/2b_4s_1_05.htm〕（最終確認：2018年10月29日）
5) 外務省：Vol.70　難民問題とは？〜国際社会と日本の取組,〔http://www.mofa.go.jp/mofaj/press/pr/wakaru/topics/vol70/index.html〕（最終確認：2018年10月29日）
6) WHO：Global Health Estimates 2016：Deaths by Cause, Age, Sex, by Country and by Region, 2000-2016. Geneva, World Health Organization；2018,〔http://www.who.int/healthinfo/global_burden_

[*5] 支援ニーズを11領域に分け，領域ごとに調整の中核を担うリード・エージェンシーを定めた，国連人道問題調整事務所を中心とする調整機構．健康（health）はWHO，栄養（nutrition）や水と衛生（water, sanitation and hygiene）は国連児童基金（UNICEF），食糧安全保障（food security）は国連食糧農業機関（FAO）と国連世界食糧計画（WFP）など．

disease/estimates/en/〕（最終確認：2018 年 11 月 14 日）

7) UNHSR：Syria Emergency，〔http://www.unhcr.org/syria-emergency.html〕（最終確認：2018 年 10 月 29 日）※数値は 2017 年 5 月 30 日現在の推計値

8) Roberts S：Mortality in Eastern Democratic Republic of Congo, results of 11 mortality surveys. IRC report, Final Draft, 2001，〔https://repositories.lib.utexas.edu/bitstream/handle/2152/4652/3741.pdf?sequence＝1〕（最終確認：2018 年 10 月 29 日）

9) The World Bank：Breaking the Conflict Trap：Civil war and Development Policy, p.83-84, 2003

10) WHO/ICRC/AO foundation：Management of limb injuries during disasters and conflicts, p.17, 2016

11) 前掲 10），p.16, 2016

12) 前掲 10），p.109, 2016

13) Bartal C, Zeller L, Miskin et al：Crush syndrome saving more lives in disasters：lessons learned from the early-response phase in Haiti. Archives of internal medicine 171（7）：694-696, 2011

14) Sawai M：Who is vulnerable during Tsunami? Experiences from the Great East Japan Earthquake 2011 and the Indian Ocean Tsunami 2004, ESCAP, 2013，〔https://www.unescap.org/sites/default/files/IDD-DRS-who-is-vulnerable-during-tsunamis.pdf〕（最終確認：2018 年 10 月 29 日）

15) 國井　修編：災害時の公衆衛生　私たちにできること，p.17，南山堂，2012

16) WHO：TYPHOON YOLANDA HEALTH CLUSTER BULLETIN. ISSUE ＃ 1 NOVEMBER 20, 2013，〔http://www.who.int/hac/crises/phl/sitreps/philippines_health_cluster_bulletin_20november2013.pdf?ua＝1〕（最終確認：2018 年 10 月 29 日）

17) 前掲 15），p.99-102

18) Giannou C, Baldan M, Molde Å：War Surgery：Working with Limited Resources in Armed Conflict and Other Situations of Violence, Volume 2, p.121, 225, 288, ICRC, 2013

19) IASC Reference Group for Mental Health and Psychosocial Support in Emergency Settings：災害・紛争等人道的緊急時における精神保健・心理社会的支援：保健分野の人道支援に携わる者は何を知っておくべきか？，p.1-2, 21, 2010，〔http://www.who.int/mental_health/emergencies/what_humanitarian_health_actors_should_know_japanese.pdf〕（最終確認：2018 年 10 月 29 日）

20) 青山温子：紛争・災害後復興期の国に対する JICA の保健医療分野支援のあり方，p.20, 2006，〔https://www.jica.go.jp/jica-ri/IFIC_and_JBICI-Studies/jica-ri/publication/archives/jica/kyakuin/pdf/200612_hea_01.html〕（最終確認：2018 年 10 月 29 日）

21) Benjamin C, David D, Brad O et al：Mortality in the Democratic Republic of Congo：a nationwide survey. Lancet 367（9504）：44-51, 2006

22) JICA：Disaster Management Cycle（DMC）．防災と開発—社会の防災力の向上を目指して，p.17, 2003，〔https://www.jica.go.jp/jica-ri/IFIC_and_JBICI-Studies/jica-ri/publication/archives/jica/field/2003_03.html〕（最終確認：2018 年 10 月 29 日）

23) 内閣府：国際復興支援プラットフォーム（IRP）．平成 27 年版防災白書，〔http://www.bousai.go.jp/kaigirep/hakusho/h27/honbun/0b_3s_02_03.html〕（最終確認：2018 年 10 月 29 日）

24) UNISDR：Sendai Framework for Disaster Risk Reduction 2015-2030, p21-27, 2015，〔https://www.unisdr.org/files/43291_sendaiframeworkfordrren.pdf〕（最終確認：2018 年 10 月 29 日）

25) OCHA-ROAP：アジア太平洋地域における災害対応—国際緊急援助のためのガイドブック，p.25, 27，〔https://docs.unocha.org/sites/dms/Japan/web_Japanesefinal.pdf〕（最終確認：2018 年 10 月 29 日）

26) WHO：Emergency Medical Team. Humanitarian Health Action，〔http://www.who.int/hac/techguidance/preparedness/emergency_medical_teams/en/〕（最終確認：2018 年 10 月 29 日）

学習課題

1. 世界で発生した自然災害や人為災害（紛争）の中から 1 つを例として選び，どのような健康被害があったか調べてみよう

2. 平時の健康対策と災害時に求められる健康対策にはどのような違いがあるか考えてみよう．また，どちらにも効果的に取り組むためにはどのような備えが必要か考えてみよう

4 世界の健康課題に関連する国際機関，国際協力機関

> この節で学ぶこと
> 1. 世界の健康問題に関連する国際機関，国際協力機関の種類やそれぞれの活動概要，違いを知る
> 2. 保健医療分野における近年の国際的な取り組みを知る

A. 世界の健康課題に取り組む国際機関，国際協力機関

これまで述べられたさまざまな健康課題の解決を目指し，国際社会では多くの組織や機関が取り組んでいる．これらの組織・機関は，国際機関（多国間援助機関），二国間援助機関，非政府組織・民間組織の3つに大別できる．

1 ● 国際機関（多国間援助機関）

国際機関は，複数の国家が共通の目的のために設立した国際的な団体であり，世界保健機関（WHO），国連人口基金（United Nations Population Fund：UNFPA），国連児童基金（UNICEF）などの国連関連機関が含まれる．また，世界銀行やアジア開発銀行などの国際開発金融機関も保健医療分野を資金・技術の両面から支援している．

2 ● 二国間援助機関

二国間援助機関は，先進国を中心とする各国政府によって設立された組織であり，アメリカ国際開発庁（USAID），イギリス国際開発省（Department for International Development：DFID）などは保健医療分野に力を入れている．日本の二国間援助機関である国際協力機構（JICA）も技術協力，有償資金協力，無償資金協力等を通じて，途上国の健康改善等に取り組んでいる（p.77，コラム参照）．これら，各国政府予算を原資とし，国際機関や二国間援助機関を通して行われる協力は，政府開発援助（ODA）とよばれる．ODAは，援助を受ける国に返済義務のある貸し付け（政府貸付）と，返済義務のない贈与とに分けられる[*1]．

3 ● 非政府組織・民間組織

民間組織の中には，非営利を原則とする非政府組織（NGO），途上国の僻地等で保健医療サービス提供を担う宗教組織，ビル＆メリンダ・ゲイツ財団（2000年設立）など巨額の寄付金を通じて国際保健に大きな影響力を有する民間財団，製薬企業をはじめとする民

[*1] JICAの場合，有償資金協力は政府貸付，無償資金協力や技術協力は贈与に分類される．

間企業・営利団体など，多様な組織が含まれる．NGO には，国際赤十字や国境なき医師団（MSF）（p.99 参照）などのように，独立・中立の立場と世界的なネットワークをいかした世界各地の紛争地や災害の被災地などでの活動や，国連総会や世界保健総会への参加を認められ，各国政府や国際社会に対してアドボカシー（市民社会や政府への働きかけ）を行う大規模な国際 NGO の他，現地に根ざした活動を行う多数の小規模な団体が含まれる．また，NGO を含む多様な非営利の民間組織の総称として，市民社会団体という用語も用いられる．日本国内に本部を置き，世界の健康課題に取り組む NGO としては，アムダ，シェア＝国際保健協力市民の会，ジョイセフ（p.99 参照）などが挙げられる．

B. 健康課題に対する近年の国際的な取り組み

1 ● グローバル・ヘルス・パートナーシップ

近年では，開発援助の主体を担う各国政府に加え，民間財団や NGO，民間企業なども参加し，官民連携によって世界の健康課題に取り組む**グローバル・ヘルス・パートナーシップ**が多数設立されている．三大感染症の制圧を目的に 2002 年に設立された**世界エイズ・結核・マラリア対策基金**（グローバルファンド）や，予防接種の普及を目的として 2000 年に設立された **Gavi アライアンス**，日本政府の主導により，顧みられない熱帯病（NTDs）（p.67 参照）の治療薬等の開発促進を目的として設立された**グローバル・ヘルス技術振興基金**などである．

2 ● 国際援助協調

保健医療分野のみならず，多様化，複雑化，グローバル化する世界の開発課題にいっそう効果的に取り組むため，開発援助機関どうしの協調や被援助国の開発政策等への調和化などの**援助協調**が推進されている．2005 年に採択された「援助効果にかかるパリ宣言」では，援助協調を通じて援助効果を高めるための具体的な活動や指標が定められた．2007 年には，保健医療分野に特化して援助協調を進めるためのメカニズムとして，国際保健パートナーシップ（IHP+）が立ち上げられ，その後の世界的な**ユニバーサル・ヘルス・カバレッジ（UHC）**推進の潮流の中で，新たなパートナーシップ（IHP for UHC2030）へと改変されている（p.83 参照）．その他にも，世界の健康危機対応能力の強化を目指した世界健康安全保障アジェンダ，母子保健の加速的推進を目指したグローバル・ファイナンシング・ファシリティなど，多様な国際協調の取り組みがなされている．

3 ● 国際的な取り組みにおける課題

以上のように，世界の健康課題に取り組む組織・機関等の増加や，協調の推進により，保健医療分野への開発援助や投資は拡大してきた．とくにミレニアム開発目標（MDGs）が設定された 2000 年以降その傾向は顕著で，2000 年に約 120 億ドルであった保健医療分野の開発援助資金は，2013 年には約 400 億ドルと，3 倍以上増えている（**図Ⅲ-4-1**）．主要国（先進国）首脳会議等の場で国際保健分野の課題が頻繁に議論されるようになり，アメリカをはじめとする各国の援助額が増加したことに加え，ビル＆メリンダ・ゲイツ財団等新たな資金源が加わったこと，それらの受け皿として大規模なグローバル・ヘルス・

世界の健康課題への日本の取り組み

日本は長年，保健医療分野で途上国に対する協力を続けてきた．2015年には「開発協力大綱」の下，「平和と健康のための基本方針」を作成した．同方針は，人間の安全保障を基本理念とし，健康危機・災害などにも耐える強靱な保健システムの実現，究極的目標としてのユニバーサル・ヘルス・カバレッジ（UHC）の達成，そのための日本の知見・技術・医療機器・サービスの活用などを目標として定めている．

また日本は，G7・G8サミットなどを通じて，国際保健分野で世界的な指導力を発揮している．たとえば，2000年のG8九州・沖縄サミットは，世界エイズ・結核・マラリア対策基金設立のきっかけとなった．2008年のG8北海道・洞爺湖サミットでは，保健システム強化の主流化に貢献した．2016年のG7伊勢志摩サミットでは「国際保健のためのG7伊勢志摩ビジョン」を発表し，健康危機対応も含むUHCの推進を提唱した．2017年にはUHCフォーラム2017を東京で開催し，2030年までのUHC達成に向けた議論の中心的な役割を担っている．

JICAはこれら政府方針等の下，保健システム強化，母子保健，感染症対策，非感染性疾患（NCDs）対策などに重点的に取り組むことを通し，途上国がUHCを達成するための協力をしている．国民皆保険，母子手帳，5S-KAIZENなどの日本ならではの知見や，長い開発協力の経験を通して培ってきた教訓等をいかした協力を進めている．

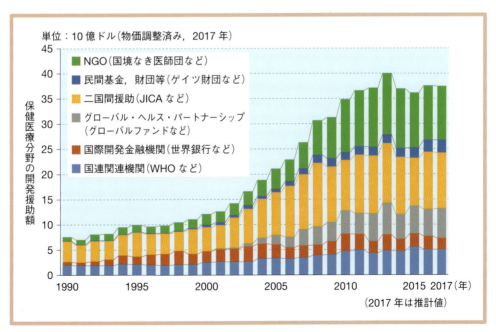

図Ⅲ-4-1 保健医療分野の開発援助資金の推移（執行機関別）

日本が拠出している資金は，日本政府やJICAが直接執行した資金は「二国間援助」に，WHO等の国連関連機関へ拠出され，WHO等が執行した資金は「国連関連機関」に集計されており，他にグローバルファンドなどへも資金を拠出している．

[Institute for Health Metrics and Evaluation：Financing Global Health 2017 を参考に作成]

パートナーシップが設立されたことなどが，その背景にある．しかし，近年，開発援助資金の伸びは横ばい傾向にあり，持続可能な開発目標（SDGs）の目標3を達成するためには，さらに何倍もの追加資金が必要といわれている中，途上国側の国内資金調達を含め，資金ギャップを埋めるためのいっそうの努力が国際社会に求められている．

学習課題

1. それぞれの国際機関・国際協力機関の保健医療分野に関する取り組みをくわしく調べてみよう
2. 国際機関・国際協力機関の近年の新しい取り組み（グローバル・ヘルス・パートナーシップ，援助協調等）の事例を調べてみよう

第 **IV** 章

世界の保健医療システムと課題

第IV章 世界の保健医療システムと課題

1 保健医療システム

> **この節で学ぶこと**
> 1. 保健医療システムとは何か理解する
> 2. 保健医療システムを強化するための取り組みについて理解する
> 3. ユニバーサル・ヘルス・カバレッジ（UHC）について理解する

A. 保健医療システムとは

　世界保健機関（WHO）は**保健医療システム**を「**健康の増進・回復・維持を主たる目的とする組織・人・行為の総体**」と定義し，**図IV-1-1**のように模式化している[1]．国際保健における保健医療システムへの着目は1990年代にさかのぼる．世界銀行の1993年版世界開発報告[2]は，健康改善の費用対効果が高い取り組みへの集中投資を推奨し，世界的な保健医療セクター改革を後押しした．2000年代に入ると，母子保健や感染症対策を加速的かつ持続的に推進する方策として，横断的な保健医療システムの強化への関心が高まった．WHOは2000年版世界保健報告[3]で保健医療システムの定量的な比較を試み，2010年版[4]では「**ユニバーサル・ヘルス・カバレッジ（UHC）**」を取り上げた（詳細は後述）．

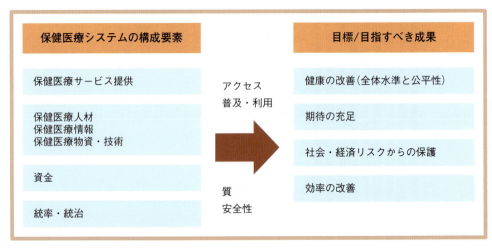

図IV-1-1　WHOによる保健医療システムの模式図
［WHO：Everybody's business：Strengthening health systems to improve health outcomes, p.3, 2007,〔http://www.who.int/healthsystems/strategy/everybodys_business.pdf〕（最終確認：2018年10月29日）より筆者が翻訳して引用］

1 ● 保健医療システムの目的

WHO の模式図によると，保健医療システムの第一の目的は，人々の健康の改善である．ここでは，全体平均とともに性別，所得，居住地（都市・農村），教育水準などによる社会階層間の公平性も重視される．第二は人々の期待の充足である．受診する医療施設を自由に選べる，プライバシーが守られるなど，健康改善とは独立して人々が保健医療システムに抱く期待への対応をさす．第三は，社会・経済リスクからの保護である．人々を高額医療費による家計破綻から守ることであり，リスクを分散する社会連帯の仕組みが重視される．第四は効率の改善である．健康改善，期待の充足，社会・経済リスクからの保護を，より少ない投入で実現することを意味し，保健医療システムの持続性確保にもつながる．

2 ● 保健医療システムの構成要素

a. 保健医療サービス提供

保健医療サービス提供とは，健康増進・予防・治療・機能回復を含む保健医療サービスを，利用者へのアクセス，質・安全性を確保して提供する機能であり，人材・資材・資金などの構成要素を組み合わせて実現される．国によって異なるが，地域住民が主体的に担う地域（コミュニティ）保健活動，予防や基礎的な治療サービスを提供する一次保健医療施設（保健ポスト，保健センター等），一般的な治療サービスを提供する総合病院，高次の患者紹介サービスを提供する専門病院などで階層化され，一般により人々に近い階層でのケア（プライマリ・ケア，一次医療）の強化が重視される．たとえばガーナではコミュニティ・ヘルス・オフィサー，エチオピアではヘルス・エクステンション・ワーカーとよばれる専門職が過疎地を中心に配置され，一次医療の提供を担っており，日本では病院中心の医療から地域包括ケアへの転換が志向されている．

b. 保健医療人材

保健医療人材には，医師・看護師などの専門職[*1]や，伝統的産婆・薬草師などの伝統医療者，保健省や医療施設で働く事務職など，健康を主たる目的とするすべての職種・人材が含まれる．どのような教育課程を経て何人育成するか，医療施設等に配置された人材が働きやすい環境や動機づけをどのように整えるかなどが課題となる．保健医療人材は地域的な偏在が大きく，WHO によると人材不足が深刻[*2]な 57 ヵ国のうち 36 ヵ国がアフリカに集中している[5]．また，都市部や海外への頭脳流出の問題もあり[*3]，その対応として，WHO は 2010 年に「保健医療人材の国際採用に関する世界規範」を決議した．

c. 保健医療情報

保健医療情報は，出生・死亡登録，保健医療施設からの報告に基づく保健管理情報シス

[*1] 専門職の資格制度は国によって異なり，資格ごとに許される医療行為の範囲も異なる点に留意が必要．また，医師よりも短い専門課程で育成され，基本的な医療行為を担うクリニカル・オフィサー，アシスタント・メディカル・オフィサーなど，日本にはない専門職も存在する．また，本来必要な専門課程を修了していない人材に特定の医療行為を認める「タスク・シフティング」も行われている．

[*2] 保健医療人材不足のきわめて深刻な国とは，医師・看護師・助産師の合計が人口 1,000 人あたり 2.3 人を下回り，かつ専門職の介助による出産の割合が 80% を下回る国，と定義されている．

[*3] 筆者が滞在したフィリピンでは，医師が看護師の資格を取り直して海外に出ていくケースがみられた．高所得国の多くで看護師需要が大きく，海外就労の機会が広がるためである．また，シカゴ周辺にはエチオピア国内よりも多くのエチオピア人医師が働いているといわれている．

テム，世帯調査等，多様な情報源から集められる．どのように情報を集め，分析・伝達し，意思決定等に活用するかが課題となる．保健医療施設からの報告には，疾病発生動向調査（サーベイランス）も含まれる．途上国の多くでは，質の高い情報を得るため援助機関の支援を得て標本世帯調査を定期的に実施しており，代表的なものにアメリカ国際開発庁（USAID）が支援する人口・保健調査，国連児童基金（UNICEF）が支援する複数指標クラスター調査がある．

d. 保健医療物資・技術

保健医療物資・技術には，医薬品や医療機材などが含まれる．人々の健康ニーズや経済水準等に合わせて優先的に普及すべき医薬品や医療機材を選定し，質を確保しつつより低コストでそれらを調達し，適切に管理しつつ末端まで保管・配布し，定められた用法に従って適切に使用することが課題となる．医薬品に関し，WHOは各国での選定を助けるため，1977年から必須医薬品リストを2年に1度公表している．近年は，合理的判断に基づく新技術の導入を目指した医療技術評価への関心が高い．なお，国際貿易体制の中で知的財産権の保護が強まる中，世界中の人々に医薬品へのアクセスを保障する方策が議論されている．2001年の「知的所有権の貿易関連の側面に関する協定（TRIPS協定）と公衆の健康に関する特別宣言（ドーハ宣言）」への合意は，途上国で流通するエイズ治療薬価格の大幅な低下を後押しした．

e. 資金

保健医療分野における資金に関する課題は，必要な保健医療サービス提供を支えるためにどのように十分かつ効率的に財源を確保するか，人々を家計破綻から守るためにいかに経済的リスクを分散・共有するか（医療保障制度の設計），保健医療サービスの質・量を確保しつつ持続性を高める経済的インセンティブ（経済的な動機）をどう創出するか[6]である．人々が健康に支払う金額には大きな格差があり，国民一人あたり保健医療費は，日本の3,727ドル（2014年現在），アメリカの9,403ドルに対し，低所得国平均は91ドル[*4]である[7]．保健医療費の財源は公的資金と民間資金に分けられ，前者は税，社会保険，政府開発援助（ODA）など，後者は民間保険，各種寄付金，個人による直接負担などを含む．医療保障制度の拡充には公的資金の役割が重要であり，税方式を中心とするイギリス，タイ，社会保険方式を中心とする日本，トルコなど，国によって制度設計が異なる．

f. 統率・統治

統率・統治は，保健医療システム内のさまざまな主体（組織・個人）の相互作用による意思決定や資源配分のメカニズムである．保健医療システムの目的達成過程における効率，多様な主体の意思決定への参加，意思決定やその結果についての透明性や説明責任の確保などが課題となる．多くの国が，行政権限の分権化や保健医療施設への住民代表等からなる経営理事会の設置等，統治改善の取り組みを進めている．効果的な統治には，政府や国家指導者による指導・統率力に加えて，受益者・利用者の声が反映される参加型統治が重要である．

[*4] 単位は物価差を調整した購買力平価（PPP）ドル．なお低所得国平均の91ドルのうち，約1/3は海外からの援助資金である．

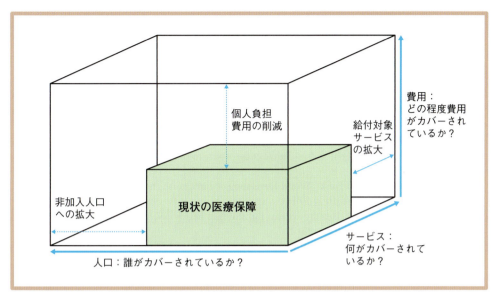

図Ⅳ-1-2　WHOによるUHCの模式図
[WHO：The World Health Report 2010：Health systems financing：the path to universal coverage, WHO, 2010 より筆者が翻訳して引用]

B. ユニバーサル・ヘルス・カバレッジ（UHC）

　ユニバーサル・ヘルス・カバレッジ（UHC）とは，「すべての人々が（質・安全性の確保された）基本的な健康増進・（防疫を含む）予防・治療・機能回復にかかるサービスを必要な時（感染症のアウトブレイクや災害などの健康危機時を含む）に負担可能な費用で利用できる状態」をさす[*5]．WHOはUHCの医療保障の側面に着目し，加入人口の割合，給付対象サービスの範囲，個々のサービスに対する給付率の3つの側面におけるカバー度合いからUHCを模式化した（図Ⅳ-1-2）．

　UHCは誰一人取り残さないという持続可能な開発目標（SDGs）の精神や，命や生活への脅威から人々を守るという**人間の安全保障**（human security）（p.162参照）の理念を体現するものである．人間の安全保障を国際協力の理念に掲げる日本は，世界のUHC実現で指導力を発揮しており，SDGsにUHCが含まれたのも，日本などの強い働きかけがあったことによる．最近では，伊勢志摩サミットでの合意を契機とし，UHCは個人の健康や貧困化リスクのみならず，健康危機等の集団リスクへの備えも含むとの考えが主流となっている[*6, 8]．2017年12月には，UHCを世界的に推進するための大規模な国際会議（UHCフォーラム2017）が東京で開催され，世界のUHCの状況をまとめた報告書が公表されている[9]．

[*5] 定義文中の（　）内は，一般的なUHCの定義に，最近の国際的な関心を反映して筆者が追加したもの．なお，UHCは「国民皆保険」と同一ではない．
[*6] UHC推進のための国際協調枠組みである「UHC2030のための国際保健パートナーシップ」（IHP for UHC2030）は，UHC実現を目指して保健医療システム強化に取り組む際に重視すべき観点として，アクセスおよび負担の公平性，サービスの質，人々の期待の充足，効率性，健康危機等に備えた強靱性の5つを挙げている．

第 Ⅳ 章　世界の保健医療システムと課題

●引用文献

1) WHO：Everybody's business：Strengthening health systems to improve health outcomes, WHO's framework for action, WHO, 2007
2) The World Bank：World Development Report 1993：Investing in health, Oxford University Press, 1993
3) WHO：The World Health Report 2000：Health systems：improving performance, WHO, 2000
4) WHO：The World Health Report 2010：Health systems financing：the path to universal coverage, WHO, 2010
5) WHO：The World Health Report 2006：Working together for health, WHO, 2006
6) Preker AS et al（eds）：Public ends, private means：strategic purchasing of health services, World Bank, 2007
7) The World Bank：World Development Indicators,〔http://wdi.worldbank.org/table/2.12#〕（最終確認：2018 年 10 月 29 日）
8) UHC2030, Healthy systems for universal health coverage - a joint vision for health lives（conference version）, WHO, 2017
9) WHO and the World Bank：Tracking universal health coverage：2017 global monitoring report, WHO, 2017

学習課題

1.　保健医療システムの構成要素を 1 つ取り上げて，世界各国を比較してみよう
2.　関心のある国を取り上げて，保健医療システムの構成要素がどのような特徴をもっているか調べてみよう
3.　日本の「国民皆保険」がどのような歴史的過程を経てつくられたか調べてみよう

2 世界の保健医療システムに関連する看護職の課題

この節で学ぶこと
1. 世界の看護人材不足の現状を理解する
2. 世界の看護人材不足の背景にある課題について学ぶ

　保健医療システムの課題と看護職の関連では，看護人材の量と質の課題がある．全体的な看護職数の不足，その中の政策立案・教育・管理ができる人材の不足があり，また看護職の質の低さは看護ケアの質の低さに直結する．途上国の**看護人材不足**は深刻であり，質のよい看護ケアを提供できる十分な数の看護職の養成と卒後の育成，労働環境や収入のことなど，課題は複雑に重なり合っている．

A. 看護職数の不足

　途上国の医療従事者数の不足は以前より問題視されてきた．世界保健機関（WHO）の2014〜2016年のデータ[1]によると，人口千人あたりの看護職数が1人未満であるのは193ヵ国中，アフリカ31ヵ国，アジア6ヵ国，中南米他5ヵ国となっている．ちなみに同データでは，日本の看護職数は10.8人となっている．これらの国では看護職数不足の背景としていくつかの課題が挙げられる（図Ⅳ-2-1）．

教育領域	労働領域	社会領域
・教育内容や教員の質的不足 ・施設，備品の不備 ・学校数，学生定員数の不足 ・卒後の継続教育システムの不備など	・看護管理の不備 ・労働環境の不備（感染防護策がない，身の安全が担保されない，物品不足等） ・不適正な人員配置（配置される看護師数の不足） ・他職種より低い給料や給料の遅配 ・職員向け教育や昇任の機会の不足 ・（アフリカ）HIV/エイズの蔓延による労働力そのものの不足など	・他セクターへの転職 ・国内都市部への移住 ・国外への移住，移民 ・年齢や健康上の理由での退職者増加と補充の遅延など

中央政府（看護政策領域）
保健政策・計画の不備，予算不足，地方機関への支援不足，看護師育成の制度不備（カリキュラムの不備等），各種問題についての不認識など

図Ⅳ-2-1　途上国の看護職不足の背景

①**教育上の要因**：看護基礎教育の学校数や学生数の不足，教育内容や教員の質的不足，施設・設備の不備，卒後の継続教育システムの不備など．

②**労働上の要因**：看護管理や労働環境の不備，不適正な人員配置，給与の低さや遅配，そもそもの労働力不足など．

③**社会的な要因**：他セクターへの転職，待遇・生活環境のよい国内都市部，国外への移住など．とくに発展途上国では，旧宗主国での看護師資格が自動的に取得可能または比較的簡単に取得可能であることで，国外への移住が進みやすい．

④**政策上の要因**：保健政策・計画の不備，各種政策を行うために必要な予算の不足，卒後教育や大学院など継続教育の必要性の不認識，看護師の労働環境改善への不認識など．

　これらによって看護職者が不足し，また看護の質の低さもあいまって，勤務する看護職が疲弊し退職，さらに看護職が疲弊するという悪循環に陥る．

　以上のように，看護職数の不足には，教育の不足・不備や雇用条件・労働環境の不良，社会的な要因，政策の不備などが根底にある．この状況に対し看護職として支援・協力し改善する視点として，看護政策，看護教育，看護管理が挙げられる．そこで，これらの途上国における課題をみていく．

B. 看護政策上の課題

1 ● 看護政策の要点

　看護政策は，国が国民と社会のためにどのような看護を提供するのかの方針を示すものである．看護職が適正なカリキュラムに沿って教育され，就職し，看護の発展のために自ら計画し実行する専門職として存在し続けられるためには，看護制度の整備が必要であるが，看護政策は大きな方針を示し，これらの制度の立案・実施を下支えする．

2 ● 制度の整備と予算分配

　看護制度では，看護職の職務内容や資格，看護職養成校の認可基準の作成と認可，看護教育内容の質担保，看護職の確保を促進する方針や体制整備の規定など施策が定められている．制度は社会の動きに応じて変えてゆくことが可能である．しかし，途上国では政策も明文化されておらず，制度も十分に整備されているとはいいがたい国がほとんどである．関連して，日本では看護職の資格は国家試験に合格した者に与えられるが，制度上看護学校の卒業試験に合格することが即看護職の資格を得ることになる途上国は多い．

　一因として，途上国では実務が先に動き出し，それを公的に保障する政策が十分に整備されないという点がある．さらに公的に看護教育の規定があったとして，それが守られているかのモニタリングも行われることは非常に少ない．

　政策に基づいて施策を実行してゆくためには予算が必要であるが，いずれの途上国も十分でない．政策に携わるものは正しいデータを基に，近い将来さらに不足が深刻になるという予測と対応に関心をもつべきであるが，制度の整備も予算配分も行われない状況もある．医療と教育の予算は途上国では少ないうえに最も先に切り詰められる．

3 ● 適正な数と質の看護職養成

　一定の質の担保された看護職が社会で必要とされる数（需給バランス）を検討し，それに応じた養成数を確保することが重要である．しかし実際は，学校数の不足，予算不足や教員の不足により，必要な看護職数を養成できていないことが多い．

　また看護学が十分に発達していないことから看護の質自体への課題も多い．学校で看護倫理が教えられないこともあり，社会通念として勤勉に重きを置かない場合や看護職の社会的地位の低さなど，看護職の質の向上を阻害する要因も多く存在する．

4 ● 看護職者の採用・定着

　養成した看護職者が自国内の保健・医療機関に就職し，定着することは看護人材不足の改善には必須であるが，そこがうまく行っていない途上国も多い．実際，奨学金を出し教育して輩出しても，看護師のかなりの数が数年後に近隣の先進国へ就職してしまうため，自国での看護職数が慢性的に不足している国もある．

5 ● 人材活用の課題

　看護人材を含め，保健・医療人材が有効に配置，活用されていない点も途上国の課題である．アフリカのサブ・サハラ地方の看護師の業務内容を分析すると，3分の1は看護師以外の職員が担当できるものであった[2]．途上国では，看護師より短期で養成できる看護師の補助職の育成・配置を行っているところが多い．

C. 看護教育上の課題

　看護教育は，大きく看護職養成のための看護基礎教育と，基礎教育終了後に行われる看護継続教育に大別され，両方に課題がある．

1 ● 標準化された看護基礎教育

　標準化された看護基礎教育には，カリキュラム，教員の採用要件，学生と教員の定数，教育施設の基準等が含まれる．途上国ではこれらの要件は満たされていないことが多い．医学ではない独立した看護学が明確でない国も多く，看護の質自体への理解が不足している国もある．カリキュラムが規定されるためには看護職の職務内容が規定されていなければならないが，そもそも職務内容が定められていない国もある．

　教員不足も課題であり，ラオスでは病院での実習には教員は立ち会っていなかった．校内の演習施設や設備が不十分であることも多い．フィリピンのある州で訪問した40名定員の助産師学校では，出産介助演習室の備品は骨盤模型が1つであった．

　不適切な学生数の養成もよく見聞きする．たとえば物理的にも教育的にも学校のキャパシティを超えた学生数を入学させ，卒業がすなわち資格取得であり不十分な教育のまま社会へ出す，学生の実習が病院のマンパワーになっているなどである．

2 ● 看護教育の質

　これは一定のレベルの質の担保を意味し，教授法や教材開発なども関係する．教員は一

定の教育を受けて教育に携わることが必要であるが，自国での教員養成ができないことは教員数不足につながる．また近隣の先進国からの教員招へいや看護教育制度の輸入によって長期間自前の教員養成制度をもたない国も多い．フィジーではニュージーランドの看護カリキュラムを採用し，ニュージーランド人教員が長い年月指導と運営にあたっていた．

教員となる教育を受けた人々でも，途上国ではいかに学生にわかりやすく教えるか，理解を助ける視覚教材などをいかに作成して活用するかまで習得していることはまれである．また，医師による看護教育が主流であった国もあり，医師に従うのみの看護師育成もみられる．

3 ● 継続した教育（看護継続教育）

卒後も専門職として継続して教育を受けることは，看護の発展のために不可欠である．しかし，途上国では「看護基礎教育」終了後，現職者への継続教育はごく一部の看護職への昇任に関連した特殊な教育であったりする．また，看護の質を向上させるためには大学院教育も重要であるが，大学院へ進学できる学部レベルの教育に達していない国では，将来の検討事項となろう．

また，継続した教育，研修は看護職の質の向上をもたらす．まだ日本でも実施されていないが，免許を更新制にし，更新には既定の研修を終了していなければならないといった質の向上を担保・確認するハードルを設けることも考えられる．

D. 看護管理上の課題

1 ● 看護管理という考え方

時代の変化に対応し社会の期待に応える看護ケアを提供できるよう，臨床現場において看護職の成長を支援し，働き続けられる環境を整えることは看護管理の責務の1つである．ほとんどの途上国では，この考え方を理解し，具体的な行動を起こし，さらなる発展の試みを考え出す看護管理者の育成と出現にはまだ時間が必要であろう．

2 ● 継続教育の課題

臨床現場で看護継続教育を行うことは，看護ケアの質の向上に寄与し重要であることについて，看護管理者に十分認識されていないことはままある．もし認識されていても，どのように行うか具体的で効率的な方策を学び経験している人材は少ない．

3 ● 労働環境の課題

労働環境を整備することは，看護職の離職を防ぐ重要な看護管理の業務の1つである．患者や看護師自身の感染を予防するシステムや施設，備品が整備され，暴力などから守られる安全な職場であり，看護職が職務にまい進できる労働環境を整えることは，看護管理者の責務の1つである．しかし，途上国ではこれらに対応するのは保健省や地方保健局など行政機関の業務と考える看護管理者は多く，実際この件に関する決定権は看護管理者にはないがゆえに，声を上げて改善を求める働きかけを行う者は多くない．

4 ● 業務管理の課題

　看護管理者が行う業務管理は，勤怠管理，日々の総業務量と勤務者の適正な配置，患者の生命と安全を守り公正なケアの提供，正確な記録と報告の励行など多様であるが，業務管理が一部しか行われなかったり，まったく行われなかったりすることは，途上国では散見され，専門職の質とケアの質を低める一因となっている．

●引用文献

1) WHO：Global Health Observatory data repository, Density per 1000 Data by country, 〔http://apps.who.int/gho/data/node.main.A1444〕（最終確認：2018 年 12 月 26 日）
2) Olive Kopolo Munjanja, Sarah Kibuka, Delanyo Dovlo：The nursing workforce in sub-Saharan Africa, 〔https://www.ghdonline.org/uploads/The_nursing_workforce_in_sub-Saharan_Africa.pdf〕（最終確認：2018 年 10 月 10 日）

学習課題

1. 世界の看護人材不足の原因となる看護教育上の課題を挙げてみよう
2. 世界の看護人材不足の原因となる労働管理上の課題を挙げてみよう
3. 世界の看護人材不足の原因となる看護管理上の課題を挙げてみよう

3 課題解決のための人材育成，看護政策，看護教育，看護管理の改善

この節で学ぶこと
1. 看護職の人材育成にはどのような政策や制度が必要とされるかを理解する
2. 看護人材不足に対する主な対策について理解する

　前節で世界の，とくに途上国において看護人材不足が深刻であることを述べた．現在，「低・中所得国は，採用および研修から，給与の支払い方針，雇用の維持，報酬，動機付け，および人員配置などの全段階において，保健医療部門に熟練した労働力を確保・維持するための特有の課題に直面している」[1]．なかでも看護職の人材育成―採用―定着は大きな課題である．その解決のためには，保健政策，法的枠組み，保健関連予算，保健省の能力を基盤とした構造において各要素が相互に影響し合っていることを理解し，多面的な支援が必要である（**図Ⅳ-3-1**）．ここでは，看護政策，看護教育，看護管理の視点からみていく（**表Ⅳ-3-1**）．

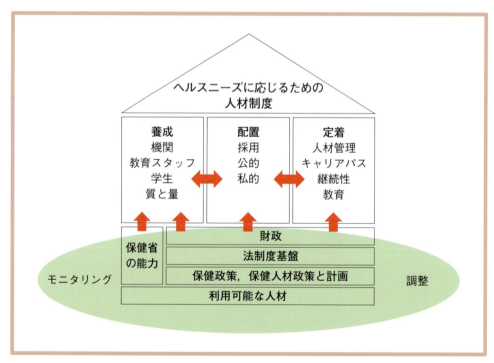

図Ⅳ-3-1　保健制度開発のための人材：分析枠組みとしてのハウスモデル

[Fujita N, Anthony BZ, Nagai M et al : A Comprehensive Framework for Human Resources for Health System Development in Fragile and Post-Conflict States, 2013,〔https://doi.org/10.1371/journal.pmed.1001146.g001〕（最終確認：2018年9月21日）より筆者が翻訳して引用]

表Ⅳ-3-1 看護人材育成と人材不足対策

1. 看護政策	・供給数の増加（育成強化） ・人材喪失対策 ・金銭面以外の動機付け（インセンティブ）の開発 ・業務移管（タスク・シフティング）と多職種協働（スキルミクス）
2. 看護教育	・看護基礎教育の標準化 ・看護教育の質の向上 ・看護継続教育の開発・計画・実施
3. 看護管理	・スタッフ教育のシステムづくり・充実 ・人材登用と看護管理者養成の仕組みづくり ・財政的・物質的・人的資源を有効に活用する管理システムの構築・運用

A. 看護政策

　政策には，法律，政令，施策，規則等，さまざまなレベルのものがあり，その影響は看護師の給与をはじめとする処遇から労働環境・人員配置等だけでなく，看護職の意識や日常の看護実践まで多岐にわたる．看護の質を改善する環境を整えるうえで看護政策が果たす役割は大きい．

1 ● 法・制度の整備への支援

　途上国では看護職や看護教育に関する法・制度がいまだ整備されていない状況があるため，国レベルでの法的・制度的・財政的枠組みの整備が必要である[2]．その制度には，人材育成を支える法制度や，免許・登録制度がある．人材不足を客観的に把握し，看護人材育成計画や看護教育養成機関必要数の算出に反映させるため，カンボジアのように有資格者の登録制度を整備している国もある．また，イギリスをはじめとするヨーロッパの国々には看護師国家試験制度はなく，看護教育を終えると看護師として登録される国が多いが，東南アジアでは2010年以降看護の質の保証のため，看護師国家試験制度が導入される傾向にある．国家試験の歴史を長くもつ日本には，その経験をいかした支援が可能である．

　看護教育制度では，看護教育機関設置基準の作成，学校認可システムの構築，時代の変化と社会ニーズに応じたカリキュラムの作成・改訂を政策に組み込むことが必要である．こうした課題解決に対しては，行政レベルで保健・看護行政官の顧問やアドバイザーとして支援する方法がある．

　上記のような法・制度の整備と看護人材育成計画を実施するためには，それに見合った資金（予算）が必要になるが，途上国では，政策の方針をふまえて適切に予算を分配するという点に問題を抱えることが多い．財政の課題は各国の政治・経済問題と直結しており，その課題解決の優先度の高さやニーズに比べて実際の支援が少ないのが現状である．

　看護政策への全般的な支援として，①看護職自らが政策レベルのポストに就き，政策提言に直接関与すること，②看護職が自分たちにかかわる政策がどのように立案され実施されるのかといったことや，その背景を十分理解すること，③看護職の専門職団体が自分たちの労働環境等について要望・提言活動を積極的に行うことが挙げられ，これらの実践は改善に大変意義がある．

2 ● 看護職の採用・定着への取り組み

途上国から先進国への看護職の流出[*1] は途上国の人材不足に拍車をかけているため，グローバルな取り組みが必要となっている．

これまで途上国では，養成した看護職が自国内で看護職として就業し，定着するよう，経済的な動機付け（インセンティブ），つまり賃金の待遇をよくするという方策をとってきた．しかし，経済的なインセンティブの効果が限定的であることがわかってきたため，より多様なインセンティブの開発・導入が不可欠となっている．また，一部の途上国は，保健医療従事者の民間開業志向や賃金のよい国への移住を阻止する目的で，さまざまな取り組みを始めている．たとえば，トレーニングをする場合，必ずしも国際的に認識された方法ではなく，特定の国の保健医療ニーズにとって十分な程度のものにすることや，必要な技術の習得のための教育・研修を修了しても，国外でも通用するような証明書を発行しないことなどがある．

先進国にも取り組むべき課題がある．先進国は，これまで自国の人材不足に対し，比較的安価で手っ取り早い方法として，途上国の看護人材を雇用することで対応してきた．しかし，このことは根本的・持続的な解決にはならないうえ，途上国の人材不足の一因となってきた．先進国は自国の潜在看護師の発掘・採用と定着へ向けていっそう努力する必要がある．

看護労働力の移動は，国内レベル・国際レベルで議論の絶えない問題である．この課題には，世界保健機関（WHO）の行動や勧告の導入，保健医療人材の国際採用に関するWHO世界実施規範などを遵守しつつ，地方・国・グローバルなレベルから主体的に取り組んでいかなくてはならない．

3 ● 業務移管（タスク・シフティング）と多職種協働（スキルミクス）

さらに，途上国・先進国のいずれにおいても，限られた看護人材を有効に活用し，住民の保健サービスへのアクセス拡大とヘルスニーズの充足を達成するための方策として，**業務移管（タスク・シフティング）**[*2] や**多職種協働（スキルミクス）**[*3] が注目されている．具体的に，カンボジアの地方で保健サービスのカバー率を上昇させるために教育期限の短い准助産師を活用している例や，ジンバブエで看護師より低い資格のプライマリ・ヘルス・ケア看護師を導入した例が知られており，今後，他の国・地域にもこの方策が広がる可能性がある．

[*1] 高度な知識や技能をもった人材の他国への流出を**ブレインドレイン（頭脳流出）**という．看護職以外の職種についても同様のことが途上国における課題となっている．

[*2] 業務移管（タスク・シフティング）：業務の一部を他の職種に移譲することをいい，WHOが医療人材不足を部分的に解決する手段として提唱したものである．そもそもの契機は，アフリカにおけるHIV/エイズの流行による医療従事者不足への対応や欧米のナースプラクティショナーの職務拡大などであった．医師からの反対表明もある．

[*3] 多職種協働（スキルミクス）：「ひろく多職種のチーム内部における職種混合や協働のあり方，職種間の権限移譲・代替，新たな機能の新設などを示す概念」（武藤正樹：真のスキルミクスとは？. Journal of Japan Academy of Critical Care Nursing 6（3）：6, 2010）である．この概念は，1990年代にOECD諸国が医師不足，看護師不足に悩み，その養成に時間とコストがかかるこれら職種のあり方や機能について議論した結果生まれた．

B. 看護教育に関する取り組み

看護教育は，**看護基礎教育**と**看護継続教育**に大別され，双方への支援が必要である．

1 ● 看護基礎教育における取り組み

看護基礎教育の標準化は，それぞれの国（地域）の保健医療ニーズに応じた看護を提供するのにふさわしいカリキュラムを策定する必要があり，看護教育の質の向上のためには，教科書や教材の作成，指導する教員の能力強化が不可欠である．これまでの取り組みには，国連人口基金（UNFPA）とタイのコンケン大学が共同して行った，助産学を教えるラオスの教員に対する 6 ヵ月のワークショップや，JICA による各国での看護教育プロジェクトなどがある．

2 ● 看護継続教育における取り組み

看護継続教育は，看護職がさまざまな教育や**実務研修（OJT）**の機会を継続的かつ公平に得られるように開発・計画され，実施される必要がある．これまでも国連，政府系国際協力機関，国際 NGO や現地 NGO 等によって，各地域・国で医療機関スタッフやベテラン教員を対象に，地域の保健課題に応じた教育や研修が支援されてきた．こうした看護職の職種・業務内容に応じた能力の向上とキャリア形成は職務満足度を高めるとともに，離職の防止にもつながるため有効である．

C. 看護管理に関する取り組み

看護管理者とは，看護の対象者のニーズと看護職の知識・技術が合致するよう計画し，財政的・物質的・人的資源を組織化し，目標に向けて看護職を導き，目標の達成度を評価する役割とする者の総称[3]であり，この過程こそが看護管理である．具体的には，①スタッフ教育のシステムづくりとその充実，②有効に時間と資源を活用するための管理システムの構築・運用が求められる．

1 ● スタッフ教育の取り組み

限られた人材・時間・財源の中で費用対効果の高いスタッフ教育を行うためには，スタッフの教育背景に基づいて課題を焦点づけし，経験・能力に応じた教育プログラムを開発・実施する必要がある．また，指導的立場の人材も不足していることから，計画的な人材登用と看護管理者養成の仕組みが必要である．

2 ● 管理システムの構築・運用の取り組み

ひとくちに途上国といっても，看護を取り巻く環境は国・地域で多様である．人的資源について，WHO の各年統計で人口千人あたりの看護師・助産師数をみると，たとえばウズベキスタンは 11.974 人で，医師の 2.36 人に対し 5 倍以上であるが，バングラデシュの看護師・助産師は 0.218 人で，医師の 0.356 人より少ない．財政的・物質的資源についても状況はさまざまである．支援する際には，自国でうまく運用されている管理システ

94 第Ⅳ章 世界の保健医療システムと課題

ムを持ち込めばよいというものではない．その国・地域の多様な状況とニーズに応じた管理システムでなければならない．

●引用文献
1）Jamison DT ほか著，竹内勤ほか訳：国際保健の優先課題，p.177，保健同人社，2007
2）国際協力機構：課題別指針　看護教育，p.vii，2005，〔https://jica-net-library.jica.go.jp/lib2/09PRDM005/pdf/r2_1_jp.pdf〕（最終確認：2018 年 9 月 21 日）
3）日本看護協会：看護にかかわる主要な用語の解説−概念的定義・歴史的変遷・社会的文脈−，p.38，日本看護協会，2007

学習課題

1. 日本の看護教育制度，看護職の資格の種類・人数，看護職の役割について調べてみよう

2. 日本の看護人材について，現在どのような課題が挙がっているのか調べてみよう．また，その解決策について考えてみよう

第V章

日本の看護師から
みた国際看護の
実践の場

国際看護協力に関係する機関

> **この節で学ぶこと**
> 1. 国際看護協力を展開する実践の場とその期間を理解する
> 2. 国際看護協力において，目的により異なる活動のあり方について理解する

　海外における国際看護の実践の場は世界中のすべての国や地域に及ぶが，ここでは国際看護協力に関係する機関として政府開発援助（ODA），国際機関，非政府組織（NGO）について述べる．

A. 政府開発援助（ODA）

1 ● 国際協力機構（JICA）

　国際協力機構（**JICA**）は，日本のODAを一元的に行う実施機関として，途上国への国際協力を行っており，途上国が抱える課題解決を支援している[1]．JICAが技術協力を行う際の人材にはJICA派遣専門家，国際協力専門員（p.251参照），青年海外協力隊などがいる．ここではJICA派遣専門家と青年海外協力隊について述べる．

a. JICA派遣専門家

　派遣期間が1年以上の者を**長期派遣専門家**とし，緊急の場合など，1年未満を**短期派遣専門家**とよんでいる．たとえば，技術協力プロジェクト専門家（**技術移転型**）は，海外で実施する技術協力プロジェクトなどで，または個別専門家として，相手国政府の機関（研究所，訓練所，病院，○○センター，○○省といった政府系の機関）に配置され，相手国政府の職員などに対して，自らの知見・経験をいかした提案や技術移転，組織内の人材育成の支援を行う．期限付きで，契約期間は，通常数日から2年程度である[2]．JICAでは専門家希望者の登録制度を設けているが，十分に機能しているとはいえず，要請に見合った適任者の確保に苦慮しているとの報告もある[3]．

b. 青年海外協力隊（JOCV）

　青年海外協力隊（japan overseas cooperation volunteers：**JOCV**）はJICAボランティア事業として1965年に発足し，看護師は1966年にインドへ5人が初めて派遣された．JOCVの事業は，現地の人々と同じ言葉を話し，共に生活・協働しながら途上国の国づくりのために協力する草の根協力の代表的なものである．対象年齢は20〜39歳で，派遣地域はアジア・アフリカ・中南米・大洋州（p.107参照）・中東で，派遣職種は看護師などの保健・医療分野を含めて100職種を超える．派遣期間は，原則2年間であるが，1年未満の短期派遣制度もある．JOCVの派遣者数の累計は，1990年に1万人，2017年には4万人を突破している．年度別派遣者数は，2011年の東日本大震災後に急激に減少したものの，その後増加（回復）傾向である（**図Ⅴ-1-1**）．看護職隊員（看護師，保健師，

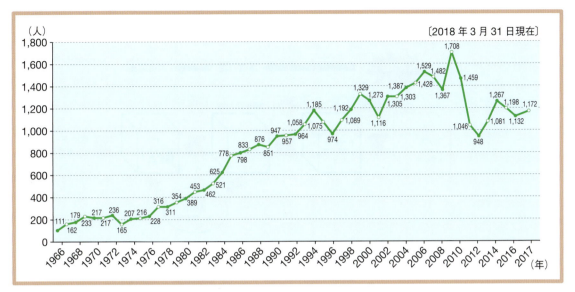

図V-1-1　JOCV年度別派遣者数の推移
[JICAボランティア：青年海外協力隊派遣実績，[https://www.jica.go.jp/volunteer/outline/publication/results/jocv.html]（最終確認：2018年10月10日）より引用]

助産師）においては，2018年6月30日現在，累計2,910人（派遣中141人）であった[4]．その他のJICAボランティア事業には，シニア海外ボランティアや日系社会シニア・ボランティア，同青年ボランティアがある．なお，2018年度よりJICAボランティアはJICA海外協力隊と呼称が変更され，青年海外協力隊・日系社会青年海外協力隊と，シニア海外協力隊・日系社会シニア海外協力隊とに分けられている．

c. 開発調査（団）

　開発調査は優先度や緊急性の高い公共的な開発プロジェクトの計画を支援するものである．開発プロジェクトはさまざまな分野で実施され，規模や内容も多種多様である．開発調査によって作成される報告書は，途上国政府の政策判断の資料となり，国際機関や日本を含む援助供与国が資金協力や他の形態での技術協力を検討する際の資料となる[2]．

d. 国際緊急援助隊（JDR）

　世界各地では，地震や津波，台風などの自然災害が頻繁に発生しており，とくに途上国の場合は社会的基盤等がぜい弱なことにより，大きな災害に結びつきやすい．日本は災害大国であり，これまでに学んだ知識や技術，経験を途上国の災害救援にいかしている．**国際緊急援助隊**は，「**国際緊急援助隊の派遣に関する法律（JDR法）**」に基づき，被災国の政府や国際機関の要請に応じて派遣される．短期間の派遣であることが多く，救助チーム，医療チーム，専門家チーム，自衛隊部隊，感染症対策チームからなるマンパワー型の国際協力である．そのうち医療チームは，医師，看護師，薬剤師，医療調整員および業務調整員が，被災者の診療や疾病の感染予防，蔓延防止といった活動をしている[2]．国際緊急援助は自然災害と，人為災害のうち，紛争に起因しない災害（ビル崩壊，ガス爆発など）を対象としており，紛争に起因する災害は，国際連合平和維持活動（PKO）が担っている．派遣は相手国の援助要請に基づき，被災国の日本大使館，外務省を経由して実施される（**図V-1-2**）．

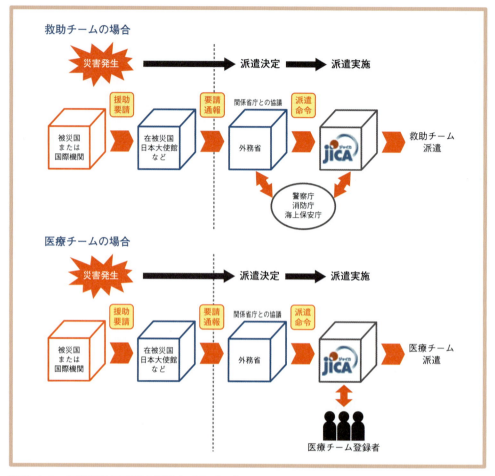

図Ⅴ-1-2　国際緊急援助隊の派遣までのプロセス
［独立行政法人国際協力機構：派遣までのプロセス（国際緊急援助隊），〔https://www.jica.go.jp/jdr/about/process_jdr.html〕（最終確認：2018年10月10日）より引用］

2 ● その他ODA実施機関

国立国際医療研究センター国際医療協力局は，厚生労働省や外務省，JICA，世界保健機関（WHO）などと連携しながら，途上国における医療・保健衛生の向上のためのプロジェクト実施，国内外の保健医療人材の育成，研究および健康危機に対する緊急援助活動を行っている．医師，看護師，助産師などの国際保健医療専門家等が職員として働いている[5]．

B. 国際機関

保健医療分野の国際協力を行う国際機関にはWHO，国連児童基金（UNICEF），国連難民高等弁務官事務所（United Nations High Commissioner for Refugees：UNHCR），国連人口基金（UNFPA）などがあるが，国連では，国連ボランティアの制度がある．国連ボランティアは，開発支援，平和構築支援，人道支援，人権擁護，ジェンダーの平等性の推進など，100以上にわたる職業分野の専門家として，通常6ヵ月から2年にわたり，途上国の任地に派遣される．派遣先は，現地で実際にプロジェクトを執行するさまざまな国連機関などであるが，JOCVと同様に現地の生活に密着した支援を行う．また，大学

生を対象とした国連ユース・ボランティア・プログラムもあり，若いリーダーの育成に貢献している[6]．また，ODA は国際機関への出資・拠出等の支援も行っている．

C. 非政府組織（NGO）

政府機関以外の開発協力など国際協力にかかわる民間の団体などを**非政府組織（NGO）**とよぶ[*1]．NGO は，政府機関と比べると，資金は豊かでない団体も多いが，草の根協力やクライアント中心の細やかな活動には長けている．看護師の活動の場でもある国際保健医療に関係する比較的規模の大きい団体を中心にいくつか紹介する．

①**アムダ**（The Association of Medical Doctors of Asia：AMDA）

本部を岡山市に置く日本生まれの NGO で，1984 年に設立された．「困った時はお互いさま」の相互扶助の精神に基づき，主に，アジア・アフリカ・中南米において，災害や紛争発生時に，医療・保健衛生分野を中心に緊急人道支援活動を展開している[7]．

②**国境なき医師団**（Médecins Sans Frontières：MSF）

医療・人道援助活動を行う NGO で，1971 年にフランスで設立，1992 年には日本事務局が発足した．MSF の活動は，緊急性の高い医療ニーズに応えることを目的としており，紛争や自然災害の被害者や貧困などさまざまな理由で保健医療サービスを受けられない人々などが，その対象となる．主な活動地はアフリカ・アジア・南米などの途上国である[8]．

③**シェア＝国際保健協力市民の会**（Services for the Health in Asian & African Regions：SHARE）

1983 年に設立され，カンボジア，東ティモール，日本で活動を行う．事業内容は，途上国の地域保健活動，エイズの予防啓発，HIV 陽性者支援活動，緊急救援活動，日本国内の在日外国人の健康支援活動などである[9]．

④**ジョイセフ**（Japanese Organization for International Cooperation in Family Planning：JOICFP）

家族計画を含む，セクシュアル・リプロダクティブ・ヘルス/ライツ（性と生殖に関する健康と権利）に関する国際協力を推進している．とくに，女性の命と健康を守る活動に力を入れている．1968 年に設立された日本生まれの NGO で，国際機関や現地 NGO などと連携して，アジアやアフリカで保健分野の人材育成や物資支援などを行っている[10]．

⑤**国際赤十字**

世界中で，戦争・紛争犠牲者の救援をはじめ，災害被災者の救援，医療・保健・社会福祉事業などを行っている．1864 年に初めて締結された「国際人道法」ともよばれるジュネーブ諸条約の中には，戦争や紛争が起きた時の政府や赤十字の役割などが定められており，赤十字の活動の基盤となっている[11]．

⑥**日本赤十字社**

国際赤十字・赤新月社連盟という 190 ヵ国からなる世界で最も大きな人道支援ネットワークの一員で，その活動は，国内災害救護，災害や紛争・病気などに苦しむ人々のための国際活動，赤十字病院の設立・運営，血液事業，救急法等の講習など多岐にわたる[11]．

[*1] 同時に，多くの NGO 団体が非営利組織（nonprofit organization：NPO）である．

コラム　青年海外協力隊の2年間という活動期間

　筆者は，中国の看護学校に看護教員として派遣されたことがある．派遣前と派遣後のしばらくは，"2年間"という長い時間の活動を最後まで全うできるのか不安があった．北京での派遣前訓練を終えて2時間以上もかけて暗闇の中を任地に向かって車で移動したあの記憶は忘れられない．任地に派遣されたその夜はクリスマスで，ベッドの中で泣きじゃくったことを覚えている．後にも先にも，あれほどまでに涙を流したクリスマスはない．ところが，3ヵ月ぐらい経過すると生活のペースもつかめてきて，異文化を楽しめるようになってきた．いつも筆者の近くにはカウンターパート（現地の同僚・協力者）をはじめ，一緒に仕事をした中国の先生方や学生，中国の友人たちがそばにいて，そしていつの時も助けてくれた．派遣後1年半ぐらい経った頃に，SARS（重症急性呼吸器症候群）が流行し2ヵ月間ほどの一時帰国を余儀なくされる不測の事態も経験した．2ヵ月後には任地に戻ることができたが，残る活動期間は2ヵ月あまり……．活動を終えて任地を離れる際，今度はベッドの中で一人きりではなく，いつも筆者を支えてくれた現地の人々と一緒に泣いて別れを惜しんだ記憶がいまも鮮明である．

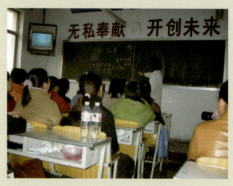

中国での看護の授業風景

●引用文献

1) 独立行政法人国際協力機構：JICA について，〔https://www.jica.go.jp/about/index.html〕（最終確認：2018年10月10日）
2) 国際協力キャリア総合情報サイト PARTNER：JICA 人材の紹介，〔http://partner.jica.go.jp/jicas_jobView?cat=resource&param=index〕（最終確認：2018年10月10日）
3) 戸塚規子：国際協力活動．2000年に，看護を語る（草刈淳子ほか編），p.170，日本看護協会出版会，2000
4) JICA ボランティア：JICA ボランティア事業概要，〔https://www.jica.go.jp/volunteer/outline/publication/results/jocv.html#r03〕（最終確認：2018年10月10日）
5) 国立国際医療研究センター国際医療協力局，〔http://kyokuhp.ncgm.go.jp〕（最終確認：2018年10月10日）
6) 国連ボランティア計画，〔http://unv.or.jp〕（最終確認：2018年10月10日）
7) AMDA，〔http://amda.or.jp〕（最終確認：2018年10月10日）
8) 国境なき医師団：国境なき医師団とは，〔http://www.msf.or.jp/about〕（最終確認：2018年10月10日）
9) （認定）特定非営利活動法人シェア＝国際保健協力市民の会：SHARE とは，〔http://share.or.jp/share/index.html〕（最終確認：2018年10月10日）
10) ジョイセフ（JOICFP），〔https://www.joicfp.or.jp/jpn〕（最終確認：2018年10月10日）
11) 日本赤十字社，〔http://www.jrc.or.jp〕（最終確認：2018年10月10日）

学習課題

1. 政府開発援助（ODA）の技術協力について説明してみよう
2. 国際保健医療にかかわる非政府組織（NGO）の団体について具体的に説明しよう
3. 政府機関と非政府組織（NGO）の特徴（長所など）について説明してみよう

2 在日外国人・訪日外国人への医療と看護

この節で学ぶこと

1. 在日外国人・訪日外国人の現状について理解する
2. 在日外国人・訪日外国人の健康問題と健康に影響を及ぼす因子について理解する
3. 在日外国人・訪日外国人に対する看護師の役割を理解する

A. 在日外国人・訪日外国人の現状

1 ● 在留外国人数の推移

「在日外国人」は明確な定義はなく，日本に暮らす外国人の総称として用いられている．そのため，在日外国人数を正確に把握することはできない．在日外国人の大多数は「在留外国人」であり，中長期在留者と特別永住者に区分される．中長期在留者[*1]とは，短期滞在や外交，公用での滞在，特別永住者に該当しない在留資格のある人である．在留資格には永住者[*2]，留学，技能実習[*3]などがある．特別永住者[*4]とは，第二次世界大戦の終了前から日本に住み在留が認められた外国人で，大多数が韓国人・朝鮮人である．法務省の統計によると，2016年末現在に日本に住む中長期在留者数は204万3872人，特別永住者数は33万8950人で，全体の在留外国人数は238万2822人（日本総人口の約1.9%）となり，過去最高となった（図V-2-1）[1]．

a. 在留外国人の国籍・地域

在留外国人の出身国は196ヵ国（無国籍を除く）で，国籍・地域別にみると，中国約69.6万人（29.2%），韓国約45.3万人（19.0%）で半数近くを占め，続いてフィリピン（10.2%），ベトナム（8.4%），ブラジル（7.6%）の順となっている[1]．

b. 在留外国人数の在留資格

在留外国人数の在留資格では，「永住者」が72万7111人（30.5%）と最も多く毎年微増しており，続く「特別永住者」は33万8950人で微減となっている[1]．在留外国人全体に占める特別永住者（いわゆるオールドカマー）の割合は，戦後まもなくから昭和30年

[*1] 中長期在留者：出入国管理及び難民認定法上の在留資格をもって日本に在留する外国人のうち，次の①から⑥までのいずれにもあてはまらない者である．①3ヵ月以下の在留期間が決定された者，②「短期滞在」の在留資格が決定された者，③「外交」又は「公用」の在留資格が決定された者，④①から③までに準じるものとして法務省令で定める者（「特定活動」の在留資格が決定された，亜東関係協会の本邦の事務所若しくは駐日パレスチナ総代表部の職員又はその家族），⑤特別永住者，⑥在留資格を有しない者．

[*2] 在留資格「永住者」は法務大臣が永住を認める者に与えられ，在留期限はない．

[*3] 在留資格「技能実習」は外国人技能実習制度により在留が認められた者に与えられ，在留期間が決まっている．

[*4] 特別永住者：第二次世界大戦の終了以前から日本に在留している韓国人・朝鮮人・台湾人等の法的地位の安定化を図るための，「日本国との平和条約に基づき日本の国籍を離脱した者等の出入国管理に関する特例法」を根拠とする法的地位．

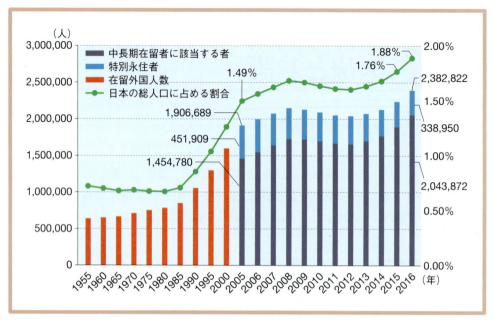

図Ⅴ-2-1　在留外国人の推移と日本の総人口に占める割合
(注1) 本数値は，各年12月末現在の統計である．
(注2) 在留外国人数は，1985年末までは外国人登録者数，1990年末から2011年末までは外国人登録者数のうち中長期在留者に該当しうる在留資格をもって在留する者および特別永住者の数，2012年末以降は，中長期在留者に特別永住者を加えた数である．
(注3) 「日本の総人口に占める割合」は，総務省統計局「国勢調査」および「人口推計」(平成28年10月1日現在)による各年10月1日現在の人口を基に算出した．
(注4) 2005年以降は，中長期在留者と特別永住者の内訳を示した．
[法務省入国管理局発行の「出入国管理」日本語版の各年版を基に作成]

代までは90%近くを占めていたが，特別永住者の数が減少していることに加え，新たに来日した外国人(いわゆるニューカマー)の増加により低下している．

2 ● 日本の難民受け入れ事業

　1970年代後半，インドシナ3国(ベトナム・ラオス・カンボジア)の政変を機に，インドシナ難民が発生し，1979年10月よりインドシナ難民の日本での定住支援を決定した．受け入れ事業が終結した2005年12月末日までに受け入れたインドシナ難民の総数は11,319人で，その多くは日本に定住している．

　1981年に日本は難民条約に加入した．翌年1982年には難民議定書に加入し，「出入国管理及び難民認定法」が整備された．難民に認定もしくは人道的配慮により在留が認められ，一定の条件を満たすと，「定住者」または「特定活動」(1～3年)の在留資格が得られる．難民認定申請は，申請結果が出るまで長期間を要する場合もあり，その間の申請者における経済的な問題や医療，生活等に関する課題が多く，問題が指摘されている．詳細は第Ⅶ章第5節を参照のこと．

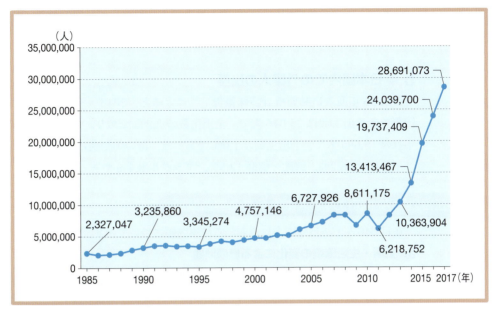

図Ⅴ-2-2　訪日外客数の推移

〔日本政府観光局(JNTO)：訪日外客数の推移,〔https://statistics.jnto.go.jp/graph/#graph--inbound--travelers--transition〕
（最終確認：2018年10月18日）より作成〕

3 ● 訪日外国人の現状

　訪日外国人とは，主に観光等を目的として一時的に日本に滞在する外国人の総称である．政府は2016年に，訪日外国人旅行者数の目標を2020年に4000万人，2030年に6000万人と設定した．2017年の訪日外客数[*5]は約2400万人と過去最高であった（図Ⅴ-2-2）．観光だけでなく，医療サービスを受けることを目的とした**医療ツーリズム（メディカルツーリズム）**による訪日外国人も増えている．

4 ● 日本での外国人の受療状況

　在日外国人・訪日外国人の増加により，外国人が日本で医療を受ける機会も増加している．2015年の一般社団法人日本病院会に加盟する全国の医療機関を対象とした調査[2)]では，回答のあった669施設（回答率27.7％）において，外国人患者の何らかの受け入れ経験がある病院は526施設（78.6％）であった．受け入れたことのある外国人患者（滞在状況・目的別）では（複数回答），在留外国人が75.6％，その他（おそらく観光・仕事などの訪日外国人）が22.2％，医療目的（診療・検査，健診・検診を含む）の訪日外国人が15.0％，メディカルツーリズム等の訪日外国人が6.4％であった[*6]．出身国は中国，韓国，アメリカ，フィリピン，ブラジルの順であった．

[*5] 訪日外客数：日本を訪れた外国人旅行者の数であり，法務省の出入国管理統計から日本政府観光局（JNTO）が独自に算出している．日本に永住の外国人は含まれていないが，駐在員やその家族，留学生等の入国者・再入国者は訪日外客数に含まれる．詳細はJNTOのHPを参照のこと．

[*6] この調査では医療目的のみの訪日を「医療目的」，健診（検診）と旅行を兼ねた訪日を「メディカルツーリズム」と区別し調査されている．

また，全国の救急指定病院の外国人患者受入れ調査[3]では回答のあった 101 施設のうち 96.0% が外国人患者を受け入れていた．

5 ● 日本国内での外国人の出産

平成 26 年度人口動態統計特殊報告[*7][4]によると，2013（平成 25）年における母が外国籍である出生数は 23,016 人で，全出生数の 2.2% であり，そのうち両親が外国籍は約半数の 10,695 人で，全出生数の 1.0% であった．母の国籍別にみた割合は中国が 37.5%，フィリピン 16.2%，韓国・朝鮮 12.9%，ブラジル 8.4% である．

B. 在日外国人・訪日外国人にみられる健康問題

在日外国人・訪日外国人にみられる健康問題について示す．

a. 気候・生活環境の変化による健康問題

在日外国人・訪日外国人の医療機関受診理由には上気道炎（感冒）や胃腸炎などの呼吸器系疾患，消化器系の疾患が多く[5]，出身国と日本との気候の違いや生活環境に起因すると推測される．

b. 社会・文化的環境の変化による健康問題

日本と外国人の母国では生活習慣，社会規範，価値観など社会文化的背景が異なるため，ストレスや抑うつ等，メンタルヘルスの問題が生じやすい．

c. 外国人労働者の健康問題

外国人労働者においては労働環境における言語や文化の違い，コミュニケーションの問題[6]が指摘されている．コミュニケーションの問題は，日本の医療に関する情報の取得，医療機関への移動を難しくし，受診の遅れ，診断・治療の遅れをもたらす．また，健康問題が生じても医療機関を受診していないことが指摘されている[7]．

d. 結核の問題

外国出生者の新登録結核患者数は増加傾向にあり，2016 年は前年から 174 人増加し，1,338 人で，入国 5 年以内の発症者は 45.4% であった．また，20 ～ 29 歳の新登録結核患者における外国生まれの者の割合は 57.7% となっている[8]．2010 ～ 2014 年の 5 年間に中国，ベトナムなどから，1,128 人の留学生の結核患者報告がある[9]．高蔓延国出身者の健康診断の実施等，特別の配慮が必要とされている．

e. 母子保健

日本で出産する在日外国人女性は，日本という異文化環境の中での妊娠，出産，育児期において，言葉の壁，文化の違いや経済的問題等から，必要な情報やサービスへのアクセスが難しく，未受診や受診・相談の遅れなどの問題，葛藤やジレンマ，孤独感や疎外感，不安感，危機感をもちやすい[10-12]ことが報告されている．また，日本人に比べて出産後の女性の不安やうつ傾向[13]，乳児死亡率が高いという報告がある．

[*7]通常の人口動態調査では，日本において発生した，日本人の事象を中心に集計しており，日本における外国人の事象が含まれていない．この特殊報告は，日本における外国人の事象を，従来の日本における日本人の人口動態統計に合わせて集計したもので，すなわち日本において発生したすべての人口動態事象について取りまとめたものである．

f. 加齢・高齢化に伴う健康問題

在留外国人統計（2017年12月末現在）によると，在留外国人のうち65歳以上の高齢者の割合は6.6%で，国籍・地域別の65歳以上の高齢者数は韓国111,276人（国籍別人口の24.7%），中国15,416人（国籍別人口の2.1%），朝鮮12,293人（国籍別人口の39.8%），ブラジル7,300人（国籍別人口の3.8%）である．いわゆるオールドカマーの加齢・高齢化に伴う健康問題や無年金問題[14]が指摘されている．さらに，数十年後にはニューカマーの加齢・高齢化に伴う問題[15]が予測される．

g. 災害時の在日外国人・訪日外国人の問題

日本の文化や社会の仕組みになじんでいない在日外国人・訪日外国人は，健常者であっても，災害時には特別な支援が必要となる．

C. 在日外国人・訪日外国人医療における問題

a. コミュニケーションや情報不足による問題

外国人が日本で医療を受ける際に，言葉の壁により，インフォームド・コンセント，処置や検査などの説明，不安軽減や精神的支援の援助等を受けることが困難となる．

言葉によるコミュニケーションの問題を抱える外国人は日本の医療に関する情報を得ることが難しい．経済的問題がある在日外国人や健康保険証をもたない在日外国人にも利用可能な行政サービスがあるが，言葉の壁から制度の存在を知らない場合やアクセスが困難な場合も少なくない．結果，医療費の支払いをためらい，受診が遅れて健康状態が悪化する場合もある．

b. 文化・宗教の違いによる問題

文化・宗教の違いは，医療・看護にもかかわる．男女の接触に関する考え方や，宗教上の食材のタブー，生活習慣の違いは，患者にとっても，医療者側にとっても困難の原因となる．

c. 医療費に関する問題

健康保険証をもたない在日外国人や，旅行保険に入っていない訪日外国人の場合，通常の医療施設で治療を受けると全額自己負担になり，高額な医療費負担の問題が生じる可能性がある．医療者にとっては，経済的問題や，無保険により治療費が高額になったことによる医療費の未払いへの対応が問題となる．

D. 日本人看護師に求められる看護

アメリカのレイニンガー（Leininger MM）は，「文化ケアの多様性と普遍性」理論[16]の中で文化ケアの重要性について「看護師は多様な価値観や信念，および看護・健康・ケアリング・ウエルネス・病気・死・障害についてのさまざまな考え方をもつ人々を相手に効果的に働き，機能するためには，多様な文化を理解することが不可欠である」と述べ，国際看護師協会（ICN）は「看護師の倫理綱領」[17]の前文の中で「看護には，文化的権利，生存と選択の権利，尊厳を保つ権利，そして敬意のこもった対応を受ける権利などの人権を尊重することが，その本質として備わっている．看護ケアは，年齢，皮膚の色，信条，文化，障害や疾病，ジェンダー，性的指向，国籍，政治，人種，社会的地位を尊重するも

のであり，これらを理由に制約されるものではない」と明記されており，多文化共生社会において対象者の信条，文化，価値観を尊重した看護ケアが求められる．

●引用文献

1) 法務省入国管理局：平成 29 年版「出入国管理」日本語版，p.20-22，〔http://www.moj.go.jp/nyuu-kokukanri/kouhou/nyuukokukanri06_01123.html〕（最終確認：2018 年 10 月 18 日）
2) 日本病院会「国際医療推進委員会」：平成 27 年度「医療の国際展開に関する現状調査」結果報告書〔抜粋〕，2017，〔http://www.hospital.or.jp/pdf/06_20151028_01.pdf〕（最終確認：2018 年 10 月 17 日）
3) 久保陽子，高木幸子，野元由美ほか：日本の病院における救急外来での外国人患者への看護の現状に関する調査．厚生の指標 61（1）：17-25，2014
4) 厚生労働省大臣官房統計情報部人口動態・保健社会統計課：平成 26 年度人口動態統計特殊報告「日本における人口動態：外国人を含む人口動態統計」の概況．厚生の指標 62（4）：47-51，2015
5) 島正之，安藤道子，山内常男ほか：千葉市の医療機関における外国人の受診状況に関する実態調査．日本公衆衛生雑誌 46（2）：122-129，1999
6) 平野裕子：在日フィリピン人労働者の受診行動に関する研究．九州大学医療技術短期大学部紀要 25：11-20，1998
7) 前村奈央佳：日系ブラジル人就労者の日本および日本人同僚への態度調査—広島県 D 社の事例より．移民研究 8：43-56，2012
8) 保健医療局結核感染症課：結核の統計，結核予防会，2017
9) Ota M, Uchimura K, Kato S：Tuberculosis in foreign students in Japan, 2010-2014：a comparison with the notification rates in their countries of origin. Western Pac Surveill Response J. 7（2）：1-6, 2016
10) 藤原ゆかり，堀内成子：在日外国人女性の出産—孤独感や疎外感を抱く体験．ヒューマン・ケア研究 8：38-50，2007
11) 梶間敦子：在日外国人母子への出産前後のサポート体制に関する一考察—A 県での聞き取り調査より．奈良県母性衛生学会雑誌 26：29-32，2013
12) 鶴岡章子：在日外国人母の妊娠，出産および育児に伴うジレンマの特徴．千葉看護学会会誌 14（1）：115-123，2008
13) 石明寛，石政道，高橋文成ほか：外国人産婦の分娩直後の心理状態についての研究．産科と婦人科 71（2）：239-243，2004
14) 中宏：在日コリアンの無年金高齢者問題について（民際学特集）．龍谷大学経済学論集 44（5）：55-72，2005
15) 高畑幸：ニューカマー外国人の加齢・高齢化—在日フィリピン人の事例から（特集 暮らしの安心・安全の再構築—中間集団による防御は可能か）．社会分析 37：47-60，2010
16) Leininger MM 著，稲岡文監訳：レイニンガー看護論—文化ケアの多様性と普遍性，医学書院，1995
17) 国際看護師協会（ICN）（公益社団法人日本看護協会訳）：ICN 看護師の倫理綱領（2012 年版），2013，〔http://www.nurse.or.jp/home/publication/pdf/rinri/icncodejapanese.pdf〕（最終確認：2018 年 10 月 17 日）

学習課題

1. 在留外国人数の年次推移と国籍・地域について説明してみよう
2. 日本に在住の外国人に必要な支援について考えてみよう
3. あなたの住む自治体に在住する外国人と文化・慣習について調べてみよう．また，その外国人に対しどのような支援が求められているか考えてみよう

3 在外日本人への医療と看護

この節で学ぶこと
1. 在外日本人の健康に影響を及ぼす因子について理解する
2. 在外日本人に提供されている医療支援を理解する
3. 在外日本人に対する日本人看護師の役割を理解する

A. 在外日本人の現状

在外日本人という言葉に明確な定義はないが，本書では，下記の海外在留邦人や日本人海外旅行者を含めた日本国外にいるすべての日本人をさして在外日本人とよぶこととする．

1 ● 在留邦人数の推移

海外在留邦人（**在留邦人**）とは，外務省の定義では，海外に3ヵ月以上滞在する日本国籍を有する者で，**永住者**と，**長期滞在者**に分けられる．「永住者」は当該の在留国などにより永住権を認められ，生活の本拠を海外へ移した場合をさす．「長期滞在者」は在留が3ヵ月以上だが一時的で，いずれ日本に戻る場合をさす．2017年の在留邦人数は，135万1970人と過去最多となった（**図Ⅴ-3-1**）[1]．このうち永住者は48万4150人（35.8%），長期滞在者が86万7820人（64.2%）である．地域別では，永住者では北米が23.7万人（48.9%），次いで南米が7.1万人（14.6%），大洋州[*1]が7.0万人（14.4%），長期滞在者ではアジアが36.2万人（41.7%），北米が26.0万人（29.9%），西欧が15.0万人（17.2%）である[1]．

2 ● 日本人海外旅行者数の推移（図Ⅴ-3-2）

2017年の日本人出国者数は約1789万人である．1964年の海外旅行自由化以降，海外旅行者数は増加傾向にあった．2001年はアメリカの同時多発テロ，2003年はSARS（サーズ）（重症急性呼吸器症候群），イラク戦争の影響で大幅な減少がみられたものの，2012年には約1850万人と過去最多を記録している．

3 ● 海外邦人援護件数

海外邦人援護とは，渡航した邦人が事件や事故，災害や疾病などのトラブルに遭遇した際，在外公館が援護することである．2016年に援護された者の内訳は，傷病者が761人，死亡者が372人，精神障害をきたした者が206人であった[2]．

[*1]大洋州：オセアニアのこと．オーストラリアの他，キリバス，パラオ，フィジーなどの太平洋諸島を含む．

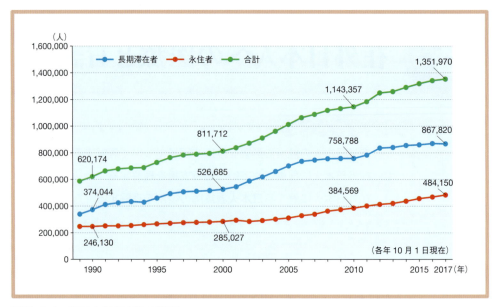

図V-3-1　海外在留邦人数の推移
[外務省領事局政策課：海外在留邦人数調査統計，平成30年要約版（平成29年［2017年］10月1日現在），p.20，〔http://www.mofa.go.jp/mofaj/files/000162700.pdf〕（最終確認：2018年10月10日）より作成]

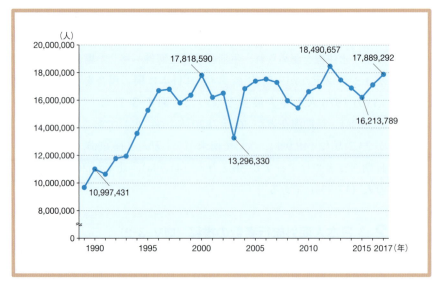

図V-3-2　日本人出国者数
[法務省：出入（帰）国者数，年報（2017年），〔http://www.moj.go.jp/housei/toukei/toukei_ichiran_nyukan.html〕（最終確認：2018年10月10日）より作成]

B. 在外日本人に多い健康問題

　　海外渡航は環境の変化を伴うため健康問題が生じやすい．以下に影響を及ぼす因子について示す．

a. 自然環境の変化

　　気候の変化による疾患，航空機内で発症する疾患，時差症候群（時差ぼけ），高山病な

どがある．なかでも気候の変化は，最も多くの健康問題を引き起こす．たとえば，高温多湿の気候は体力の消耗や脱水を助長し，乾燥した気候では呼吸器疾患が発症しやすい．

b. 衛生状態の変化

衛生状態が悪い地域，とくに上下水道の未整備や人々の保健衛生知識が不足している途上国では，感染症に罹患するリスクが高くなる．経口感染症が最も多く，1ヵ月間の途上国滞在で下痢症は 20 ～ 60%，A 型肝炎は 0.04% の罹患率である．蚊に媒介されるマラリアやデング熱，チクングニア熱も頻度が高く，マラリアは西アフリカに滞在すると 1ヵ月間で 2 ～ 3% の罹患率になる[3]．その他，動物由来の狂犬病も注意すべき疾患である．

一方，先進国では，途上国で罹患しやすい衛生環境由来の感染症リスクは低いが，HIV／エイズなどの性行為感染症が重要な問題となっている．

c. 社会・文化的環境の変化

海外では，生活習慣，社会規範，価値観などが日本と異なっているためストレスを感じやすく，メンタルヘルスに異常をきたすことがある．

d. 渡航者自身の健康状態やライフスタイルの変化

長期滞在者は，ライフスタイルの変化（食生活や運動不足）によって，生活習慣病の発症や悪化の可能性が高くなる．とくに途上国の在外日本人は，糖尿病や脳卒中，心筋梗塞，肝障害などの生活習慣病に罹患する傾向が高い[4]．また，糖尿病や透析療法を必要とする慢性疾患をもつ患者への渡航前の支援も重要である．

e. 医療機関受診に関する問題

在外日本人が医療機関を受診する場合，言語，医療水準，医療費などの問題が生じ，適切な医療を受けられない場合がある．医療現場で使用する特殊な用語やニュアンスを伝えることは難しい．途上国では，医療機関の設備や医療従事者の技術力など医療水準が低い．海外の医療機関は，営利目的であるため，受診者に支払い能力がない場合は診察を拒否されることもある．また，外国人が利用するような私立病院の医療費は日本に比べ高額である．これらの理由から，医療機関受診をためらい，疾患の悪化をきたす．

歯科においても同様の状況にあるため，現地ではできるだけ応急処置にとどめておくことも必要であろう．そのため，渡航前の歯科受診が重要である．

C. 在外日本人への医療支援制度

渡航者を対象とした国内の医療機関は，病院の渡航外来やトラベルクリニック，検疫所などがある．

渡航外来やトラベルクリニックは，海外渡航専門の医療機関である．渡航前は，健康診断や健康相談，予防接種，予防薬投与，英文の診断書の発行，渡航先の情報提供などを行う．渡航中はメールなどによる医療相談，帰国後は健康診断や感染症に罹患した体調不良者の治療を行っている．

検疫所は，海外からの感染症の侵入を防ぐための検疫業務を行っており，看護師も厚生労働技官として在職している．流行中の感染症や渡航中の注意点を含めた情報提供，予防接種，健康相談，検疫感染症の検査なども実施している．

具体的な医療支援の内容を，渡航前，渡航中，帰国後に分けて示す．

第 V 章　日本の看護師からみた国際看護の実践の場

表 V-3-1　海外渡航者に必要な主な予防接種

ワクチン名	渡航地域	とくに推奨する人	接種回数
黄熱	中央アフリカ，中南米	感染リスクのある地域に渡航する人 接種証明書要求国に渡航する人	1 回
A 型肝炎	途上国全域	途上国への中・長期（1 ヵ月以上）滞在する人，とくに 40 歳以下	2 回（6 ヵ月以上滞在であれば，6 ヵ月目にもう 1 回接種）
B 型肝炎	途上国全域	血液に接触する可能性のある人	3 回
破傷風	全世界	冒険旅行などでけがをする可能性の高い人（定期予防接種を 12 歳の時に受けていれば 20 代前半位までは接種不要）	1 回
狂犬病	ほぼ全世界	イヌやキツネ，コウモリなどの多い地域へ行く人で，とくに近くに医療機関がない地域へ行く人，動物研究者など，動物と直接接触する人	3 回（3 回のワクチン接種後，6 ヵ月以内に咬まれた場合は 2 回の追加接種，6 ヵ月経過後に咬まれた場合は 6 回の追加接種）
ポリオ	南アジア，中近東，アフリカ，東ヨーロッパ※	流行地域に渡航する人 1975 年から 1977 年生まれの人	不活化ワクチン 3 回 追加は 1 回
日本脳炎	東アジア，東南アジア，南アジア	流行地域に長期滞在する人（主に東南アジアでブタを飼っている農村部）	2 回 1 年後追加接種を 1 回
麻疹・風疹	全世界	10 代や成人で，2 回接種を受けていない場合	1 回または 2 回

※アフガニスタン，ナイジェリア，パキスタンの他，ポリオが発生している国
［厚生労働省検疫所 FORTH：海外渡航のためのワクチン，〔http://www.forth.go.jp/useful/vaccination.html〕（最終確認：2018 年 10 月 10 日）より作成］

1 ● 渡航前の医療支援

a. 健康診断・健康相談

　渡航前に自身の健康状態を把握し，滞在先で自己管理を行っていくうえで健康診断を受診すべきである．持病がある渡航者には，生活指導や継続医療の助言，英文診断書の作成を行う．さらに感染症の予防対策や渡航中の注意点などの助言も行う．

b. 予防接種

　一部の感染症には予防接種が有効である．必要な予防接種は渡航者の健康状態，渡航先，滞在期間，活動内容などによって異なってくるため，看護師や医師は最新の感染症流行状況を入手し，渡航者が納得して予防接種を受けられるように援助していく．また短期間でより有効的な回数の接種を行えるよう，接種方法の工夫やスケジュール調整も必要である．表 V-3-1 に海外渡航者に必要な主な予防接種を示す．

　入国の際，黄熱の予防接種証明書（イエローカード）の提出を要求する国がある．また入学時に麻疹や風疹などの予防接種証明書を要求する学校がある．これらは流行状況や各国の事情により変更されることがあるため，最新の情報を各大使館などで確認し，英文の予防接種証明書を作成する．

c. 情報提供

　海外で健康な生活を送るために，渡航先の感染症情報，衛生状態，医療事情などを知っておくことは必要である．海外渡航専門の医療機関や検疫所で情報提供が行われているがインターネットでも情報収集は可能である．その一部を表 V-3-2 に示す．

表Ⅴ-3-2　海外医療情報提供サイト

サイト名	URL	特徴
厚生労働省検疫所	http://www.forth.go.jp/	海外渡航お役立ち情報，国別感染症情報，海外感染症流行情報，予防接種情報など
外務省海外安全ホームページ	http://www.anzen.mofa.go.jp/	国・地域別安全情報
外務省海外安全対策—世界の医療事情	http://www.mofa.go.jp/mofaj/toko/medi/index.html	国別衛生状況，医療事情，疾病，予防接種情報，医療機関情報など
国立感染症研究所感染症疫学センター	http://www.niid.go.jp/niid/ja/from-idsc.html	海外感染症流行情報，感染症の解説
東京医科大学病院渡航者医療センター	http://hospinfo.tokyo-med.ac.jp/shinryo/tokou/index.html	海外感染症流行情報，予防接種情報
一般財団法人海外邦人医療基金	http://www.jomf.or.jp/	海外医療機関情報
国立研究開発法人国立国際医療研究センター病院トラベルクリニック	http://travelclinic.ncgm.go.jp/index.html	感染症情報，渡航情報
日本小児科医会国際部	http://www.jpaic.net/index.html	諸外国の予防接種情報・オンライン医療相談
日本渡航医学会	http://jstah.umin.jp/	渡航に関連した医療全般 トラベルクリニック情報
World Health Organization Disease Outbreak News	http://www.who.int/csr/don/en/	感染症情報

（URL の最終確認：2018 年 10 月 10 日）

2 ● 渡航中の医療支援

a. 医療保険

　安心して医療を受けるための経済準備として**医療保険**に加入することが望ましい．短期滞在者や途上国滞在者は海外旅行保険，先進国の長期滞在者は現地の医療保険に加入していることが多い[5]．海外旅行保険は，渡航前に発症した慢性疾患や歯科治療は適用外である．また，日本の国民健康保険に加入していれば海外療養費の還付を受けることができる．

b. 海外の日本人向け医療機関

　海外での日本人の受診先に日系クリニックや外資系クリニックがある．日系クリニックとは，日本人スタッフが常駐し，日本と同様の診察を行っている日本人専門のクリニックである．一方外資系クリニックは，日本人を含めた外国人向けのクリニックである．英語が主な言語となるが，日本人スタッフや通訳がいて日本語で診察を受けられる施設もある．医療機関へは，短期滞在者の場合は帰国するまでの応急処置，長期滞在者の場合は治療を目的として受診することが多い．

c. 健康相談

　メールなどで応急処置の方法や受診の助言などを行っている国内の医療機関もある．また，緊急入院等の場合には在外公館で援護することもある．

d. 医療搬送

　渡航先で疾患を発症し，現地医療への不安や医療費の心配から日本で治療を望む患者に対し医師や看護師が付き添う**医療搬送サービス**も実施されている．

3 ● 帰国後の医療支援

a. 医療相談

　検疫所では帰国時に体調を崩している渡航者に対し健康相談を行っている．また必要に応じて受診の助言や検疫感染症の検査も実施している．海外渡航専門の医療機関では専門的知識を有し感染症の診断や治療を早期に行うことが可能である．

b. 健康診断

　海外生活によるライフスタイルの変化が健康状態に影響を与えていないかを確認するために実施する．問題があれば，必要な治療や保健指導が行われる．とくに感染症関連の検査で陽性であった場合は，専門の医療機関で再検査や治療が必要となる．

D. 日本人看護師に求められる役割

　海外で健康に過ごすためには，日本国内での準備と滞在先での自己管理が重要である．そのため看護師には，海外渡航者に対し渡航から帰国まで継続した保健指導が求められる．渡航者の年齢は幅広く，健康状態もさまざまである．また渡航先によって起こりやすい健康問題，流行している感染症，医療事情が異なる．そのため一般の医療看護知識だけではなく，感染症や予防接種などの専門知識を身につけ，常に正確で新しい情報を提供できるよう，感染症の流行情報や世界の医療事情を把握しておかなければならない．「持病の悪化や感染症罹患のリスクがあるから海外渡航はやめたほうがよい」ではなく，どうすれば安心・安全に渡航できるかを考え，個々に応じた的確な保健指導を行うことが求められる．また海外では日本にいる時以上に健康に対する自己管理が求められるので，「自分の健康は自分で守る」といった意識をすべての渡航者が持てるよう指導していくことも重要である．在外日本人に対する看護のくわしい解説は，第Ⅷ章第2節を参照されたい．

●引用文献

1) 外務省領事局政策課：海外在留邦人数調査統計，平成 30 年要約版（平成 29 年（2017 年）10 月 1 日現在），p.22-24，〔http://www.mofa.go.jp/mofaj/files/000162700.pdf〕（最終確認：2018 年 10 月 10 日）
2) 外務省領事局海外邦人安全課：2016 年（平成 28 年）海外邦人援護統計，2017，〔http://www.anzen.mofa.go.jp/anzen_info/pdf/2016.pdf〕（最終確認：2018 年 10 月 10 日）
3) 濱田篤郎：日本における渡航医学の現状と未来—Current situation and future of Travel Medicine in Japan．東医大誌 69（3）：312-320，2011
4) 藤田紘一郎：日本企業の海外長期勤労者の医療問題．医学のあゆみ 153（11）：643-646，1990
5) 大塚優子，古賀才博，安部慎治ほか：海外勤務者における現地医療機関受診状況の調査．日職災医誌 59：69-72，2011

学習課題

1. 海外渡航における環境の変化を考えてみよう
2. 在外日本人に起こりやすい健康問題や必要とされる医療支援を説明してみよう
3. 在外日本人が求める日本人看護師の役割を考えてみよう

④ 海外で働く

この節で学ぶこと

1. 海外で看護師として働くために必要な手続きの概要について学ぶ
2. 海外における外国人看護師の受け入れ状況について学ぶ
3. 海外と日本の看護業務の違いを知り，海外で日本人看護師が働くうえでの課題を理解する

A. どのように海外で看護師登録を行うか

看護師として海外で働くためには，各国に存在する看護師登録機関に**看護師登録**を行わなければならない[*1]．そのためにはまず，各国で申請を行う必要がある．北米（カナダ，アメリカ），オセアニア諸国（オーストラリア，ニュージーランド），ヨーロッパ諸国，中東諸国の外国人看護師受け入れのプロセスを参考に，申請時に必要な書類や認定条件などを以下にまとめた．

①**身分証明書**：国際的な身分証明として，パスポート内容の記載は通常あらゆる書類の申請時に求められる．

②**語学力の証明**：英語圏では通常大学院進学レベルかそれ以上の英語力を求められることが多く，指定された試験（IELTS，TOEFL，OET，CELBAN，DELEなど）を受けなければならない．

③**日本の看護師免許証明**：厚生労働省に英文の看護師免許証明書の発行を申請する．

④**看護教育の証明**：出身校の看護カリキュラムや卒業証明の英訳であったり，決められたフォームに記載するタイプの書類であったり，国によって異なる．

⑤**看護師としての就労証明**：新卒の外国人看護師を採用する国は少なく，2～3年の自国での看護師経験を求める国が多い．

⑥**看護技術の証明**：審査機関による審査や面接，看護師試験への合格，数百時間もしくは半年，1年の現地医療機関での実習など，審査内容は国によってさまざまである．

これらの書類を提出後，必要な研修や試験をパスし，看護師登録，就職活動，就労ビザ取得という道をたどり，ようやく海外での就労が可能となる．

[*1] 日本看護協会が海外の看護師資格取得についての情報をウェブサイト〔https://www.nurse.or.jp/nursing/international/working/pdf/shutoku201403.pdf〕（最終確認：2018年10月18日）でまとめている．

第Ⅴ章　日本の看護師からみた国際看護の実践の場

B. 海外で働く看護師の概要

　海外留学の雑誌や留学関係のウェブサイトなどで「海外で看護師として働く」という言葉をよく目にするようになった．近年では，海外で働く看護師のブログや，海外で働く，または働きたい看護師のSNSコミュニティの増加により，以前に比べ格段に情報交換の場が広がった．しかしながら，実際の海外就労日本人看護師の人数を知ることは大変困難である．その理由の1つには，日本の厚生労働省への，海外で働く看護師に限定した届け出制度がないことがある．またフィリピン，インド，韓国，マレーシア人看護師に比べて日本人の割合が少な過ぎるため，正確なデータが公になっていないことなどがある．たとえばオーストラリアの統計では，インド，中国，フィリピンなどを除いた「その他のアジア圏」に日本が含まれている．

　また，日本人看護師の海外就労状況をみる際には，何人の日本人看護師がいるかということに加え，どの国出身の看護師が多いのか，どの国が外国人看護師を積極的に受け入れているのか，それはなぜなのかを考えるとよい[*2]．

　たとえば，2015年にオーストラリア政府が発表した資料[1]によると，同国で働く日本人看護師の人数は，インド，中国，フィリピンなどを除いた「その他のアジア圏」の1,413人の中にカウントされており，8,000人を超えるインドや6,000人を超えるフィリピンに比べると圧倒的に少ないことがわかる．また，イギリスにおいては，2018年10月に発表[2]された報告資料において，国営医療サービス機関に働く日本人職員の総数は250人と示されている（このうちの看護師数は不明である）．イギリスではフィリピン，インドを筆頭にアフリカ圏からの看護師も多く，世界中の国から看護師が集まっており，外国人看護師の受け入れが進んでいる国と考えられる．

　国境を越え，外国で働く看護師が増え続けている背景にはグローバリゼーションと全世界，とくに先進諸国の高齢化に伴う看護師不足の深刻化が挙げられる[3]．アメリカ，イギリス，オーストラリア，中東諸国などをはじめとする先進諸国は，外国人看護師を受け入れることで看護師不足を解消する政策をとっている．その結果，給料や労働環境が低い国，政治的に不安定な国から，これらの国々へ看護師の移住が増えているのである．

　では，経済的にも政治的にもそれなりに安定している日本の看護師が海外で働く動機は何であろうか．筆者のいるオーストラリアで働く日本人に限っていうと，日本の労働環境・労働条件や人間関係への不満，キャリアアップのための教育を受ける機会が多いこと，英語力を伸ばせること，海外で生活することへの憧れなどが挙げられる[4]．

C. 海外の現場からみる日本と海外の看護業務の違い

　晴れて海外の医療機関で採用となった外国人看護師たちは，それぞれ違うバックグラウンドをもちながら，その国で看護師として働き始める．彼らはそこでさまざまな違いに直面するのだが，その一部を紹介してみよう．

[*2] 日本看護協会が各国の外国人看護師受け入れ状況等の情報をウェブサイト〔https://www.nurse.or.jp/nursing/international/working/pdf/ukeire-2015.pdf〕（最終確認：2018年10月18日）でまとめている．

a. 看護師配置の違い

看護師と患者の割合は，看護ケアの質に直接かかわるという点において，最も重要な問題である．たとえば，日勤帯，日本の急性期病院では1人の看護師が7～10人の患者を受け持つのに対し，ドイツでは8人，オーストラリアでは4～5人と決められている．

b. 看護師の役割の違い

日本，イギリス，北米，オセアニア諸国では，看護師が清拭やシーツ交換，食事介助などの日常生活援助を行うのに対して，中国では，患者の日常生活援助は基本的に患者の家族の役割となっている．

c. 医療の制度・内容の違い

保険制度でカバーされる治療が国によって大きく異なる．たとえば，病院での治療は無料だが薬代や理学療法，歯科治療は実費という国も多い．欧米諸国でのオピオイド系鎮痛薬の使用量とその頻度の多さに，外国人看護師は衝撃を受けることなどは有名な話である．

d. チーム医療のあり方の違い

ドイツ，中国，フィリピン，インドなど多くの国では准看護師は存在しない．日本，イギリス，北米，オセアニア諸国では多くの准看護師が看護師（Registered Nurse）とチームを組んで働いている．

e. 人生観，生命観，生命倫理観の違い

患者自身が治療方針を決定する際に，仕事に重きをおく傾向にある国や，家族との生活に重きをおく傾向にある国が存在する．延命治療に対する考え方も国の違いのみならず，患者の所属する民族グループや宗教観により大きく異なる．

f. 労働条件・労働環境

ドイツをはじめとするEU諸国，北米，オーストラリアでは約4～6週間の有給休暇が保証されている．ドバイやカタールなども所得税免除，交通費支給（航空券），住居保証など外国人看護師は高待遇で迎え入れられている．賃金を含む労働環境は，外国人看護師の移住先決定や移住の動機そのものになりうる最も重要な項目である．

D. 海外で日本人看護師が働くうえでの課題

では実際に，日本人看護師が海外で働く際にどのようなことが大切になってくるだろうか．個人の性格や個別の労働環境にかかわる問題とは別に，外国で働く多くの日本人看護師が直面しているであろう課題について，自身の経験もふまえて次の3点を紹介する．

a. 語学力の習得

日本人の第一外国語である英語力は，残念ながら諸外国のそれに比べてきわめて低く，海外での看護師登録を目指す日本人が最も苦労している課題である．

b. 日本にない価値観や社会問題への理解

移民が少なく，宗教に対して信心深い人が少ない日本社会で生きてきた日本人は，人種問題や人権問題，宗教問題に対する知識が浅く，「それらの問題が個人にとってどれだけ大きなインパクトをもつのか」ということに対する認識が浅い．加害者になることは少なくても，自らが被害者側に立たされたり，それらの問題を目撃してしまった時に，「とるべき態度」や「言うべき言葉」，「報告すべき事案かどうか」がよくわからないというのが

実際である.

c. アサーティブ[*3] なコミュニケーション力の習得

　互いが察し合い，空気を読みながら，皆が一生懸命働き，時には誰かが先回りして問題を解決したりする，一人ひとりの優しさと勤勉さによって形作られているのが日本人社会である．一方で，トップダウン式に上司や先輩が部下を怒鳴りつけたり，きつい言葉で注意するのも日本社会の特徴といえる．しかし，習慣や価値観がまったく違う国で育ってきた人々と共に働く時には，上記のような考え方ややり方では通用しない．重要なのは，互いを尊重しながら，感情的にならずに要求したり，自分自身の価値を主張したり，交渉したり，注意したり，断ったりするアサーティブなコミュニケーション力である．

　海外で働くことによって「国際感覚が豊かになる」と考える人もいる．しかし実際にそうなるかは個人差もあり，「海外で働くという選択」が日本で働くことよりも優れているということでもない．だが，世界中の看護師たちと働くことは魅力的な経験であるし，日本を外から見つめなおすことによって，日本の看護の魅力を再発見することもある．

●引用文献

1) Australian Institute of Health and Welfare：Data tables：Nurses and midwives, overview table 17, 2016,〔https://www.aihw.gov.au/reports/workforce/nursing-and-midwifery-workforce-2015/data〕(最終確認：2018 年 10 月 18 日)

2) House of Commons Library：NHS staff from overseas：statistics, BRIEFING PAPER Number 7783, 2018,〔http://researchbriefings.files.parliament.uk/documents/CBP-7783/CBP-7783.pdf〕(最終確認：2018 年 10 月 18 日)

3) Hongyan Li, Wenbo Nie, Junxin Li：The benefits and caveats of international nurse migration. International Journal of Nursing Sciences 1（3）：314-317, 2014

4) Yuka Kishi：Adaptation processes of Japanese nurses in Australia, p.53, 2010,〔http://ro.uow.edu.au/theses/3169/〕(最終確認：2018 年 10 月 18 日)

学習課題

1. ある海外の国について，外国人看護師の受け入れ状況や，日本人看護師の就労人数について調べてみよう

2. 1 で調べた国において，日本とどのような看護業務の違いがあるのか調べてみよう

3. 将来海外で働くためには，どのような力を身につけておく必要があるか考えてみよう

[*3] アサーティブ：相手の存在やニーズを尊重しながら，的確な言葉で要求を伝え，交渉するコミュニケーション法．

国内で外国人と働く

この節で学ぶこと
1. 日本で外国人が看護師として就労する仕組みを知る
2. 日本で働く外国人看護師の抱える問題を理解する
3. 日本で外国人看護師と協働する際の留意点を理解する

A. 外国人はどのように日本の看護師資格を得るのか

2018年11月現在,日本の看護師養成所等を卒業していない外国人が,日本で看護師になるためには2つの方法がある.外国人の出入国を管理する法律「出入国管理及び難民認定法」に定められた,**在留資格「医療」**に基づく入国方法と,特定の国と日本との間で結んだ**経済連携協定**(Economic Partnership Agreement:EPA)に基づく受け入れ方法である.

1 ● 在留資格「医療」で入国の場合

2006年3月末以降,日本の看護師養成所等の卒業生でなくても,外国の看護師免許があれば,日本の看護師国家試験を受験し,看護師免許を取得して日本で看護師として働くことが可能となった.ただし,厚生労働大臣による看護師国家試験受験資格の認定が必要である.日本の中学校や高等学校を卒業していない場合は,日本語能力試験で最も上級である「N1」に合格する必要がある.このように,在留資格「医療」で入国する看護師は,国家試験を受験する時点で,日本の看護師養成所等の卒業生と同等以上であり,高い日本語能力を保持していることが条件となる.ちなみに,日本人であっても外国の看護師養成所等を卒業し,外国の看護師免許を取得した場合は,同様に厚生労働大臣による受験資格認定が必要である.

2 ● EPAに基づく外国人看護師の受け入れの場合

2008年にインドネシアから開始された.対象国の看護師資格と2年以上(フィリピンは3年以上)の実務経験をもつ者が,看護師候補者として入国し,病院などで看護補助者として働きながら国家試験合格に向けて研修を受ける.候補者は入国から3年以内に国家試験に合格すれば,引き続き日本で看護師として働くことが可能である.研修中および国家試験合格後の就労の際の在留資格は**「特定活動」**である.現在,EPAによる外国人看護師受け入れの実施国は,インドネシア,フィリピン,ベトナムの3ヵ国である.EPAにおいては,国家試験受験時の日本語能力に基準はなく,候補者が入国する際の日本語レベルとしては,ベトナムでは「N3」以上,インドネシアおよびフィリピンでは最

コラム　経済連携協定（EPA）と在留資格「医療」

　経済連携協定（EPA）とは，対象となる国や地域との間で関税などの障壁等を撤廃し，貿易や投資の自由化・円滑化を進める協定である．売買した後に物が残らず，効用や満足などを提供する形のサービス貿易の一環として人の移動も行われており，その中に外国人看護師や介護福祉士が含まれている．厚生労働省は，EPAによる看護師等の受け入れは，対象国との「経済活動の連携強化の観点から，（中略）特例的に行うものであり，看護・介護分野における労働力不足への対応のために行うものではない」としている[i]．

　在留資格「医療」による受け入れは，「医療分野の高度な人材であって，日本で継続的に医業に従事する意思を持つ者」[ii]に向けた資格の緩和措置であった．「医療」で入国が可能な外国人労働者は，看護師以外に，医師，歯科医師，薬剤師，保健師，助産師，准看護師，歯科衛生士，診療放射線技師，理学療法士，作業療法士，視能訓練士，臨床工学技士，義肢装具士がある．資格によって日本への入国および滞在の条件は異なる．

【引用文献】
i ）厚生労働省：「経済上の連携に関する日本国とインドネシア共和国との間の協定に基づく看護及び介護分野におけるインドネシア人看護師等の受入れの実施に関する指針」について，医政発第 0519001 号平成 20 年 5 月 19 日
ii ）規制改革・民間開放推進会議：規制改革・民間開放推進 3 か年計画（改定）（平成 17 年 3 月 25 日閣議決定），Ⅲ　措置事項，9. 医療関係，〔http://www8.cao.go.jp/kisei-kaikaku/old/publication/2004/0325/item040325_03-09.pdf〕（最終確認：2018 年 11 月 2 日）

も下の「N5」以上で入国することが可能である．

B. 日本で働く看護職の概要

　国家試験受験資格認定を得て，合格した人は 2010〜2018 年で合計 1,692 人である（図Ⅴ-5-1）．受験者数および合格者数は例年 EPA に基づいた受け入れによる看護師（EPA 看護師）の人数よりも多く，また合格率も高い．受験認定を受けた人の国籍は，中国人看護師が多くを占めており，理由としては，現地大学からの要請があることや，同じ漢字圏であるため日本語を習得しやすいことなどがある．日本の特定非営利活動法人（NPO 法人）などが中国の大学と日本の勤務先（病院など）との橋渡し役となり，さらに看護師らの日本語学習を支援している．

　一方で EPA 看護師は，2018 年 3 月現在までに 344 人が合格している．EPA 看護師の合格率の低さが話題になることも多く，2008 年開始以来，合格率は数 % から 10% 台で推移している．ただし，ベトナムについては 2014 年の受け入れ開始後 2 年目の国家試験から 3 年連続で合格率が 40% を超えている．

　以上のように日本の看護師免許を取得する外国人数の増加は事実だが，実際にどの程度の外国人が日本で看護師として働いているのかは把握されていない．EPA 看護師の場合は，2015 年 4 月時点でそれまでに合格した EPA 看護師のうち 23.5% が帰国していることがわかっている[1]が，国家試験受験資格認定の合格者のうち日本で就労している割合は不明である．

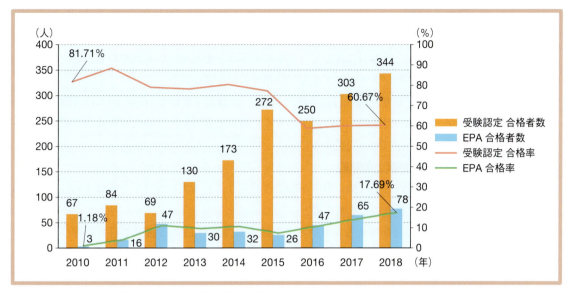

図V-5-1　外国人看護師の国家試験合格者数と合格率（過去9年）
［厚生労働省の Press Release を基に作成］

C. 日本の現場からみえる日本と海外の看護業務の違い

　　看護師には，世界共通の教育基準は存在していない．国際看護師協会（ICN）の看護師の定義でも，「自国で看護を実践する」権限を与えられている者とされている[2]．つまり外国人看護師は母国で看護師資格を取得していても，教育内容や看護師免許のあり方，各国の疾病構造，仕事内容などが日本と異なっている．そのため外国人看護師は来日した後の研修期間中などに，日本の疾病構造やその傾向，独自の法体系や社会福祉制度，母国では行わない看護業務などを，基礎から学ばなければならない．

　　3ヵ国のEPA看護師・看護師候補者に対して母国での看護技術の経験について質問・比較した小規模な調査がある[3]．フィリピンでは食事介助や口腔ケア，洗髪，摘便など，療養上の援助技術の経験者が少なく，入浴介助に関しては，フィリピンだけでなくインドネシアにおいても経験者が少ない．インドネシアでは人工呼吸器管理や気管挿管などに関連する処置や災害防災管理（避難訓練等）について，他の2国に比べ経験者が少ない．ベトナムでは，麻薬の作用観察，薬剤等の管理といった与薬の技術に関する経験不足が顕著であり，他にも心電図の装着・管理，パルスオキシメータによる測定，スタンダードプリコーションの実施などの項目に経験のない者が多い．

D. 日本で外国人看護師が働くうえでの課題

　　日本だけでなく，どこの国で働く外国人看護師であっても，彼らはその国で生まれ育った看護師よりも差別や不当な扱いを受けやすい．多くの外国人看護師が，新たな環境になじめないと感じたり，母国のように支援的な人間関係がなかったり，どんなに流暢であっても母国語を使う者を越えることができない言葉の壁を感じたりしている．以下に，日本での主な課題を挙げる．

a. 日本語の習得

　外国人看護師は，国家試験での日本語の難しさもさることながら，免許取得後に看護師として働く中で，日本語に苦労し，克服には困難と努力を強いられている．とくに看護記録や申し送り，カンファレンスなどで使用する日本語が難しいと感じている．それは同じ漢字圏の出身であり，既に日本語能力「N1」の認定を受けている中国人の看護師でも同じである．医師や看護師からの指示がすぐに理解できない，ナースコールに不安を感じるなど，とくに就労直後は問題が多い．

b. 国籍，社会制度上の制約

　日本国籍がないために働く場所が制限されたり，日本人は当然できるはずの住居や携帯電話の契約ができないこともある．

　在留資格の問題を抱える人もいる．外国人看護師やEPA看護師が日本に呼び寄せられる家族は，自身が扶養する配偶者と子のみである[*1]．そのため，子どもを産んでも助けとなる祖父母を呼び寄せられない．また，配偶者を母国から呼び寄せた場合でも配偶者には週28時間以内の就労制限がある（配偶者が別途，在留資格を得られれば別である）．そのため，もし女性の外国人看護師が日本で子どもを生み育てようとした場合，育児休暇中の生計を立てるのが困難になる．

c. 宗教への理解

　業務の忙しさから礼拝を遠慮したり[*2]，安息日[*3]に出勤を頼まれたり，夜勤帯で断食[*4]明けと休憩時間が合わずに一日中食事が取れないことなどが，外国人看護師にとっては大きなストレスになることもある．宗教に関連した習慣は日本人には理解しづらいことも多いが，互いに譲歩しなければならない．

E. 協働する意義と留意点

　異なる言語や文化の中に自らを置きチャレンジを続ける，そんな外国人看護師と協働することは，日本人看護師にとって大きな刺激となるに違いない．また，日本人だけでは知りえなかった文化の多様性を体験し，時には困難を共に乗り越え，受け入れ，世界に目を向ける貴重な機会となるだろう．

　日本は世界でも珍しく，国民の大部分を単一民族が占める島国社会で，しかも数千年に及ぶ歴史を共有している．異文化に触れることが少ない背景から，日本は他国と比べて含みや暗黙の了解が多く，聞き手が行間を読む（俗にいう，「空気を読む」）といったコミュニケーションをとる国だといわれている．日本人は，外国人には暗黙の了解は通じないことを自覚し，相手に真意をくみ取ってもらう，察してもらうなどを要求していないかを振り返り，常に真意を正確に口にするように努力する必要がある．

　残念ながら現在のところ，日本人看護師が異文化に対応する能力を高めるための教育はほとんどなされていない．自分自身が外国人として扱われた経験がない人にとって，外国

[*1] 扶養する配偶者・子を呼び寄せる際の在留資格は，在留資格「医療」での場合は「家族滞在」，「特定活動」での場合は「特定活動」となる．

[*2] イスラム教では1日に5回（夜明け前，昼，午後，日没直後，夜）の礼拝が義務付けられている．

[*3] セブンスデーアドベンチスト教会では土曜日を安息日とし，仕事を休み，礼拝を行う日としている．

[*4] イスラム教では1年に1度，約1ヵ月間，日の出から日没までの間，一切の飲食を断つ．

人看護師の立場や心情を理解できない場合も多いだろう．日本人看護師と外国人看護師との間に起こる行き違いや摩擦が，個人の性格に起因するものではなく，多くは文化の違いに起因することに気づけていない日本人看護師の同僚や指導者，そして外国人看護師本人も多いと思われる．

　一方で，ますます国内での外国人患者への対応の機会が増える中，自らも異文化をもつがゆえに患者の文化的背景を尊重することができる，そんな外国人看護師の活躍の場は増えていくだろう．

●引用文献
1) 国際厚生事業団：受入支援等の取り組み・受入れ状況等について，p.6，2015年4月，〔https://jicwels.or.jp/files/E38090E5AE8CE68890E78988E38091EFBC88E9858DE5B883E7_2_3.pdf〕（最終確認：2018年11月2日）
2) 日本看護協会：「ICN看護師の定義」（日本看護協会国際部訳），2002年，〔http://www.nurse.or.jp/nursing/international/icn/document/definition/index.html〕（最終確認：2018年11月2日）
3) 国際厚生事業団：看護技術について．経済連携協定（EPA）に基づく看護師の指導者ガイドブック参考資料，p.14-19，2014年3月，〔https://jicwels.or.jp/files/E7B58CE6B888E980A3E690BAE58D94E5AE9AEPAE381ABE59FB_2.pdf〕（最終確認：2018年11月2日）

学習課題

1. 日本で働く外国人看護師が外国人であるために受けている不利益には，本書で挙げたもの以外にどんなものがあるか考えてみよう
2. 日本人はどのような時に，相手に真意をくんでもらう（空気を読む）ことを期待した言動を行っているか，具体例を考えてみよう
3. どのようにしたら外国人看護師のよき理解者となり，協働することができるか，話し合ってみよう

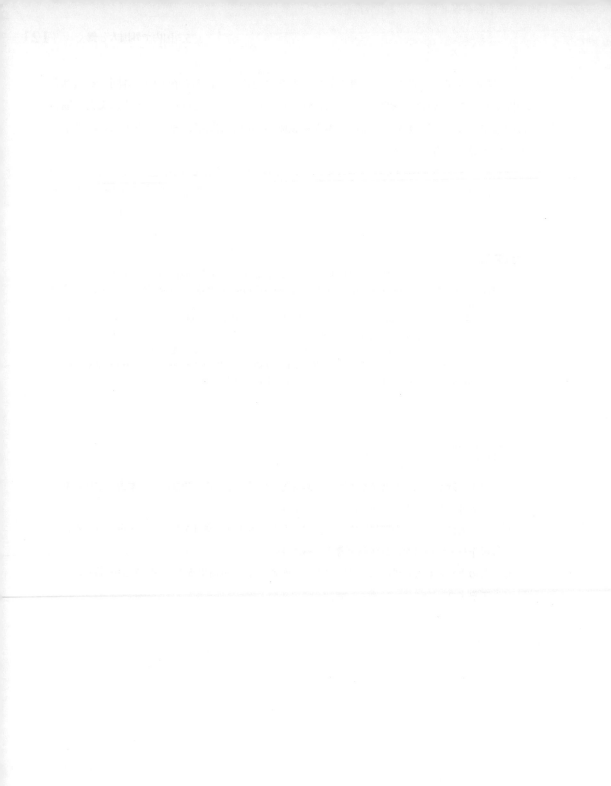

第**VI**章

国際看護協力に必要とされる態度・能力・知識・技術

国際協力で用いられる調査手法

この節で学ぶこと
1. 国際協力活動上で調査方法を知っておくべき理由を理解する
2. 国際協力で利用できる調査方法のいくつかを理解する
3. 調査を業務期間のいつ行うことが妥当かを理解する

　国際協力活動においてはしばしば何かを「調べる」必要が出てくるため，調査の手法について基本を知っていると強みになる．学術調査ほど厳格な調査である必要はないが，実務上有効で誰もが理解できるレベルでなくてはならない．最小限度の質問や確認が必須の項目に限局し，あまり欲張らずに調査をコンパクトにまとめることが推奨される．研究手法などのある程度の知識と経験を派遣前に得ておくことが望ましい．

　調査は業務の初めと最後に行うことが多い．業務の初めに行う調査は実態をより明確に把握するためであり，かつ業務の効果を測る指標から見た最初の状態を把握するためであることが多い．最後に行う調査は，業務の結果，到達すべき目標に達したかどうかを判定するためである．以下にいくつかの手法を説明するが，これらは1つの業務内で複数用いられることもある．

A. インタビュー，フォーカス・グループ・インタビュー

　インタビューは，新参者である外国人の自分（協力者）よりもずっと現地を知っているカウンターパート（現地の同僚・協力者）などに話を聞くことである．業務開始頃にしばしば行われる．事前に得た情報を十分理解していても，現地ではもっと多くの情報を必要とする．何について知りたいか，それを知るには誰に聞いたらよいかを考える必要があり，聞く相手はカウンターパートの他，他の国際援助機関の担当者や，看護サービスの対象者である住民なども考えられる．

　インタビューの相手には事前に知りたい内容を簡潔に伝え，面会の時間を指定してもらう．1対1で聞くこともあれば，特定の人々を対象にして複数の人から同時にインタビューする**フォーカス・グループ・インタビュー**という方法もある．フォーカス・グループ・インタビューは一度に多くの人の話を聞くことができ効率がよく，ある発言が他の参加者からさらに意見を引き出すなどより多くの事柄が導き出されることがある．一方，深く個人的な内容の聞き取りには適さないし，参加者どうしの関係性にも注意が必要であり，聞き出す者の経験や力量によって結果に影響がある．実施する者はインタビューが横道にそれたり，聞き忘れのないように質問をメモして出かけ，聞いた内容は要点をメモしておく．長くなると相手の仕事に支障をきたしたり，疲れたりもするので，時間は1時間以内をめどとする．

B. フォーカス・グループ・ディスカッション

　　フォーカス・グループ・ディスカッションは，フィールドワークにおける情報収集方法の１つである．特定のテーマについて小人数（6〜8人）のグループを作り，ディスカッションしてもらう．参加者は対象とする属性（「性別」「健康状態」など）について同質である人々を選ぶ．たとえば，ある国で20〜30代の女性を集めて，彼女たちの年代における肥満に関する意識や，社会規範に関する意見について発言・討論してもらう，というものである．グループ・インタビューより，グループ内でのディスカッションによるグループ・ダイナミックス[*1]が働き，より幅広い考え方や価値観，社会的文脈などを入手できる[1)]．ファシリテーター[*2]は参加者が自由に発言できるように問いかける．

　　記録係を用意して記録するか，参加者の了解を得て録音し，後で話し合われた内容を分析する．頻回に出現する単語類に体系的なコードを付けて分類し，それらがどのように関係しているかを探ることにより，トピックとして準備した項目への全体的な把握が可能となる．

　　留意すべき点は，①初めにこの手法を適用するかどうか考察することと，②個人的なことを聞く質問はしないこと，③ファシリテーターは内容や参加者と利害関係がなく，かつうまくディスカッションを導く経験を積んでいることである．とくに①については，途上国ではディスカッション自体が理解されていないこともあるため，意図したように機能しないことも考えられる．③については，一部の国を除いて現地ですぐに経験のあるファシリテーターを雇用することは困難である．時には現地で研修と演習を行って人材育成することもある．

C. 記録を調べる

　　業務の内容によっては，既存の記録を調べることがある．それら記録から知り得たことにより，業務の目的達成へどう具体的な働きかけが必要かなどを考えることができる．たとえば，妊婦の健診受診回数が全期間で平均1.8回である保健センターにおいて，各期1回以上に改善するという目的で派遣された場合，これまでの記録から，前，中，後期で受診する回数に違いがあるか，地区によって違いがあるか，季節によって違いがあるかなどを調べて受診回数の少なさの背景や原因を考えることもあるだろう．

　　ただし，途上国では，既存の記録がそのまま状態を把握するのに使えるかを初めに判断しなければならないことが多い．記載が多く抜けている記録や，合計の数字が前の数字と整合性がない，分母を何にしているのか不明などの問題があることもある．これらが起こる背景には，途上国では全般的に理数科教育が弱いということ，数字に関する合理性を理解したり経験したりしてきた人が少ないことなどが挙げられる．

[*1] グループ・ダイナミックス：集団を構成する個人どうしの相互依存関係から派生する集団の力学的特性をいう．
[*2] ファシリテーター：議論などがスムーズに進行するよう，中立的な立場で支援する役割であり，グループ内での意見の交換により，参加者の考えを深く掘り起こせるように導く．

D. 質問紙調査

　インタビューよりも明確に求める情報が集まる調査法である．質問が読める人からは直接回答を得られ，文字が読めない人には聞き取りで回答を得ることができる．質問紙を作成する際には回答する人々の言語能力や知っている用語の範囲等を考慮する必要があるため，カウンターパートがよい指導者となる．関連するが職種の異なるカウンターパートたちとグループを作ると，視点の違いがわかり，結果として質問紙の内容を深められることもよくある．内容を検討する際は，質問紙を何もない状態からグループ討議で作成するのではなく，まずたたき台を自分たちで用意し，そこからカウンターパートを含めた関係者と自由に意見を交換して討議するとグループ・ダイナミックスが生まれることが多く，効率がよい．

　たとえば，ある国で助産師が住民へ避妊指導をしていない問題が指摘され，その背景を推定することができるが，正確な根拠がなかった．そこで，医師，看護師指導者，助産師指導者と話し合い，州の全助産師に対し「実際の避妊に関する正しい知識を有しているか」「住民への避妊指導の実施の実態」「避妊指導への助産師の態度」などについて質問紙で調査を行い，実態を把握できた．改善のためにはこれを取り巻く環境も理解する必要があり，助産師学校のカリキュラムを調べ（インタビューと記録物），宗教的指導者との話し合いなども行った．

E. 質的，量的な調査

　近年，日本の看護において質的研究の発表は多く，その手法もさまざまなものが用いられているが，感情的な部分をていねいにかつ客観的に分析する質的なアプローチでは，抽象性や概念化の質や深い思考が重要であり，かつ他国の文化や習慣，規範，価値観といったものに通じていないと適用するのは困難である．現地の人々へ理解してもらうのも至難の業である．

　一方，合理的に物事を測り数値で見えやすい量的なアプローチは国際協力の現場である途上国では適しているといえる．業務で行う実態把握調査（ベースライン調査，開始時調査）と成果評価調査（エンドライン調査，終了時調査）は，基本的に調査内容は同じである．時には，エンドライン調査で別の観点から業務の成果を評価できる項目が追加されることもある．

　活動期間が比較的長い場合には中間にも調査を行うとよい．これは活動が計画通りに進行し成果を上げているかを知るためで，モニタリングとよぶ．目標達成のために実行している活動が達成に向けて順調に進行しているか，成果を上げているかを確認するための作業である．遅れている，成果が想定していたほど上がっていないなどの場合は，どう改善するかを決定し実行に移すために行われる．手法，指標はベースライン調査と同様とする．または，一部の指標のみを用いた簡易版で全体の達成度を推測する場合もある．

●引用文献

1) 千年よしみ，阿部　彩：フォーカス・グループ・ディスカッションの手法と課題：ケース・スタディを通じ．人口問題研究 56（3）：56-69，2000

学習課題

1. インタビュー，フォーカス・グループ・インタビュー，フォーカス・グループ・ディスカッションについて説明してみよう
2. 記録物を調べることの長所と短所を挙げてみよう
3. 質問紙の作成手順を簡単に説明してみよう
4. モニタリングと評価の違いを説明してみよう

2 住民参加型アプローチ

この節で学ぶこと

1. プライマリ・ヘルス・ケアの意義を理解する
2. 住民参加型アプローチの意義を理解する
3. 住民参加という新しいコンセプトを途上国で理解してもらうための方策を知る

A. 健康と人々の主体的参加の関係

看護の対象は人々であり，国際看護協力の対象も同様である．何を目的に看護活動を行うかによって働きかける方法は異なるであろうが，人々の健康に関する場合，必ず人々が**主体的に参加**することを常に念頭に置くべきである．健康は誰かから与えられるものではなく，自分で守るものという基本姿勢を育むことが重要である．この考え方の根本には人間としての尊厳と権利への尊重，そして能力と可能性への確信がある．

「人々の健康を支援する現地の体制づくり」に尽力する日本の政府開発援助（ODA）関連の国際看護協力実践者にとって，直接住民と継続して協働する機会がなくとも，カウンターパート（現地の同僚・協力者）との共同活動の中で**住民参加型アプローチ**の意義と有益性を説明し続け，その理念を含んだ活動計画を作ることが重要である．

日本で学ぶ公衆衛生看護学における住民活動の推進と同様に，国際看護協力の活動実践者は住民の主体性を育成しその展開を支援する立場をとる．

B. プライマリ・ヘルス・ケア

住民参加の重要性を理解するためには，**プライマリ・ヘルス・ケア**の理念を知ることが必要である．プライマリ・ヘルス・ケアとは，1978年に旧ソビエト連邦カザフ共和国の首都アルマ・アタ（現カザフスタンのアルマトイ）で開催された国際会議（世界保健機関［WHO］，国連児童基金［UNICEF］共催）において採択された「**アルマ・アタ宣言**」の中で示されたものであり，世界の保健・医療におけるアクセスの改善，公平性，住民参加，予防活動重視などの実現を求めて形成された理念，方法論である[1]．

アルマ・アタ宣言の第6章に，プライマリ・ヘルス・ケアはすべての人に必要不可欠なヘルスケアであり，地域に住む個人と家族が全面的に参加することが重要であることが述べられている[2]．住民参加型アプローチは世界中で，プライマリ・ヘルス・ケアのみならず，地域開発などにも応用されている．これまで長い間，途上国で住民参加型アプローチが多く導入されている反面，その効果が十分に出ているとは言い難いが[3]，プライマリ・ヘルス・ケアの考え方は効果的であり，住民参加の重要性も同様である．

C. 途上国援助のアプローチの変遷と国際看護協力

先進国が途上国開発援助を開始した1950年代以降，長きにわたり援助国主導の援助計画と活動実施というトップダウン型のアプローチが続き，被援助国は援助を受け取ることに慣れきった状態がみられた．その間に世界の経済も対内外の力関係も変化し，被援助国の自主的な社会，経済，医療，教育などの開発に視点が移動した．援助国からの援助に受け身となって自主的な発展が起こらず，援助が終了した時点ですぐに機能しなくなることが多くの国でみられた．これを改善するためのアプローチ方針として，「途上国の自主性を助長し途上国自らが責任をもって発展を推進する」ことが推奨されてきた．

国際看護協力においても同様である．援助する側が一方的に協力活動を計画し予算を使って実行するとしたら，援助する側の目線でしか見ていない自己満足的な結果に終わるかもしれない．協力活動は，ヘルスサービスを受けるその地の人々と，サービス提供者である医療従事者の相互作用を醸成し，そこに住民参加型アプローチが適用され進められることを，根本的な姿勢の1つとしてもちつつ行うことが重要である．活動実践者と現地の医療従事者の関係でも，現地の医療従事者と住民との関係でも，トップダウンではなく，常に対話と協働が行われることが普通のこととなる状況を構築するのが望ましい．

D. 新しいコンセプトへの理解と情報共有の重要性

住民参加という理念は途上国ではほとんど知られていない新しい考えであり，行動に移されて初めて有益性を発する．実際の場面では，その理念を現実に作り上げてゆくために1つ1つ地道な話し合いや説明を継続してゆかねばならない．住民参加とは具体的には何を意味するのか，それを行うとどのようなよいことがあるのか，説明も理解も簡単ではない．コミュニティや参加という言葉の定義は単一ではなく，また具体的に示しにくいため，その概念はとても抽象的なものである．抽象的な事象が理解できる教育が導入されていない国では，高等教育を受けた人でも理解が深まらないこともある．住民参加による健康増進に明確な効果があったといえる科学的な証拠が示されにくいという点も，このコンセプトの説明を難しくしている．

ではどのように理解してもらうかというと，過去の別の国での住民参加の具体的な成功の過程例を話すこともできる．小さいことでも，自分の経験でなくともよい．平易な言葉で，なぜその活動が必要だったのか，その活動をどのように展開していったのか，活動展開の中で何が課題となり，どう対応したのか，何が成功に導いたのかなどを話す．聞いている人々がそれは自分たちにもよいことだ，それなら自分たちでもできそうだとその気になる（動機づけ）ように触発することも有効である．

このためには経験者の話，論文や活動報告，インターネット上での記事などから正しい情報を得ておくことが重要である．また多くの人に情報を提供する目的で，実践者は行った活動について，結果や考察を含めてまとめ，何らかの形で公表することが求められる．それが共有されることで次の実践者の活動を支え，地域に新しいコンセプトの定着を促す．

第Ⅵ章　国際看護協力に必要とされる態度・能力・知識・技術

●引用文献

1）日本国際保健医療学会：プライマリ・ヘルス・ケア．国際保健用語集（Web 版），最終更新 2008 年 7 月 3 日

2）Declaration of Alma-Ata, International Conference on Primary Health Care, Alma-Ata, USSR, 6-12, September 1978,〔http://www.who.int/publications/almaata_declaration_en.pdf〕（最終確認：2018 年 10 月 19 日）

3）Gillam S：Is the declaration of Alma Ata still relevant to primary health care? BMJ 336：536-538, 2008

学習課題

1. 住民参加型アプローチで留意すべき点を考えてみよう
2. トップダウンの保健医療政策の長所を考えてみよう
3. 住民主体のボトムアップの保健医療活動の長所を考えてみよう

5S（整理・整頓・清掃・清潔・しつけ）

> **この節で学ぶこと**
> 1. 医療機関における 5S 活動の適用について理解する．
> 2. 途上国の医療機関における 5S 活動の展開事例と成果から，持続可能な 5S 活動について考える．

A. 5S の基本的理念

5S とは，**整理・整頓・清掃・清潔・しつけ**の頭文字をとり標語として名づけた，工場やオフィスの職場環境改善および品質管理の心得であり手法の 1 つである（**表Ⅵ-3-1**）．この標語は，現在では多くの外国語に訳され使用されている．「整理」とはいらないものを捨てること，「整頓」とは必要なものをすぐに使えるようにしておくこと，「清掃」とはごみを片付けきれいにすること，「清潔」とはきれいな状態を保つこと，「しつけ」とは決められたことを正しく守る習慣をつけること，と説明できる[1]．

B. 5S の日本での発展過程

5S の起源は日本の製造業であるといわれている．「5S」という言葉が一般的になったのは 1980 年代で，トヨタ自動車の経営手法（Toyota Production System）が注目され，その基本に「5S 活動」がおかれていたことがきっかけとされている[2]．5S は**総合的品質管理**（Total Quality Management：TQM）の手法の 1 つとして「**改善（KAIZEN）**」とと

表Ⅵ-3-1 5S 標語の意味と各言語での表記

	日本語	英語	フランス語	スペイン語
整理：いらないものを捨てること	Seiri	Sort	Séparer (Supprimer)	Separar
整頓：必要なものをすぐに使えるようにしておくこと	Seiton	Set in order	Situer (Systématiser)	Situar
清掃：ごみを片付け，きれいにすること	Seisou	Shine	Salubrité (Scintiller)	Suprimir
清潔：きれいな状態を保つこと	Seiketsu	Standardize	Standardiser	Señalizar
しつけ：決められたことを正しく守る習慣をつけること	Shitsuke	Sustain	Suivre des règles	Seguir

もに発展してきた．5S活動は，現在は製造業だけでなくホテルやレストランなどのサービス現場，一般企業のオフィス内，病院やクリニックなど医療現場，地方行政機関などでも実施されている[3]．

C. 医療分野での5S活動

保健医療分野における5S実践の研究結果では，5Sは6つに分類される医療の質[4]，安全性，有効性，患者中心，適時性，効率性，平等のうち，安全性と効率性の向上，患者中心のケアの浸透という3つの分野で効果があると報告されている[5]．そのため日本国内の病院では，5Sを業務改善やQC（Quality Control）サークル活動[*1]の手法の1つとして広く取り入れている．

海外の医療機関においても5S活動はアメリカなどの先進国から途上国まで広く展開されている[5]．対象は，診療所や助産所などの第一次医療機関から都市部の大病院などまで幅広く，また対象ユニットも一般病棟から手術室・ICUなど多様であることから，5S活動の展開場所に制限はない[5]ともいえる．

D. 途上国の医療機関への5S活動の導入

5Sは，国際協力の手法の一つとして途上国の医療機関へ導入されており，アフリカ諸国で活動が展開されている．その発端となったのは，スリランカにおける成功事例である．

途上国は医療人材，医療機器，医薬品などの資源不足，患者カルテや臨床指標，疫学データなどの情報不足に加え，資源と情報の管理不足といった問題がある．スリランカでは，同様な状況下において，5S手法を活用して医療の質改善に成功している．スリランカの病院では，まずは5Sに焦点を当て，部門ごとに職場環境の改善（見える改善）から着手し，現場で働く一人ひとりの問題意識の醸成や，組織体制の強化を行った後，段階的に複雑な問題解決に発展させていくことで，資源の限られた公立病院のパフォーマンス向上に大きな成果を上げた．特徴としては，活動の原資を外部に求めず現状で負担可能な範囲で実施したこと，さらに「患者の満足は職員満足なくしてありえない」と，まずは職員の満足度を上げるために，職場環境の改善を行ったことである[6]．1つの公立病院から始まったこの活動は国際協力機構（JICA）派遣専門家による技術協力とスリランカ保健省の主導により，5S国家ガイドラインの策定や，国レベルでの5S活動表彰プログラムの確立につながり，5Sはスリランカ全土の医療機関へ普及している．

JICAはこのスリランカでの成功を伝えようと，アフリカ諸国を対象としたプロジェクト「きれいな病院プログラム」[*2]として技術協力プロジェクトや青年海外協力隊（JOCV）の活動を通し，活動を展開している[7]．その成果の一部として，資源の乏しい医療機関に

[*1] QC（Quality Control）サークル活動：産業界の現場の品質管理の普及を目的に石川馨博士により1962年に提唱された．同じ職場内において品質管理のために小グループで自発的に行う活動である．「無理，無駄，むら」を省くことで業務改善を図るものであり，日本の医療現場においても，多くの病院等で医療の質の向上に向けて取り組みが行われている．

[*2] このプログラムはJICAにより2007年より開始され，2017年現在ではアフリカ15ヵ国（ケニア，ウガンダ，タンザニア，マラウイ，ナイジェリア，エリトリア，セネガル，マダガスカル，モロッコ，マリ，ブルキナファソ，ベナン，ブルンジ，コンゴ民主共和国，ニジェール）を対象としている．

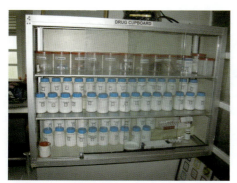 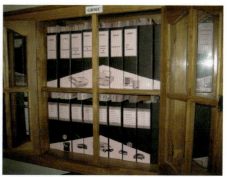

| 医薬品の入れ物に連番がつけられていて，使った医薬品が元の場所に戻されるように工夫されている | フォルダーのデザインを工夫して，使ったフォルダーをどこに戻せばよいか即座に判別できるようになっている |

図Ⅵ-3-1　5S 活動導入の例 1（スリランカの病院）

おいても業務環境の改善，医療従事者の行動変容，患者の満足度向上[8, 9]につながったことが報告されている．

E. 途上国の医療機関における 5S 活動展開のポイント

　5S 手法は簡単で，短期間で成果を可視化できるため，誰でも取り組みやすい．途上国の医療機関での実施においては，医療従事者だけでなく，清掃員や事務員など職種を超えて取り組みが可能である．国際協力事業などで 5S 手法を取り入れた活動を行う場合には，対象現場のものと人の動きについての理解が必要となる．現場で扱うもの（医療機器，医薬品，カルテなどの個人情報関係の書類，その他の事務的書類，医療廃棄物，一般廃棄物など）の使用状況等を調査し，安全で効率的な配置，ラベリングの色分けなどの工夫が必要である（図Ⅵ-3-1）．さらに人（医療従事者，その他スタッフ，患者とその家族）の動線を意識した物品配置（図Ⅵ-3-2）や作業工程の工夫が求められる．

　物品が少ない途上国の医療機関内で比較的 5S 活動に取り組みやすいのは薬局や薬剤庫であろう[*3]．ABC 順の薬剤名による配列やよく使うものを身近に置くなどの工夫が考えられる．さらに，使用期限が短い薬剤や物品を先に使用できるよう配置することで，期限切れによる廃棄数を削減し，コスト削減につなげることができる．その他，待合室や診察室・処置室などにおけるプライバシーを配慮した環境整備や，各ユニットの看板や案内板の設置は，比較的取り組みやすく，患者中心のケアという点からも必要だといえる．しかし，いずれの活動も一度の実施で最適な方法が見つかるとは限らない．現場のスタッフと一緒に工夫を重ねながら最適な方法を模索することも必要となる．

　5S 活動は「百聞は一見に如かず」というように，理論などの講義を何度も聞くよりも，

[*3] 5S 手法は，1 つ目の S である，ものの整理から始まるため，物品がほとんどないアフリカの村の診療所の診察室などでは取り組みにくいと考える．筆者が知る村の診療所では，体重計・身長計，血圧計，聴診器，患者台帳と机と椅子程度しか診察室に存在しなかった．

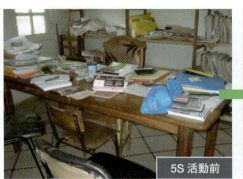
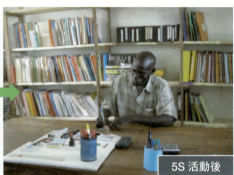

5S活動前 — 保健区の公衆衛生士の事務室
5S活動後 — 5S活動で業務も効率化した

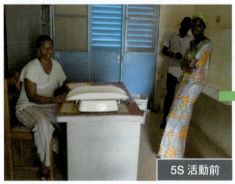
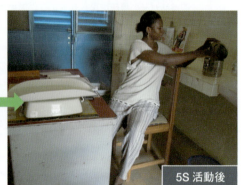

5S活動前 — 向かって左側に座る看護師は，毎回右側にある棚まで消毒綿などを取りに行かなくてはならなかった
5S活動後 — 座る位置を反対にするだけで，右側の棚からすぐに物品を取ることが可能になる（動線の改善）

図Ⅵ-3-2　5S活動導入の例2（セネガルの保健センター）

　実際に身近な場で5S活動の実践を見ることが，自分の職場でもやってみようという意欲につながることが多い．先進国や他国の事例，同国内でも他地域やレベル感の異なる医療機関の事例では，他人事となり現場のやる気にはつながりにくいため，対象となる医療機関や類似施設の一部でモデルとなる5S活動の実践を行うことが必要である．国際医療協力事業の現場レベルでの技術協力においては，このモデル形成に大きく力を注ぐことになるといえる．

●引用文献
1) 高木裕宜：5S活動の生成と展開．経営論集 16（1）：127-143, 2006
2) 石島久裕：博士論文　タンザニア国保健分野に於ける5S-KAIZEN-TQM手法の有用性と普及方法に関する研究，日本福祉大学，2016
3) 総務省：地方公共団体の職場における能率向上に関する研究会．地方公共団体の職場における能率向上に関する研究会，2011
4) Institute of Medicine (US) Crossing the quality chasm : a new health system for the 21st century. Washington, D.C : National Academies Press, 2001
5) Kanamori S, Shibanuma A, Jimba M : Applicability of the 5S management method for quality improvement in health-care facilities : a review. Tropical medicine and health 44 : 21, 2016
6) 長谷川敏彦：保健医療セクターにおける「総合的品質管理（TQM）」手法による組織強化の研究，

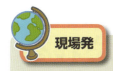

現場発　セネガルでの「実践型の5S研修」

筆者が参加したセネガルの技術協力プロジェクトでは，主に保健センターにおける5S研修実施体制を構築した．セネガルでは，医療者が5Sについて講義を受け知識を身につけても，日常業務の多忙を理由に実践していなかった．そこでプロジェクトでは「実践型の研修方法」を導入し，研修期間中に5S講師が保健センターの各ユニットを訪れ，一緒に5Sを実践しながらノウハウを指導するという研修を行った．この方法では，研修期間中に5S実践の対象となるユニットだけでなく，それ以外のユニットも見よう見まねで5Sを実践し始めた．身近なモデルを見ることで実践意欲につながった事例といえる．また対象の保健センターでは，研修終了後も自分たちで活動を継続しており，患者満足度の向上にもつながっている．

独立行政法人国際協力機構国際協力総合研修所，2006
7) 独立行政法人国際協力機構：5-KAIZEN-TQMとは，〔https://www.jica.go.jp/activities/issues/health/5S-KAIZEN-TQM-02/about.html〕（最終確認：2018年10月19日）
8) Kanamori S, Sow S, Castro MC et al：Implementation of 5S management method for lean healthcare at a health center in Senegal：a qualitative study of staff perception. Glob Health Action 8：27256, 2015
9) Kanamori S, Castro MC, Sow S et al：Impact of the Japanese 5S management method on patients' and caretakers' satisfaction：a quasi-experimental study in Senegal. Glob Health Action 9：32852, 2016

学習課題

1. 途上国の医療機関に5S活動を導入するために必要なことを考えてみよう
2. 途上国の医療機関で5S活動を継続するための方法や仕組みについてアイデアを出してみよう

4 国際看護協力に必要とされる態度・能力

この節で学ぶこと
1. 国際看護協力の活動に従事する際に必要となる態度や能力について理解する
2. 自身の管理と業務上の管理，それぞれの重要性を理解する

A. 自身の心身管理能力

　派遣国で業務を実施していくためには，安全で安楽な生活環境を整え，精神的に安定し健康であることが非常に重要である．それは，心地よい住居環境であるとか，インターネットに接続できるとか，好きな音楽やビデオを楽しむなどであるかもしれない．自国にいる時よりもストレスへの対応手段の選択幅が狭いために，派遣国では自分の弱点がより大きく現れることも多い．よって自分の好み，価値観といったものを現地で適合させつつ，よい私的環境で業務との適度なバランスをとることができるなら，心身ともに業務に力を発揮することができるだろう．

B. 信頼関係の構築

　派遣国での業務は，技術協力の相手やカウンターパート（現地の同僚・協力者）との**信頼関係**を構築することは業務を遂行するうえで最も重要なことの1つである．常に誠実さをもって真摯に対応する姿勢や発言によって，徐々に信頼関係を築いていくことが可能である．相手を尊重し，焦らずに自分を理解してもらう努力を続けることが大切である．

C. 協力の基本方針の説明

　国際協力はカウンターパートや現地の人々が主体的に行うことを支援するものである，と根気よく時にはユーモアをもって説明し，行動で示し，彼らの理解を得ることが大切である．初めて国際技術協力を経験するカウンターパートは，ほとんどがこれを理解していない．彼らは活動実践者のことを便利な「モノをくれる団体」から来たのだと思っていることもあるし，自分たちの手の回らないところを担当してくれる人と期待していることもあるだろう．または，お金だけ出してくれればよいと思っている人たちもいる．活動実践者がぶれずに言動で示し続けることで，間違いなくカウンターパートは理解する．

D. 心のしなやかさ

　国際看護協力で派遣される人には，派遣国で遭遇する価値観や生活習慣の違い，職業の社会的意味付けなどに直面する中でも，好奇心をもって向き合える態度や姿勢が大いに必要とされる．がっかりすることがあっても，次の日にはまた笑顔で同僚と話し合いのでき

るしなやかさは強さである．

　いかに相手が全面的に間違っているとしても感情的に怒りをぶつけることは避けるべきである．負の感情のコントロールは時に難しいが，なぜそれが起こったのか，結果どのような困ったことが起こったのか，どうしたら今後それを防ぐことができるのかなど理性的に話し合うことが大切である．

E. コミュニケーション能力とアサーティブネス

　コミュニケーションは最も基本的で重要な能力であり，知識と経験に裏付けられると高まる能力でもある．コミュニケーション能力とは**言語的コミュニケーション能力**と**非言語的コミュニケーション能力**を合わせた能力をさすことが多い．

　言語的コミュニケーションでは，日本では察する，空気を読むという文化の下「はっきり言わないというコミュニケーション手法」が取られることも多いが，外国では自分の意見を示す発言というコミュニケーション力が求められる．そのため，文化や相手の考え方を尊重し，かつ対等に自分の考えを冷静に論理的に説明できる**アサーティブ**（p.116 参照）な態度をもち続けることは業務遂行上，大変有効で重要である．

　一方で，派遣された国にはその国独特な非言語的コミュニケーションが存在し，言語的コミュニケーションを補完したり，時には非言語的コミュニケーションのほうが雄弁だったりする．これらを少しずつ吸収し理解する根気と関心が必要である．言葉そのものよりも，声の調子，表情，体の動きや姿勢から相手が言葉に出せなくても伝えたいことを理解することが多い．常日頃から他者と自分のコミュニケーションについて観察し考えることがよい訓練になる．

　カウンターパートの表情や声の調子から，自分の表現が適切でなかった，または誤解を与えたのではと思う時は，可能な限り早く相手にその懸念や謝意を伝えるほうがよい．相手を理解するよい機会ともなる．

F. 業務管理能力，専門的知識，技術，応用力

　各業務と全体を把握し管理する力，もつ知識と技術を状況に応じて適用する力や，新たな方法を考え出したり，修正したり，応用したりする力もまた国際看護協力の場で必要な能力である．また，取り組んでいる活動に集中しつつも，時に一歩下がって全体の中でそれがうまく機能しているか，もっと適切な方法を考慮すべきではないかなど，全体を俯瞰し検討・判断できる力はどのような場合でも役に立つ．

　専門的な知識や経験を有することは国際看護協力活動の根底にあり，活動の強力な推進力になる．相手国の人々の信頼を得るためにも，実際の活動を展開するためにも必須である．カウンターパートたちは初対面の時から派遣された日本人のもつ知識や力量を観察し，信頼に足る，それだけの実力をもっている人物だろうか知ろうとする．国際看護協力ではこの点が自他ともに明確になる可能性が高く，その意味では実力勝負の場でもある．国内外であらゆる機会を得て知識と経験，応用力を磨き続ける努力が実力を蓄積する唯一の道である．

138 第Ⅵ章 国際看護協力に必要とされる態度・能力・知識・技術

> **学習課題**
>
> 1. 本節で挙げられている態度, 能力, 実力, 応用力について, 自分がどのくらい身につけられているか考えてみよう
> 2. これらの態度や能力は, 国際看護協力の活動以外のどのような場面で必要とされるか考えてみよう

第**2**部

各　論

第**VII**章

国際協力としての
看護の実際

1 国際協力としての看護の現状と課題

> **この節で学ぶこと**
> 1. 途上国における国際協力の現状を知る
> 2. 途上国で国際協力活動を展開するにあたってどのような課題があるかを知る
> 3. 国際協力活動においての問題解決方法を理解する

　途上国に対する国際協力活動を行うにはたくさんの課題や不安があり，対応するためには多くのエネルギーがいる．言語の習得，現在の仕事の退職あるいは休職の決断，家族の反対，家族や友人と遠く離れての生活や活動，どんな人が待っているのか，自分を温かく迎えてくれるのか，どのような日常生活を送ることになるのか，気候はどうか，病気にならないか等々である．多くの課題や不安を抱えながら未知の世界に入っていくには，そのような不安や心配事を上回る何らかの動機が必要とされる．

　国際協力活動に従事するのはどのような人々か，どのような問題にぶつかり，どのような課題を抱え，どう解決するのか考えてみよう．

A. 国際協力活動にかかわるまでの課題

　国際協力への参加を希望する多くの看護師たちは，テレビや教科書などを通じて小学生や中学生の時に途上国での国際協力活動に関心をもち始める．進路を考える時には最初から看護師を希望している人もいるが，途上国で国際協力活動をしたい，そのためには命を救えるような技術が必要，だから看護師（または保健師や助産師）になりたいと考えて看護学校や看護系大学に進学する人が実に多い．人の役に立ちたいという思いから職業を選び，国際協力に携わろうとするのである．

　計画通り看護師となっても，いきなり途上国で活動することは難しい．看護師という専門職として活動するためには，途上国で求められる専門的な知識や技術が身についている必要があり，看護師として少なくとも数年の実務経験を要する．この間に，国際協力活動を行うために必要な基本的知識・技術・態度を養っておくとともに，専門に関して経験を積み，途上国の発展に役立つような知識や技術を獲得できていることが充実した国際協力活動につながる．

　念願かなって国際協力活動への参加が現実味を帯びてくる中で，簡単に帰ってこられない距離や活動の仕組みであることや，"途上国は危険"だという悪いイメージなどによって家族の反対にあい，やむなく断念する人もいる．長年の夢であることを伝え続け，数年がかりで家族を納得させて参加する人もいる．夢の実現という目的のために，準備する，説得する，交渉するなどの技術は途上国でも役立つことになる．

B. 国際協力活動でぶつかる問題

a. 日本との社会の発展度合いの違い

赴任先が途上国である場合，多くの人が最初に驚くことはその国の状態である．途上国であっても首都の空港や町並みは整備されている国も増えてきたが，「これが首都の国際空港か」とその簡素な設備に驚くこともある（図Ⅶ-1-1）．活動地は首都から遠く何時間も離れ，舗装されていない道路をバスで数時間かかってたどり着くような土地で，粗末な家々が並んでいる．自分の住まいはホームステイの場合もあれば，アパートや藁ぶき屋根の一戸建てのこともあるが，近所の人や子どもは予告なくしばしば家に来るし，買い物に行けばあの外国人は何を買ったと1日で村中に広まる，というように一人静かに暮らす生活とはほど遠い．また，入手可能な食材は少なく，飲み水は買わなければならず，停電が頻繁に起こる．このような生活を当初は珍しがっても，やがて不便でプライバシーが守られないことに嫌気がさしてくる．

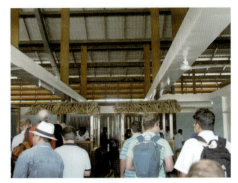

図Ⅶ-1-1　キリバス国際空港入国審査
キリバスの首都・タラワにある．（2013年撮影）

病院では救急外来なのに血圧計が常備されていない，ICUで何年か前に導入された人工呼吸器やモニター類が一度も使われず，誰も使用方法を知らないなどの現状を見て日本との違いに驚くことだろう．

b. 必ずしも歓迎されない

国際協力に来たと配属先で大歓迎されることは少ない．着任したばかりの看護師が何を目的に来ているのか，保健センターのような末端の機関や病院の病棟レベルでは職員が理解していないことは珍しくない．着任前に語学研修を受けていても業務を十分こなすにはほど遠く，現地の人には子どもが話しているように聞こえ，言葉がたどたどしければ知性まで子どものレベルと誤解される，いわば**ピジン化現象**[1)]のような状態である．職員にとっては何ができる人なのかもわからず，日本人は年齢よりも若く見えることが多い．そのために，配属先職員から研修生と誤解を受けることがしばしばある．職員が親切に教えてくれようとすればするほど，自分は指導に来たはずなのに学生扱いされていると憤慨することになる．あるいは国際協力のために来ていると理解されていても，自分たちのやり方を否定しようとする，あるいは余計な仕事を新たに加えようとすると煙たがられる存在になることもある．

c. 業務への態度の違い

現地の人が時間通りに来ない，家族の病気を理由に突然休む，時間が来ると引き継ぎ者が出勤しなくても患者を置いて帰ってしまうなど，日本ではあまり起こらないことに遭遇し驚くことがある．日本では仕事を優先してきたのに，そこでは家族や友人が優先となり，仕事への責任感がないように思えることもある．

144　第VII章　国際協力としての看護の実際

d. 看護への考えの違い

　看護師が点滴や服薬の管理，あるいは処置を行うだけで日常生活援助は家族や実習に来る看護学生に任せたままという国は珍しくない．このような状態を見ると，この国では看護が行われていない，看護師が自分の任務を全うしていないと感じるだろう．

　途上国では医師数が少ないため看護師が医師の業務を代行していることが多く，そのため看護師の担う業務は日本よりも幅広いことが多い．現地の看護師からは日本人看護師は医療処置もできず，看護学生と同じとみなされがちである．

　日本の看護師からみると，現地の看護師は清潔不潔の区別ができていない，と感じる場面にしばしば遭遇する．

e. 物の提供を期待される

　外国人は何か物を持ってきてくれる人と思って，配属先や見学に出かけた施設でこの機材を寄贈してほしいとか，前任者は超音波診断装置をくれたなどと言われた経験をもつ看護師は多い．自分は進んだ知識や技術を伝えに来たのに，誰もそこには関心がなくて物をくれと言うだけだと，自分の存在意義に疑問をもつことがある．

f. 活動の方向性が定まらない

　着任して3〜6ヵ月頃になると，活動の方向性が定まらないことに悩むことがある．たとえば，以下のようなものである．

・あまりにも多くの問題が目につくが，何から手をつけるべきか，限られた期間で解決できるのかわからない．
・自分の話に耳を傾けない同僚にどうやって何を伝えたらいいのかわからない．
・資源や物理的な環境が整わず，何をしたらいいかわからない（例：ある地域での保健活動が目的で赴任したが，配属先に車があっても払えるガソリン代がなく，他に交通手段もなく，その地域に行くことができない）

C. 問題のとらえ方を変えることで乗り越える

a. 日本との社会の発展度合いの違いについて

　日本よりも圧倒的に不便な仕組みにうんざりする時期があっても，やがてその国の事情を知るにつれてさまざまな要因によって現在の状態が成り立っており，そういう国なのだと理解する．その国の限られた条件下での改善方法について考えられるようになる．

b. 必ずしも歓迎されていないことについて

　当初は何をしに来たのか正体不明の人物と思われていても，一緒になって配属先の人々と同じように活動する，現地の食事を食べる，拙くても同じ言葉を話すなどを試みていると，よそ者から内部の者として受け入れられるようになる．自分自身も外の見方（エティック）であったものが，内部の見方（イーミック）が理解できるようになる（p.20参照）．

c. 業務への態度の違いについて

　時間通り来られないのは大雨で舗装されていない道がぬかるんでいるから，時間通り職場を出ないと交通手段がなくなってしまうから，など途上国ならではのやむをえない事情があるかもしれない．約束を守らないことについては，約束できないと思っても，"その場で断って相手を失望させてはいけない"という気遣いからいったん約束をするのかもし

れない．このように日本では考えられないことであっても，「なぜか？」と理由を明らか
にしようとすると，それぞれのやむをえない事情が理解できることがある．

d. 看護への考えの違いについて

国によって看護に求められること，看護師の役割は異なる．その国の看護が，何の影響
を受けてどのようなものであるかについては，配属先で看護活動を行うことで徐々に理解
できる．

e. 物の提供を期待されることについて

現地の人が会う外国人すべてが，物を提供しているわけではない．とりあえず要求して
おけば何かもらえるかもしれない，という程度に現地の人は考えているのであり，物資提
供ができないからと気に病む必要はない．物が不足した状況下でよくやっていると相手を
褒めたたえることで，相手は自分たちのことを振り返ることになる．

f. 活動の方向性が定まらないことについて

日本人看護師が問題だととらえていても，現地の人がそうは考えていない場合は多い．
現地の人が問題と考えない限り，問題を解決するような行動変容は起こらない．それが現
地の人にとって大きな問題なのか考える必要がある．

D. 現地で協力活動を行うにあたっての基本的な方策

配属先においてある問題を解決しようとする時，外国人一人が奮闘しても，その外国人
はいつかいなくなるのであり，いなくなればその外国人のもつ知識や技術もなくなってし
まう．活動の持続可能性の観点から，どうすれば知識・技術などがその国に残って活用さ
れるのか考えて行動することが重要である．

a. 場を知る，制度を知る，文化を知る，人を知る，看護を知る

着任して最初の数ヵ月（全体の活動期間により数日〜数週間のこともある）は知ること
を中心に活動する．

b. コミュニケーション能力を高める

コミュニケーション能力とは語学力だけではなく，交渉力・相手を説得する能力，文書
作成能力も含む．1対1でのコミュニケーションでは，言語的コミュニケーションで伝わ
る内容は35%，非言語的コミュニケーションでは65%といわれている[2]．

c. 人間関係づくり・人脈づくり

配属先では信頼される人になるよう心がける．相手を受け入れなければ，相手に受け入
れられない．相手の文化を受け入れていると感じさせるかどうかが重要であり，相手の批
判はしない．どんなにおかしいと思ったことでも，その人なりの理由がある．ただし，全
面的に肯定する必要はない．

指導の際には「何を話すか」の前に「誰が話すか」に相手は注目している．指導内容が
どんなに価値のあるものでも，この人の言うことは聞くに値しない，聞く気がしないと思
われてしまえば，聞いてもらえない．日常の仕事振り，人間関係づくりが信頼感を生み出
す鍵となる．

d. 働いて問題を見出す

人材不足を補うために働くことが期待されるわけではない．自分は何ができる人なのか，

何をしようとしているのか，どのような意味をもつことをしたのか知ってもらうために働く．その際，自分の考えを言葉で表現するように心がける．一緒になって働くことで初めてそこでの問題点が見え，そこに合った方法（**適正技術**）を知ることができる．

e. カウンターパート（現地の同僚・協力者）を確保する

カウンターパートを通じて現地に自分のもつ知識・技術などは伝わっていく．そのためにはできるだけ一緒に日々の活動をし，意見交換し，目標を共有してセミナー開催やマニュアル作成等をする．主役はあくまでもカウンターパートであると考えることが重要である．

f. 知識・技術などの伝え方を工夫する

①日々の活動の中で知識・技術を伝える（**図Ⅶ-1-2**）：その場で説明したり実演したり，ロールモデルを演じたりする中で配属先の人々は学んでいく．

②セミナーやワークショップを開催する：日本なら自分のために参加費を払ってセミナーに参加することがあるが，途上国では逆に，日当や交通費，食事やおやつの提供が期待されることが一般的である．それらの提供がないと参加率はとたんに悪くなる．ワークショップ運営については，チェンバース（Chambers R）の本でくわしく解説されている[3]．

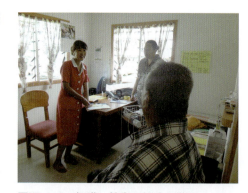

図Ⅶ-1-2 知識・技術の伝達の様子
トンガの現地看護師（左）に患者の指導の様子を説明している青年海外協力隊員（手前）．トンガの看護師の制服は赤色が基本となっている．（2017年撮影）

③マニュアルや資料を作成する：知識や技術を形にして示す・残すことは重要である．カウンターパートと協力しての作成の過程で現地側が真に求めていることを理解し，カウンターパートはその過程で作成の技術を学んでいく．

④委員会を結成する：自分が考えることと現地の人々が考えることは必ずしも一致しない．委員会を作り自分はあくまでもその一員として意見交換することで，現地の人々が求めていることが理解できる．委員会が行った結果改善されたことは，委員会すなわち現地の人々の手によって行われたこととなる．他者から指示されたことではなく，自分自身で考えて行ったことは定着しやすい．

⑤調査を行う：カウンターパートと一緒に調査を行うと単に問題が発見されるだけでなく，調査の過程で当事者であるカウンターパート自身が問題の解決方法を考えるきっかけとなる．

●引用文献
1) 大橋敏子，近藤祐一，秦喜美恵ほか：コラム　ピジン化現象．外国人留学生のコミュニケーション・ハンドブック―トラブルから学ぶ異文化理解，p.55-56, アルク，1992
2) Birdwhistell Ray L：Kinesics and Context：Essays on Body Motion Communication, UNIVERSITY OF PENNSYLVANIA, 1970
3) ロバート・チェンバース著，野田直人監訳：参加型ワークショップ入門，明石書店，2004

コラム　その国なりのやり方がある

　筆者が中米のホンジュラスで活動していた時のことである．ホンジュラスは低中所得国の1つで，活動していた当時の乳児死亡率（出生千対）は約50と，保健医療水準は低い状態であった．筆者は看護教育の改善にあたっており，看護技術について意見を述べた時のことである．

　当時滅菌した鑷子（せっし）は鑷子立てに10本入れられ，さらに紙袋をかぶせた状態で届いていた（**写真**）．日本ではいったん紙袋を取ったら二度とかぶせてはいけないと厳しく指導される．紙が鑷子立ての内側に触れて全体が汚染される可能性があるからである．ホンジュラスの病院で看護師が1度紙袋を外した鑷子立てに紙をかぶせようとしたため，「紙はかぶせないほうがよいのではないか」と指摘したところ，別の看護師に「こんなに外の埃が入ってくるような環境では，紙をかぶせたほうが清潔を保てるのではないか」と言われた．確かに日本のような空調の効いた環境と違うのだから一理ある．その国にはその国なりのやり方があるのだと納得した．

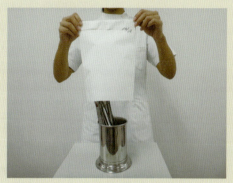

鑷子立てにかぶせられた紙袋を取る様子
（※イメージとして撮影）

148 第 VII 章　国際協力としての看護の実際

2 病院での看護

この節で学ぶこと

1. 途上国の病院の現状を理解する
2. 途上国の看護師の役割と看護医療の問題を学ぶ
3. 途上国での実際の活動を知り，途上国における看護師の活動の意義を理解する

A. 国際協力における病院での看護の概要

1 ● 途上国の病院の現状

　すべての途上国に当てはまるわけではないが，以下はよくみられる光景である．

　途上国の病院でまず目につくことは看護師を含む医療職員の少なさと物品の少なさ，不十分な設備である．医師数も看護師数も先進国の数分の 1 と少ないが，医師の不足を補うために少ない数の看護師が簡単な病気の場合に内服薬の処方を行ったり，創部に局所麻酔をしてさらに縫合を行う国は多い．このような国では看護師はミニドクター的な役割を課せられており，看護師の役割は診療の補助業務（点滴・注射・内服投与）が主となり，清潔保持や排泄ケアなどの日常生活援助は患者の家族が行っているのが現状である．

　さらに途上国の病院では，医療資源が不足していることが多いが，この原因として物品の供給がないこととともに，物の流通の仕組みが整っていないこと，物品が不足する前に補充するという考え方が浸透していないことなどもある．また，物品が整理整頓されていないためにあるべき物品が見つからない，あるいは日本と異なる文化による物品の個人的使用による紛失が生じて結果的に物品が不足していることがある．

　患者は医療者よりも地位が低いと考えるのか，外来受診のために来院した患者がいるにもかかわらず同僚と雑談している，間食をとって患者を不必要に待たせる，患者に対して命令口調で指示するなど，日本の医療者からは考えられない場面をみることがある．

　看護部制度が未確立のところが多く，看護管理の考え方が必ずしも定着していない．そのために看護師が適正に配置されなかったり，看護師の人材育成が不十分だったり物品管理が適正に行われないなどがみられる．医療事故につながりかねない事件が頻発してもインシデントレポートを出すどころか異常事態と認識されず，医療安全意識が薄いのではないかと思われることもある．このように日本とは異なる点について，その国の医療事情に沿いながらも，よりよい看護サービスが提供できるような協力が求められる．

2 ● 病院での国際看護協力活動

　病院で看護活動をする場合，**表VII-2-1** のように活動場所は大きく 3 つに分けられる．各場所における活動テーマを示した．

表Ⅶ-2-1　病院での活動場所と主な活動テーマ

活動場所	主な活動テーマ
看護部	看護管理（人の管理，物の管理，金の管理，情報管理，時間管理）
各部署（病棟，外来等）	看護業務の改善，看護の質の向上
病院内専門部署または看護部	医療安全，感染管理，5S

1つ目は看護管理部門（看護部）であり，看護部長や副看護部長をカウンターパート（現地の窓口・協力者）として活動する．ナイチンゲール（Nightingale F）は看護の本質だけでなく看護管理についても，「その場にいない時にもなされるようにするためにはどのように管理するべきか」[1]と明示している．看護管理の対象は人，物，金，情報，時間といわれるが，看護管理の最終目標は看護サービスの質の向上である．とくに人の管理（人材確保から始まり，看護体制，勤務体制，継続教育等）が重要である（看護管理に関する協力の実際は第Ⅶ章第11節［p.196］参照）．

2つ目は看護サービス部門（病棟，外来）であり，師長や主任がカウンターパートとなり，直接患者に接しながら看護の質の向上を目指す．業務の一部を担いながら，知識，技術，態度，看護観などをカウンターパートに伝える．現地語を駆使しながら患者にかかわることになるが，現地の文化に合わせた看護が求められるため，基準となる日本での臨床看護経験が必要となる．

3つ目は病院全体にかかわる医療安全や院内感染の予防などに関する活動である．5S（p.131参照）はこれらを達成するための手段であり，日本による国際協力としてアフリカを中心に用いられている．専門部署を設けたり，看護部に籍を置いて活動する場合もある．

B. 実際の活動

1 ● 国際協力における病院での看護活動の手法

国際協力における病院での看護活動の手法としては，①日々一緒に看護活動をしながら知識，技術，態度などを言葉に出したり，実際に実施して見せたり，場合によっては黙々とロールモデルとなって看護師としてのあるべき姿を示す，という方法が中心だが，②何かテーマを設定して，所属部署での勉強会や病院全体を対象としたセミナーを開催する，③看護技術や看護過程，看護基準など長く定着させたいテーマについては資料や冊子，マニュアルなどを作成する，という方法も織り交ぜると適度な刺激となって効果的である．いずれの方法もカウンターパートと協力し，目標を共有しながらの活動が不可欠である．

2 ● 途上国の病院における看護活動の実際

a. 病院の概要と看護師の役割

筆者が青年海外協力隊員として派遣された太平洋の赤道直下の国，キリバスは人口10万人程度で国内総生産（GDP）も低い途上国の島であるが，国民は貧しいながらも笑顔で幸せそうに見えた．キリバスは33の小さな島が点在し，筆者が派遣されたのは首都のあるタラワ島だった．キリバスの人々は敬虔なクリスチャンで親日的であり，とても親切

で優しい人々であった．この国では日本の青年海外協力隊員の他にオーストラリア，台湾からのボランティアがさまざまな分野で活動していた．

キリバスには4つの病院があり，首都のタラワ島に2つ配置されていた．筆者が配属されたベシオ病院はタラワ島の西端に位置し，東の端のいちばん大きい国立中央病院までは救急車で1時間かかる．混合病棟16床，救急外来2床，観察ベッド5床に外来診察室と薬局，軽症者対象のクリニックが併設されていた．筆者は救急看護の質の向上と病院の環境改善という任務で救急外来に配属となった．現地看護師は，投薬や注射や局所麻酔下での縫合などの処置を行っていたが，清潔ケアや排泄ケアはもっぱら患者家族に任せていた．ベシオ病院ではさまざまな活動を行ったが，その中でも活動の中心となったものを以下に紹介する．

b. 実際の活動

(1) 5Sの推進

病院内には物品がいつも散乱しており，所定の位置にないことがしばしばあった．そのため，検査指示票やレントゲンフィルムなど大事な物の紛失という場面が多くみられた．このため，検査指示票BOXとレントゲンBOXを薬局からもらった段ボール等で作成し，必ず，この箱に入れるように現地の看護師に促した．この結果，紛失はほとんどみられなくなった．血糖測定器などの物品の定位置は決まっていたが，使用後に元に戻す習慣がないキリバス人に，整理整頓を習慣づけることは，かなり苦労した．

(2) 看護師の質の向上（救急看護の向上等）

キリバスの看護師は点滴静脈注射や採血などの基本的看護技術は上手だが，患者が病棟で急変すると，心肺蘇生に戸惑っていたため，一次救命処置法の勉強会を開いた（**図Ⅶ-2-1**）．また，除細動器がベシオ病院に導入されたため，二次救命処置法と併せてその使用方法についての勉強会を年に数回実施した．当初は，勉強会のスタッフの出席率が上がらないことが多かった．しかし，中央病院から看護管理者などが来る時は出席率が高かったため，中央病院の救急外来で活動していた青年海外協力隊員と協力して何度か勉強会を実施した．

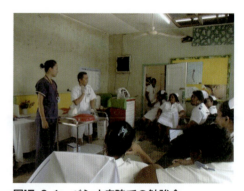

図Ⅶ-2-1 ベシオ病院での勉強会
同時期派遣の青年海外協力隊員と共に一次救命処置法の勉強会を行っている．（2013年撮影）

(3) 病院全体の療養環境の改善

ベシオ病院では患者は鉄のフレームのベッドにゴザを敷いて寝ているのが普通の光景であったが，体調が悪い患者にとって固いベッドは安楽な環境ではなかった．どうにかしたいと思っていたところ，中央病院に患者を搬送した際に，ほとんどの病棟でマットレスが敷いてあるのをみた．中央病院とベシオ病院の療養環境が違うことを中央病院の看護部長に相談すると，その数ヵ月後に看護部長の働きかけでベシオ地区にある大きなスーパーがマットレスを13枚，ベシオ病院に寄付してくれた．

c. 日本人看護師の途上国での活動の意義

キリバスでの生活や活動を通して，日本とはまったく異なる環境・文化であり，貧しいながらも，限られた資源を大切にし，物をシェアする精神などは，現代の日本人も見習うべきものが多くあると感じた．物がない分，人情や人とのつながりを大切にしていたと実感する．派遣当初，現地では患者に対するサービスの質が低いと感じる場面も多かったが，患者中心の医療・看護が日本であたり前だった筆者だからこそ，いろいろなことに気づくことができ，患者中心の視点での活動が現地の看護師を巻き込み，患者サービスの向上につながっていったと思われる．また，看護師は職業上，患者と接する機会が多く，患者の代弁者であり，患者中心の医療を実施するリーダーとなりうる存在だと考える．これは途上国でも先進国でも普遍的なものであると信じる．これらのことから，患者中心の医療環境で教育を受けた日本人看護師が途上国で活動することは，患者サービスの向上という視点においてとても意義があると考える．さらに，海外で活動するには現地スタッフ（カウンターパート，看護師など）の協力は不可欠であるが，他の隊員や他国のボランティアなどの協力が助けになり，互いにいい刺激となった．さまざまな人と連携・協力することで活動の幅が広がることが理解できた．

● 引用文献

1) F. ナイチンゲール著，小玉加津子，小田葉子訳：看護覚え書き，p.43，日本看護協会出版会，2004

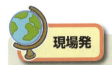

現場発　医薬品配給の滞りを是正したエピソード

医薬品配給が滞る問題に対する活動のエピソードを紹介する．基本的にはベシオ病院の薬剤師が医薬品の不足分を中央病院の薬局に連絡し，中央薬局からほぼ毎週，配給されるはずだが，中央病院の薬局から2週間経っても配給がないことが増えた．このことで，患者に必要な薬品や医療物品が不足し患者，看護師，薬剤師も困っていた．ベシオ病院に来ても必要な薬がないため，バス代を払って中央病院に行く患者もいた．これはタラワ島内の医療格差であって，是正する必要があった．

中央病院の薬局長に何回も電話をかけ，患者のために配給問題の是正が必要であることを訴えた．また，中央病院の薬局にいるオーストラリアからのボランティアにも相談し，協力を依頼した．この結果，しばらくして中央病院の薬局から問題の分析に薬剤師が数名派遣され，ほどなく医薬品の供給は安定した．患者優先の精神が必要であることを訴えたことが現地の医療者（とくに薬局関連）には新鮮であったと思われる．筆者が，このように患者のためにさまざまな形で中央病院とかかわっていくのをベシオ病院の看護師は応援してくれていたし，「諦めずに中央病院に訴えれば変わる可能性があるね」と現地スタッフは言ってくれた．

3 非感染性疾患（NCDs）と看護

この節で学ぶこと

1. 世界の NCDs の現状を理解する
2. 途上国で NCDs が増加する原因について理解する
3. NCDs を減少させるための看護職の役割について理解する

A. 国際協力における非感染性疾患（NCDs）の概要

1 ● 世界の非感染性疾患（NCDs）の現状

現在，非感染性疾患（NCDs）[*1] は世界規模の公衆衛生上の課題である．途上国では依然として感染症による死亡も多いが，NCDs もまた大きな健康問題となっている．世界保健機関（WHO）によると，既にアフリカ地域以外のすべての国々の死因は感染症よりも NCDs が上回っており[*2]，アフリカ地域も 2030 年までには NCDs が主要な死因になると予測されている．

NCDs はかつて，先進国の健康問題と考えられていたが，先進国の裕福な人々の健康への意識の高まり，公衆衛生や治療技術の向上もあいまって先進国各国の NCDs による死亡率そのものは低下している．反対に，栄養価の高い食品ほど高価であったり入手が困難な状態になっているため，先進国に住む所得が低い人々や途上国の人々ほど，安価なファーストフードや加工品を中心とした糖分や脂質の多い偏った食生活をする傾向にある．

途上国というと飢餓や栄養失調のイメージが強いかもしれない．実際，世界ではいまだ 8 億以上の人々が十分に食料を得られない状況だが，飢餓の人口は減少傾向にある．一方で，途上国の中にはグローバリゼーションや都市化などによって肥満人口が急増している国もあり，NCDs 発症の増加の要因となっている（図VII-3-1）．

2 ● NCDs への国際戦略

2000 年から始まったミレニアム開発目標（MDGs）では，NCDs に関する対策までは言及されず NCDs 対策は停滞し，MDGs の成果の陰で NCDs による死亡は増加し，そ

[*1] 乱れた食生活や運動不足，喫煙，過度の飲酒などの生活習慣が原因で引き起こされる疾患をまとめた総称であり，日本では生活習慣病と同義語で使われている．

[*2] NCDs が蔓延している途上国の中でも，太平洋に位置する多くの島嶼国に肥満率や糖尿病罹患率の高い国が集中しており，WHO の報告によると，糖尿病罹患率と肥満率の世界の上位 7 ヵ国は南太平洋の島嶼国で占められる．糖尿病罹患率が世界 1 位のトケラウは全人口の 30% が糖尿病に罹患しており，肥満率 1 位のトンガは過体重と分類される割合が人口の 88%，肥満と分類される割合が 60% である（WHO による肥満の基準を採用．BMI 25 以上：過体重，BMI 30 以上：肥満）．

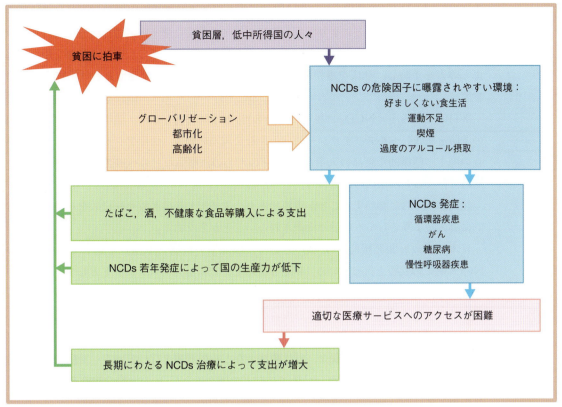

図Ⅶ-3-1　貧困とNCDsの関係

れに伴って医療費も増大し各国の経済は圧迫され深刻さが増すことになった．

　急速に蔓延するNCDsの現状を受け，WHO総会で2008年，2013年に「NCDsの予防と管理に関する行動計画」が採択された[1]．2011年9月に国連ハイレベル会合が開催され，NCDs問題は国際社会が協力して取り組むべき21世紀の最優先課題の1つであるとの政治宣言が採択された．

　2015年9月の国連総会でMDGsの後継となる新たな開発目標である，持続可能な開発目標（SDGs）が採択され（p.62参照），初めてNCDsへの取り組みが国際保健における対策事案の1つとして取り入れられた．NCDs対策は今後重点的に取り組まれていくことが予測される．

B. 実際の活動

1 ● 国際協力におけるヘルスプロモーション

　WHOによると，**ヘルスリテラシー**[*3]の向上がヘルスプロモーションの重要な戦略の1つであるとしている．途上国では病気を予防するという概念が定着しておらず，日本のように学校やコミュニティでの健康教育，食育，健康診断等は十分に行われていない．さ

[*3] ヘルスリテラシー：健康を増進し維持するための情報にアクセスし，理解し，使う個々の能力をさす．WHO：Health literacy, solid facts, 2013,〔http://www.euro.who.int/en/publications/abstracts/health-literacy.-the-solid-facts〕（最終確認：2018年12月25日）

らに途上国では，CT，MRIなどの検査機器等の医療インフラや医薬品が不足しているうえに，交通の未整備などにより医療へのアクセスが非常に悪く，適切な治療を受けられる可能性は低い．そのような状況を回避するためにも，自らの手で現在ある資源を用いて疾患と障害を予防し，健康を維持増進できるようになることが重要である（第Ⅵ章第2節参照）．

WHOによると，NCDsは早期介入で80％が予防可能とされ，健康の維持増進と疾病の予防を徹底しヘルスリテラシーの向上，社会環境の改善（医療アクセスの向上，治療検査の向上，健康的な食品の入手など），そのための法整備などのヘルスプロモーションを同時に行うことが求められている．

住民が主体的に参加することが重要であり，先進国の保健医療サービスをそのまま一方的に導入しようとしても有効に機能されないことが多々ある．

日本では政府開発援助（ODA）として，国際協力機構（JICA）を通して途上国でのNCDs対策の支援を行っている．例を挙げると，技術協力プロジェクトとして，フィジーにて政府のNCDsへの取り組みを支援するために，行政と医療機関によるNCDs予防・対策のための運営能力の強化およびモニタリング・評価体制の整備に協力をしている．また，このプロジェクト運営に現場で支援する技術者としてNCDsの専門家や青年海外協力隊（看護師，保健師，栄養士，理学療法士など）の派遣を行っている．無償資金協力としては，キューバ，モンゴル，バヌアツなどの国々でNCDsの治療や診断を含む医療器材整備を行っている．

2 ● ソロモンでの活動の実際——NCDs予防・対策プロジェクト

ソロモン諸島は肥満率が高い南太平洋の島嶼国の1つである．ソロモンの人々は従来，伝統的な漁業と農業による自給自足で生活していたが，第二次世界大戦後，貨幣経済の影響を大きく受けて生活は一変した．農作業や漁業をやめ，輸入された中古の車やバスで移動するため運動量が低下した．多くの輸入食品が流入した結果，イモや野菜類を中心とした食生活は，安価で容易に手に入る輸入品が中心となった．石油価格の上昇に伴い，とくに輸送費のかかる生鮮食品は高価となり，容易に購入することができなくなった[*4]．タンパク質や野菜の摂取は低下する一方，米・砂糖・小麦粉・缶詰・インスタントラーメンなどの糖質や脂質に偏った安価な加工食品の摂取が増加した結果（図Ⅶ-3-2），NCDsが蔓延する一因となっている．

筆者はソロモンに青年海外協力隊員のNCDs看護師として派遣された．大小1,000

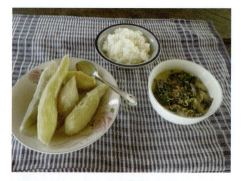

図Ⅶ-3-2 ソロモンの糖質や脂質に偏った食事（2012年撮影）

[*4] ソロモン人の現金収入は日本人の5分の1であるにもかかわらず，物価水準は日本と同等もしくはそれ以上になっている．たとえば，魚は約800円/kg，卵が1パック約500円，ネギが1束約100円，輸入されたキャベツが1玉1,000円以上など．

以上の島からなるソロモンでは，小さな島の場合クリニックがないためボートを乗り継いでクリニックを受診しなくてはならないケースが多い．医療費は無料であるが，交通費負担のせいで病院の受診を渋る人が多く，定期的な薬の内服も難しい状況にある．また医療水準が非常に低く，糖尿病性腎症が悪化した場合でも国内に透析の設備はなく，循環器疾患の場合も専門医がいないため外科的手術もできず，行える治療は限られていた．

筆者は国で唯一のNCDs専門クリニックに配属され，①糖尿病と高血圧のスクリーニング，②体重測定，③診断，④食事指導，⑤運動指導，⑥創傷や潰瘍のガーゼ交換，⑦巡回訪問活動などを行っていた．クリニックには医師はおらず，医療器材や薬品も不足していた．

クリニックに来院する患者のほとんどが既に肥満や高血圧であったため，筆者は患者を対象にNCDsの早期発見，早期治療に力を入れて活動をした．現地の言葉を用いて指導教材を作成し，患者への生活指導を行う傍ら，料理教室やNCDs予防教室を主催するなどした．現地看護師のNCDsに関する知識や看護技術も低い状況であった．看護師は，患者の血圧や血糖値を測定し，数値の高い低いを患者に伝えるのみであり，生活指導の基礎も確立されていなかった．同僚の看護師ですら，昼食にご飯にインスタントラーメンをかけて食べていたのには大変驚いた．まずは看護師向けの保健指導や指導方法についてのセミナー開催，NCDsの指導マニュアルの作成などを行った．

持続性の高い活動とするためには，その国の文化・社会背景に合わせることが重要である．とくにNCDs予防・治療は健康行動を一生持続することが求められ，感染症のように予防接種を受けることで解決するわけではない．たとえば，食事指導で野菜を多く摂取するように伝えたところ，「野菜は高いから購入できない．どうやって摂取すればよいのか？」と言われることが少なくなかった．日本であれば，野菜を多く摂取することはそう難しくはないが，ソロモンでは人々が摂取の必要性を理解していても行動を起こすことが困難であった．そこで筆者は，現地の非政府組織（NGO）が経営している現地の野菜料理を中心に提供しているレストランの協力を得て，現地の人々が手軽に入手しやすい食材の調理方法を教えてもらい，その知識を健康教育の場を通し患者へ伝えた．また，農業系のNGOと協働しコミュニティでワークショップを開催した．ワークショップでは，NGOスタッフが有機農業栽培の方法，看護師が野菜の調理方法や生活習慣病の予防や栄養についての知識を提供した．

他国から来た看護師が住民に受け入れてもらうためには，現地の人々の文化・社会背景を理解し，活動が人々の生活に沿ったものでなければ難しい．そのためには，信頼関係を作り上げながら，住民の置かれている課題やニーズを把握し，医療機関のカウンターパート（現地の同僚・協力者）や地域住民と共に解決策を考えていくことが重要である．

● 引用文献
1) World Health Organization：Global Action Plan for the Prevention and Control of NCDs 2013-2020, 〔http://www.who.int/nmh/events/ncd_action_plan/en/〕（最終確認：2018年10月15日）

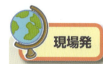 **現場発 未来につなぐために**

　ソロモンでの活動では，毎週開催する料理教室に最も力を注いでいた．患者や病院のスタッフはこの料理教室をとても楽しみにしてくれていた．筆者はソロモン仕様にアレンジしたお焼き，餃子，肉まんなどの作り方を教えた．使用する材料や調理器具はすべて人々が簡単に手に入る物にこだわった．ある日，「娘の誕生日にケーキを焼きたい．フライパンでケーキは焼けないだろうか？」と相談された（ソロモンでは大半の家庭が電気を引いていないためオーブンもない）．リクエストに応えるために，常に入手可能なバナナを主原料とし，フライパンで焼けるバナナケーキを考案した．計量器がないため，マグカップとスプーンで量れるよう工夫した．「娘がケーキを喜んでくれたよ！」と女性が笑顔で報告してくれた時はとても嬉しかったのを覚えている．

　料理教室を続けていくうちに，任期終了後もそれらのレシピを人々が使えるように残したいと考えるようになった．青年海外協力隊（JOCV）の任期は 2 年であるが，人々の生活はこれからも続いていく．そこで，考案した 70 種類のレシピを本として出版することにした．何度も試作を繰り返しながらレシピを作成し，1 年をかけて執筆，撮影，編集を自分で行い，多くの方々の協力のもと，レシピ本をソロモンで出版することができた．字が読めない人々のことも考え写真を多く挿入した．また，本にはレシピのみではなく NCDs 予防に関する知識や野菜の栄養についての情報も掲載した．

　2 年後に再びソロモンを訪れた際，使い古してボロボロになったその本を手にして「このレシピをいまでも作っているし，友人にも教えているよ」と，友人が笑顔で話してくれた．残されたレシピたちが人々の手によって広まり，後世に残っていくことを願っている．

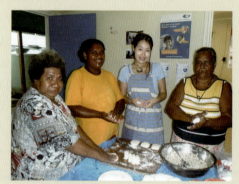
ソロモンで開催した料理教室（2013 年撮影）

4 母子保健・母子看護

この節で学ぶこと
1. 国際協力における母子看護分野の歴史について理解する
2. 国際母子保健活動において、母子手帳の普及の重要性について理解する

A. 国際協力における母子保健・母子看護の概要

　母子保健・母子看護の理念とは，人としての健康な人生を送る出発点であることから，親と子どもの健康管理を概念の中心とし，母性保健・母性看護として，女性の心身の健康を広く考え，妊娠・出産，健康の増進，予防的保健活動を支えるものである．

　1994年にカイロで開催された国際人口開発会議（通称，カイロ会議）では，性と生殖に関する健康/権利（リプロダクティブ・ヘルス/ライツ）が提唱された．2000年に設定されたミレニアム開発目標（MDGs）では目標4「乳幼児死亡率の削減」，目標5「妊産婦の健康改善」を掲げたが，改善は見られたものの目標に及ばず課題が残った．乳幼児死亡率や妊産婦死亡率削減のためには，安全な水の供給や医療者が分娩に立ち合うことなどが重要と考えられている．2015年に採択された持続可能な開発目標（SDGs）（p.62参照）では目標3に組み込まれ[*1]，さらなる強化を行っている．1990年度に比べ，2016年度の全世界の妊産婦死亡率は43%減少，5歳未満児死亡率は53%低下しているが[1, 2]，2016年現在もなお，年間560万人の子ども[*2]が5歳未満で死亡している[3]．とくにサハラ以南アフリカでの死亡率が依然として高い．目標達成は決して実現不可能ではないが，一方で各国の政府が母子保健にさらに尽力し，世界的協力を継続することが求められる．

　また，1989年に国連で採択された「児童の権利に関する条約（子どもの権利条約）」[*3]が1990年に発効され，日本は1994年に批准している．この条約で示されるように，子どもたちが健やかに成長し，差別や虐待，搾取から守られ，適切な教育を受けて育つことができるためにも，母子保健が果たす役割は重要である．

　日本の母子看護分野での国際協力活動は，国際協力機構（JICA）プライマリ・ヘルス・ケア事業の中に組み込まれ，スーダン，フィリピン，インドネシアに専門家が派遣され，

[*1] 少なくとも，新生児死亡率を出生千人あたり12人，5歳未満児死亡率を出生千人あたり25人まで下げることを目指している．

[*2] 毎日約15,000人が5歳未満で死亡し，その46%にあたる7,000人は生後28日以内の新生児であることも報告されている．

[*3] 「児童の権利に関する条約」は，世界中に貧困，飢餓，武力紛争，虐待，性的搾取といった困難な状況におかれている児童がいるという現実に対し，児童の権利を国際的に保障，促進するため，定められた条約である．18歳未満を「児童」と定義し，すべての児童の人権の尊重および確保の観点から，必要な事項を規定している．生きる権利，守られる権利，育つ権利，参加する権利の4つが柱となっている．

表Ⅶ-4-1　世界の統計

国・地域	総人口(千人)(2015年)	粗出生率(人口千対[年間])			粗死亡率(人口千対[年間])			平均余命(年)			5歳未満児死亡率(出生千対)			乳児死亡率(1歳未満)(出生千対)		妊産婦死亡率(出産10万対)	
		1970	1990	2015	1970	1990	2015	1970	1990	2015	1970	1990	2015	1990	2015	1990	2015
西部・中部アフリカ	480,144	47	43	35	19	16	9	46	50	61	213	167	67	103	46	1,100	417
東部・南部アフリカ	480,150	47	45	39	22	17	11	42	49	57	276	198	99	116	66	790	679
中東と北アフリカ	455,880	44	34	24	15	8	5	53	65	72	200	71	29	92	42	270	182
南アジア	1,743,865	40	33	21	17	11	7	48	58	68	213	129	53	53	23	650	110
東アジアと太平洋諸国	2,097,940	37	24	14	11	7	7	58	68	74	116	58	18	44	15	220	62
ラテンアメリカとカリブ海諸国	628,992	37	27	17	10	7	6	60	68	75	120	54	18	43	15	180	68
CEE/CIS	413,760	20	18	15	10	11	11	66	68	72	97	48	17	39	15	63	25
インドネシア	257,564	40	26	20	13	8	7	55	63	69	166	85	27	62	23	650	126
フィリピン	100,699	39	33	23	9	7	7	61	65	68	84	58	28	41	21	280	114
タイ	67,959	38	19	11	10	6	8	59	70	75	100	37	12	30	11	200	20
マレーシア	30,331	33	28	17	7	5	5	64	71	75	56	17	7	14	6	80	40
ラオス	6,802	43	43	26	18	14	7	46	54	67	—	162	67	111	51	650	197
日本	126,573	19	10	8	7	7	10	72	79	84	18	6	3	5	2	8	5
世界	7,309,846	33	26	19	13	9	8	59	65	72	145	91	43	63	32	380	216

CEE/CIS：中部・東部ヨーロッパ，独立国家共同体
［UNICEF 世界子供白書 1998/UNICEF 世界子供白書 2016/Estimates developed by WHO, UNICEF, UNFPA and the World Bank, 2007 を参考に作成］

母子看護・保健に関しての啓発活動を行っている．日本の代表的保健医療 NGO である
シェア，日本キリスト教海外医療協力会（JOCS），ジョイセフなどもカンボジア，ベト
ナムなどの国で母子保健に関する活動を行っている．そもそも 1960 年代までは日本も途
上国の 1 つであった．1930 年から公共生活インフラの整備，衛生環境の改善が行われ，
現在では世界最高水準の母子保健サービスを行うようになった結果，妊産婦死亡率は途上
国の 100 分の 1，5 歳未満児死亡率は 20 分の 1 となり（**表Ⅶ-4-1**），世界のトップレベ
ルの水準になった．この経験をいかし，途上国に日本の母子保健サービスの経験の提供な
ど，包括的な医療保健協力を行っている．重要なことは，インフラ・医療設備だけでなく，
保険医療制度や栄養指導，指導者の育成など多角的な面でのアプローチを継続していくこ
とである．

コラム　戦後日本に登場した母子手帳

　1942（昭和17）年，戦時中の日本で母子手帳の前身である妊産婦手帳制度が発足した．母子手帳の配布は戦後の1948（昭和23）年が始まりで，当時は手書きのもので簡易的であり，粉ミルクの配給記録などを書くためのものだった．この手帳のおかげで，感染症・栄養失調による乳児死亡率が高い中，妊娠中，授乳中の母親は優先的にミルク・砂糖の配給を受けることができ，死亡率の減少に大きく貢献したことが知られている．

B. 実際の活動

1 ● 途上国での母子手帳の普及活動

　途上国の母子に対して，盤石な保健システム，それに基づく質の高い継続的なサービスが提供されることが重要となる．これまで，ワクチン，栄養改善，下痢症対策などといった実用的で費用対効果の高い援助が功を奏しており，栄養状態の改善は5歳未満児死亡率に密接に関係する．今後はさらに，コミュニティ・ヘルス・ワーカーの訓練と強化も必要となる．妊産婦・乳幼児への健康診査と指導，産前・産後ケア，予防接種の普及，性と生殖に関する啓発活動と家族計画など，母子保健にかかわる幅広い活動が求められている．その活動の1つとして，**母子手帳**の普及活動がある．

　母子手帳とは，女性が妊娠した時，行政機関によって配布される小手帳で，日本での正式の名称は「母子健康手帳」という．母子手帳には，主に，母親学級の記録・妊婦健診の結果，新生児・乳幼児の体重・身長・予防接種などを記録する．母子手帳のよいところは，妊産婦・新生児・幼児に対して，一貫した継続的医療サポートを提供できることである．また記載記録を保護者が管理でき，保健医療サービス提供者と母子手帳保持者のコミュニケーションを促進し，家族の医療保健に関する知識を向上させることができる．世界約40ヵ国に広がっており[4]，日本以外のアジアの国ではインドネシア，ベトナム，ラオス，その他メキシコ，パレスチナ，ドミニカ共和国などがJICAの援助を受けて，母子手帳制度を1990年代から導入している．

2 ● インドネシアでの実際の活動──母子手帳プロジェクト

　インドネシアは東南アジア最大の国であり，人口は2.55億人，世界第4位である．人口の約87％がイスラム教徒である（2015年インドネシア政府統計）．1990年代のインドネシアは，東南アジア諸国連合（ASEAN）の中でも妊産婦死亡率が出生10万人対で425（1993年）と比較的高く[5]，この状況を改善するために，インドネシア政府より日本政府への協力要請があった．日本で研修していたインドネシア人医師が，日本の母子手帳制度に感銘を受け，母国でもぜひ広めたいと熱望したことで，モデル地域での母子手帳の配布につながった．

　政府の要請を受けたJICAは地域住民に根ざした活動を行っている地方自治体の協力・

参加が不可欠と考え，ネパールでの活動実績がある埼玉県に協力を依頼した．埼玉県職員であった筆者はネパールに2年派遣された実績を買われ，保健医療・公衆衛生の専門家としてJICAの母子手帳プロジェクト参加のため，インドネシアのマナド市に1998～2001年までの4年間赴任した．

当初の目的は，母子手帳を配布して，妊産婦死亡率と乳児死亡率が高い地域において，母子保健に関する知識を広く普及し，母子の健康状況を改善することだった．母子手帳を作成するうえで，識字率があまり高くない地域においても，母親に理解できるように多くのイラストを使用すること，妊娠中の危険な徴候や感染症の予防措置，母子の栄養や離乳食の調理法など，広くわかりやすく掲載することをとくに心がけた．また保健医療従事者に対しての指導者養成研修なども実施した．さらに母子保健の知識や母子手帳の意義・記入方法などについて指導した．保健所（プスケスマス）[*4]では母親学級なども開催した．

現地の助産師および地域助産師は，国の政策の下，自主的な改善の努力を行い，保健知識と保健サービスの質の向上を目指していた．先はまだ長いが，確実に成果が上がっていると感じた．母親学級は彼女らの手で確実に推進された．母子手帳の普及については，インドネシア政府の関心も高く，2003年までに26州で母子手帳が配布された．その後，2004年の母子手帳にかかわる保健大臣令の発布，2006年の保健省の特別予算措置により，妊産婦総数に対する母子手帳の充足率は62.4%に達し，量的な拡充は順調に進んでいる[6]．今後の課題は，母子手帳と医療関係者の効果的な利用を考慮することであり，質的な改善が必要と思われる．加えて，埼玉県は1998年度より，インドネシアからの保健省職員の研修受け入れを実施している．

近年，インドネシアの地域母子保健におけるさまざまな問題は，日本のJICAによるプライマリ・ヘルス・ケアプロジェクト，母子手帳プロジェクトなど各国の国際協力，加えて，インドネシア保健省当局の積極的な医療保健分野への介入により，改善されてきている．

2000年代からの経済成長期に入り，最新の医療機器を備えた病院・医療施設なども増え，都市部以外の地域でも，乳児死亡率・妊産婦死亡率などは減少傾向にある．今後の課題は，医療現場における高度な専門知識・技術をもつ人材の育成など，ソフトウェア面での向上がインドネシアの医療保健活動には必要と考えられる．引き続き，日本とインドネシア両国が協力し，母子保健活動が向上していくことを期待したい．

●引用文献

1) World Health Organization, United Nations Children's Fund, United Nations Population Fund and the World Bank：Trends in Maternal Mortality：1990 to 2015―Estimates by WHO, UNICEF, UNFPA, World Bank Group and the United Nations Population Division, WHO, Geneva, November 2015

2) United Nations Inter-agency Group for Child Mortality Estimation：Levels & Trends in Child Mortality―Report 2015, p.3, UNICEF, 2015

3) UNICEF：Levels & Trends in Child Mortality, Report 2017, 〔https://www.unicef.org/publications/files/Child_Mortality_Report_2017.pdf〕（最終確認：2018年10月10日）

[*4] 公共の保健所で，郡単位の広範囲な地域保健の拠点となり，簡易の医療施設も兼ねている．

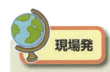

現場発　ポシアンドゥによる母子保健活動

インドネシアの母子保健活動でユニークなのは，ポシアンドゥ（posyandu）とよばれる，現地のボランティアが中心に行う会合が定期的に開かれることである（ポシアンドゥとは，1985年に中央政府によって行政村の末端組織として設置が進められた健康管理を目的とする地域母子保健活動の拠点組織である）．

ポシアンドゥの健診では，①受診の登録，②体重測定，③測定結果の記録，④栄養指導や家族計画指導，⑤予防接種やビタミン剤の投与という5つの活動を順序だてて実施する．

この村落レベルの保健活動で中心的に活躍するのはカデル（kader）とよばれる地元の一般住民のヘルス・ボランティアで，毎月行われる乳児健診の他，日常的にコミュニティにおける健康保持や衛生改善などのプライマリ・ヘルス・ケアに関しての保健指導・健康相談を行っている．識字率の低い地域においても住民ニーズを把握できるなど，多くの利点がある．

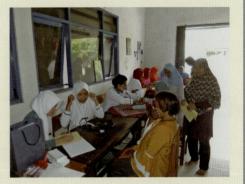

ポシアンドゥ：現地の保健活動の様子
（2018年撮影）

4) 独立行政法人国際協力機構：特集「母子手帳」世界の動き―第10回母子手帳国際会議に寄せて（2016年11月23日〜25日：東京），〔https://www.jica.go.jp/topics/feature/2016/161118.html〕（最終確認：2018年10月10日）
5) UNICEF：The State of the World's Children 1997, p.100-112, Oxford University Press, 1997
6) 独立行政法人国際協力機構：母子手帳による母子保健サービス向上プロジェクト終了時評価調査結果要約表，2009，〔https://www2.jica.go.jp/ja/evaluation/pdf/2009_0600435_3_s.pdf〕（最終確認：2018年12月12日）

162　第 VII 章　国際協力としての看護の実際

5 難民への看護

この節で学ぶこと

1. 難民が発生する状況と，難民の定義を理解する
2. 難民の状況および生活と難民保護の考え方を理解する
3. 難民への看護を理解する

A. 国際協力における難民支援の概要

　グローバル化が進む中，人々の交流が盛んになり得られる情報量も増えて多種多様な異文化との接触が生じる．自身が帰属する集団とは異なる文化／宗教／価値／信条などと接した時にそれらを支持する集団を認められない場合や，他の集団により不利益を被ると判断されたり，略奪や支配的行為があった場合に戦争や紛争が起こる．その集団として，国家や民族，宗教団体，政治団体などが挙げられる．そのような状況において戦禍を被ったり迫害を受ける人々は危険から逃れることを迫られる．また，経済的に困窮した状況や飢餓から脱するため，豊かな生活や食糧を求めて非自発的に移動しなければならない人々もいる．このように強制的に移動させられる人々は国境を越えて逃れたり，国内にとどまって避難するケースがあり，地球規模の課題となっている．実際に世界中で紛争や迫害から逃れて移動した人々の数は，2015 年末で 6530 万人であった．そのうち 18 歳未満の子どもが 51％ を占めている[1]．

　国連難民高等弁務官事務所（UNHCR）による「難民の地位に関する 1951 年の条約」では，次のように難民を定義している[2]．

> 人種，宗教，国籍もしくは特定の社会的集団の構成員であることまたは政治的意見を理由に迫害を受けるおそれがあるという十分に理由のある恐怖を有するために，国籍国の外にいる者であって，その国籍国の保護を受けることができない者またはそのような恐怖を有するためにその国籍国の保護を受けることを望まない者およびこれらの事件の結果として常居所を有していた国の外にいる無国籍者であって，当該常居所を有していた国に帰ることができない者またはそのような恐怖を有するために当該常居所を有していた国に帰ることを望まない者．
> （難民の地位に関する 1951 年の条約より抜粋）

　この難民の課題に取り組むうえでの重要な概念として人間の安全保障がある．人間一人ひとりに着目し，生存・生活・尊厳に対する広範かつ深刻な脅威から人々を守り，それぞれのもつ豊かな可能性を実現するために，保護と能力強化を通じて持続可能な個人の自立と社会づくりを促す考え方である[3]．図VII-5-1 に示すように，「人間の安全保障」では「欠

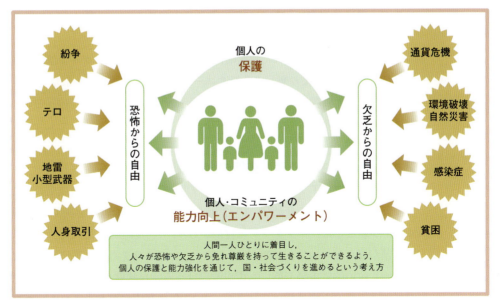

図Ⅶ-5-1 「人間の安全保障」の考え方
[外務省：2013年版 政府開発援助（ODA）白書, p.5, 2014より引用]

乏からの自由」と「恐怖からの自由」が必要とされる．難民となることで生命や健康の維持，安全・安心な生活が脅かされ，それらに伴う恐怖や欠乏から解放されるために，看護はその機能を発揮するのである．具体的に看護に求められる支援について，UNHCRは，すべての国に対して，難民の庇護を強化し，保護をより効果的にする措置をとるよう要請する中で，特別なニーズをもつ社会的弱者としての子どもなどに特別の配慮がされなくてはならないとしている[4]．また，予防接種や健康，衛生，栄養に関する教育などの基本的な予防ケアが施され，文化的に適切な精神保健ケアと適切な心理社会的カウンセリングが提供されるべきである，と述べている[5]．

B. 実際の活動

1 ● 海外における難民支援の活動内容

難民が発生すると難民受け入れ国の申請によりUNHCRは難民キャンプを設置し，難民条約に基づき彼らの安全と生活を保障する．まずは，どのような人がどのくらいいるのかを把握するためと身分保障のため登録とIDカードの発行などが行われる．国連世界食糧計画（World Food Programme：WFP）と共に食事を配給し，環境の衛生に努め，とくに保健センターを設置して感染症蔓延の予防や子ども・妊婦の健診，病人やけが人の手当てを行う．難民キャンプは数十年と長期にわたって運営されることもあり，子どもの教育や自立に向けての職業訓練なども行われる．

難民キャンプから安住の地を求めて出国し，第三国定住を希望する人もおり，その場合は出国の申請と受け入れ国での申請を経てそれらが認められなければならない．また，母国の状況が安定した場合には帰還を選択する人もいるので，そのための支援がなされる．難民の8割が女性と子どもであり，とくに子どもは孤児が多く里親探しも重要な課題で

あるが，養子縁組先で奴隷として労働させられることも問題となっているためその後の
フォローも必要となっている．

　難民キャンプに派遣された看護職は，設置された保健センターで医療活動をすることも
あるが，巡回訪問により難民の生活やニーズを把握するため情報収集に努めたり，ID カー
ド発行の補助，食糧配給，環境整備，里親とのマッチング業務，難民どうしの人間関係の
調整の他，死体の運搬や処理などをすることもある．

2 ● イラクにおける難民支援の実際の活動

　中東に位置するイラクはメソポタミア文明が栄えた地で，長い歴史の中でさまざまな勢
力により支配を受けてきたが，1932 年に独立し，幾多の戦争を経て 2004 年に現在の新・
イラクが誕生した．バクダッドに首都があり，人口は 3720 万人でアラブ人 8 割とクルド
人 2 割が暮らしている．1980 年頃よりイラン・イラク戦争，湾岸戦争など，多くの戦争
を経験し政治的にも経済的にも中央政府は不安定な状態にある．2014 年以降イスラム過
激派による侵攻を受け続けていたが，2017 年に制圧宣言がなされた．たび重なる戦争に
よって医療施設が老朽化し，医薬品や医療器材が欠乏した状態が続いている．さらに国内
の治安が悪化したことに伴い，多くの医療従事者が海外へ流出してしまった．隣国シリア
の内戦によりシリアからの避難民が流入し，イラク国内でも武力勢力が侵攻したことで国
内避難民が発生した．戦争で使用された劣化ウランに関連していると思われるがん患者が
増加し，現在多くの子どもたちが白血病等のがんで苦しんでいる．

　このような状況において，外務省の資金を得た NGO が小児がん患者およびその家族
向けの総合支援施設をクルド人自治区に設立し，筆者は看護職専門家として派遣されるこ
ととなった．前述したように，医療従事者の海外流失に伴い患児に対し十分なケアがなさ
れず，医療関係者に対する能力強化が必要とされていた．具体的には，①緩和ケアの実際，
②患児および家族への精神保健，③施設内における子どもの成長発達に応じた教育，④感
染症対策，⑤それらの活動の効率性を上げるための 5S・KAIZEN（p.131 参照），⑥ワー
クショップや研修会の開催，⑦マニュアルやチェックリストの作成，⑧活動計画表の作成
である．これらの活動は，持続可能な開発目標（SDGs）に掲げられている目標 3「あら
ゆる年齢のすべての人々の健康的な生活を確保し，福祉を促進する」に合致するものであ
り（p.62，表Ⅲ-1-1 参照），「2030 年までに，非感染性疾患による若年死亡率を，予防や
治療を通じて 3 分の 1 減少させ，精神保健及び福祉を促進する」というターゲットに沿っ
た内容である．また，「開発途上国，特に後発開発途上国及び小島嶼開発途上国において
保健財政及び保健人材の採用，能力開発・訓練及び定着を大幅に拡大させる」というター
ゲットについて，イラクでは，感染症対策に秀でた看護師の不足や，精神保健の内容が十
分に認識されることがなかった状況があり，ワークショップや研修を通して持続可能性の
向上を図るものであった．

　活動にあたっては，イラクの保健施策や保健統計を確認し，現地スタッフや患児の家族
に聞き取り調査を行ってニーズを把握した．ワーキンググループを設置し共に活動計画書
を作成して活動計画の具体化や透明化を図った．その結果，現地の看護大学の協力を得，
保健省が主体となって感染症対策の研修がシリーズ化されて行われた．今後も他の能力強

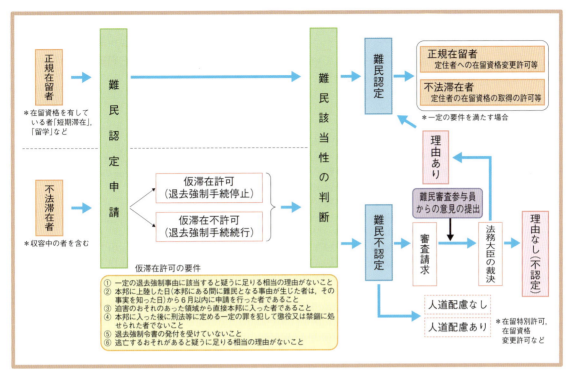

図Ⅶ-5-2 難民認定申請の形態と手続き

[法務省入国管理局編：平成29年版「出入国管理」日本語版, p.129, 2017, 〔http://www.moj.go.jp/nyuukokukanri/kouhou/nyuukokukanri06_01123.html〕（最終確認：2018年10月16日）より引用]

化への取り組みを協働していく予定である．

C. 国内における難民支援

　日本における**難民認定申請**の形態と手続きの流れについて**図Ⅶ-5-2**に示した．2016年度の難民認定申請者数は10,901人（前年比3,315人増），国籍・地域は79ヵ国で，過去最高の申請者数であった．国籍でみると，インドネシア（16.8％），ネパール（13.3％），フィリピン（13.0％）の順に多い．うち難民認定申請の処理数は8,193人（前年比4,295人増）であったが，難民認定者数は28人である（前年比1人増）[6]．この他，人道上の配慮の理由による認定者が97人であり，合わせて125人に対して日本での在留が認められた．

　日本に上陸してから難民として認定され在留資格の取得が許可されるまでおよそ6ヵ月を要するとされるが，申請時に有効なビザを所持している等の在留資格を有していれば6ヵ月を経過しても審査結果が出ない場合や，不認定となった後に審査請求（異議申し立て）をした場合に，結果が出るまで日本国内において就労が認められる．不認定となった申請者で在留資格のない場合は入国管理施設や収容所に収容され国外退去を命じられる．

　出入国管理及び難民認定法により難民として認定されると，更新可能な1〜3年の「定住者」の資格が与えられる．国民健康保険に加入したり，福祉支援を受けたりすることができるようになる．実際には日本語の習得や，就労，教育，経済，日本文化の理解などの面で苦労することもあり，日常生活において細やかな支援が必要となる．他の在留資格を

有する外国人と異なり，迫害の恐怖や不安を常にもっている人も多く心理社会面でのサポートも重要となる．母国での安全・安心な生活が保障され，帰国を希望するようになれば，母国の情報提供や生活していくうえでの助言，手続きの準備など**帰還支援**を行うことになる．

●引用文献
1) UNHCR：UNHCR Global Trends 2015，p.52，2016
2) UNHCR 駐日事務所ホームページ，〔http://www.unhcr.or.jp/〕（最終確認：2018 年 10 月 16 日）
3) 外務省：人間の安全保障―分野をめぐる国際潮流，2016 年 2 月 8 日，〔https://www.mofa.go.jp/mofaj/gaiko/oda/bunya/security/index.html〕（最終確認：2018 年 10 月 16 日）
4) UNHCR 駐日事務所：難民保護への課題　日本語版，p.27，2006
5) UNHCR：Guidelines on Policies and Procedures in Dealing with Unaccompanied Children Seeking Asylum, p.11, 1997
6) 法務省入国管理局編：平成 29 年版「出入国管理」日本語版，p.60-62，2017，〔http://www.moj.go.jp/nyuukokukanri/kouhou/nyuukokukanri06_01123.html〕（最終確認：2018 年 10 月 16 日）

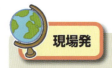

イラクでの難民支援

　イラク北東部クルド人自治区の主都エルビルには，シリアからの難民の他，国内で武力勢力に侵攻されたモースルからも多くのクルド人が避難してきている．保健省や病院，教育機関，難民キャンプで情報収集や打ち合わせをしながら，治療が必要にもかかわらず入院できないでいる子どもたちを訪問した．

　子どもたちの保護者はおじやおば，祖父母であることが多い．両親は仕事のために別の場所で生活していたり，父親が行方不明になったり兵士になったりしている．また，一夫多妻のため，父親が一緒に生活していないこともある．ある人はモースルからは夜中にライトを消して車で逃げてきたそうで，武力勢力の兵士に見つかるか，道中地雷を踏んでしまうかという恐怖がついて回ったという．避難した地域に親しい人がおらず，体験したことや現在の生活の話を共有したり十分に聞いてくれる人もなく，訪問し傾聴することがメンタルヘルスケアにもつながる．

　訪問した病院の小児病棟では，避難してきた子どもの入院が 7 割を占めるが，治療費を払えず，NGO の寄付金に頼っている．看護職員は十分な給料が支払われず，人員や医薬品，医療器材が不足している中であっても，日本の看護師と協働して能力を高めよいケアを実践したいとのことであった．

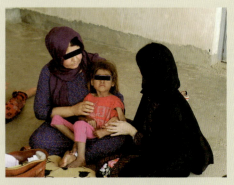

イラクの都市エルビルにて家庭訪問をする筆者（右）（2017 年撮影）

6 災害看護

> **この節で学ぶこと**
> 1. 世界で発生する災害の状況を理解する
> 2. 日本における国際緊急援助の仕組みやルールを理解する
> 3. 海外における災害看護活動の特徴を理解する

A. 国際協力における災害看護の概要

1 世界における災害の発生状況

「世界災害報告2016」[1]によれば，2015年に世界で発生した自然災害は371件，技術的/産業的要因で発生した災害は203件であり，約1億849万3千人が被災をした（**表Ⅶ-6-1**）．人間開発指数[*1]の四分位でみてみると，災害発生数では大きな差はないが，被災者数の61.2%，死者数の43.9%を人間開発低位国が占めている．また，大陸別では（**表Ⅶ-6-2**），アジアで41.8%の災害が発生しており，被災者数の62.8%，死者数の66.9%

表Ⅶ-6-1 人間開発指数の分類による災害発生数および人的被害の状況

	災害発生数（件）	被災者数（千人）	死者数（人）
人間開発最高位国	113 (19.7%)	1,288 (1.2%)	7,855 (24.1%)
人間開発高位国	183 (31.9%)	8,084 (7.5%)	4,508 (13.8%)
人間開発中位国	146 (25.4%)	32,761 (30.2%)	5,899 (18.1%)
人間開発低位国	132 (23.0%)	66,360 (61.2%)	14,288 (43.9%)
計	574	108,493	32,550

[World Disaster Report 2016 より作成]

表Ⅶ-6-2 大陸別災害発生数および人的被害の状況

	災害発生数（件）	被災者数（千人）	死者数（人）
アフリカ	116 (20.2%)	30,924 (28.5%)	3,858 (11.9%)
アメリカ	124 (21.6%)	6,874 (6.3%)	1,691 (5.2%)
アジア	240 (41.8%)	68,083 (62.8%)	21,770 (66.9%)
ヨーロッパ	70 (12.2%)	233 (0.2%)	5,165 (15.9%)
オセアニア	24 (4.2%)	2,379 (2.2%)	66 (0.2%)
計	574	108,493	32,550

[World Disaster Report 2016 より作成]

[*1] 人間開発指数：保健・教育・所得という3つの側面からその国の人間開発の達成度を測るための指標．

を占めている．このようにアジアでの災害発生率が高く，人間開発指数が低い国ほど人的被害が多い傾向にあることがわかる．

人間開発低位国は後発開発途上国とも重なり，防災・減災への取り組みの不十分さや復興の遅れは貧しさと関連する．また，これらの国々は感染症の発生率も高く，災害により環境が破壊されたり汚染されることで地域における感染リスクがより高くなる．感染予防対策や蔓延の防止策が十分でないことにより二次被害による患者や死者を発生させることになる．

世界で発生する災害を種類別にみてみると，自然災害が約3分の2を占め，洪水や暴風雨が多く発生している．被災者数の多さでは干ばつがトップであるが，これは飢饉による食糧難が影響していると思われる．死者数では地震・津波，寒波・熱波が多くを占めている．表には含まれていないが，国連国際防災戦略（UNISDR）[2]では，伝染病の発生も生物ハザードとして挙げている．2014年に西アフリカで発生したエボラ出血熱は記憶に新しいが，世界保健機関（WHO）[3]によれば，2万8646人が感染し1万1323人が死亡した．同じく2014年には日本においても約70年ぶりにデング熱の感染例が確認され，約160例が報告された[4]．

2 ● 国際的な災害支援の仕組み

他国で発生する災害や感染症は，日本にも影響を及ぼすものであるが，人道的配慮および国際貢献として，日本が培ってきた知見をもって協力することが求められている．災害発生時の日本の国際医療協力として，国際緊急援助隊（JDR）の派遣がある（p.98，図Ⅴ-1-2参照）[5]．1987年に「国際緊急援助隊の派遣に関する法律」が施行されて以来57回の派遣を行っている（2017年5月22日現在）．JDRは地震，津波，洪水などの自然災害と，人為災害のうち，紛争に起因しない災害を対象とし，国際協力機構（JICA）に登録されている医師，看護師，薬剤師，医療調整員などで構成されたチームが派遣される．JDRの派遣は，相手国または国際機関からの要請を受けてから行う「要請主義」に基づいており，外務省が派遣の決定をする．その他，日本のNGOからも多くの看護職が派遣されている．

前述したUNISDRは，第3回国連防災世界会議において，「仙台防災枠組2015-2030」を策定した[6]．そこでは，"生命と生活と健康，個人・企業・コミュニティ・国の経済的・物理的・社会的・文化的・環境的資産に対する災害リスクおよび損失を大幅に削減する"ことについて合意がなされた．国際防災戦略において，生命と生活と健康について言及され，国際協力での災害看護の活躍が期待されている．

B．実際の活動

1 ● 国際的な災害支援のルール

災害発生時には，人道的支援の観点から国際的な行動指針として，スフィア・プロジェクト[*2]やHAPインターナショナル[*3]，ピープル・イン・エイド[*4]などが活用されてきた．現在，それらをより統合・拡大させた「人道支援の質と説明責任に関する必須基準（Core Humanitarian Standard on Quality and Accountability：CHS）」が開発され9つの質の基

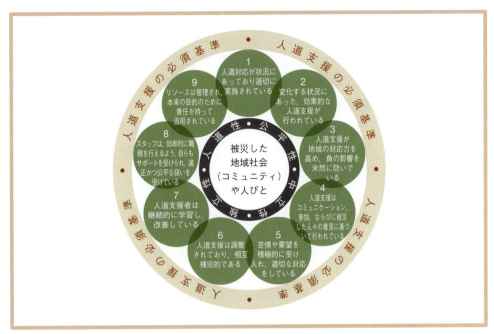

図Ⅶ-6-1 人道支援の質と説明責任に関する必須基準（CHS）の9つの質の基準
［支援の質とアカウンタビリティ向上ネットワーク：「人道支援の質と説明責任に関する必須基準 Core Humanitarian Standard on Quality and Accountability（CHS）」日本語版, p.4, 2014 より引用］

準が示されている（**図Ⅶ-6-1**）[7]．海外において災害支援を行う場合，さまざまな国のさまざまな組織や団体が被災地で活動するため，支援の場所や内容が重なったり行き届かなかったりしないように互いに確認する必要がある．そのような場合にCHSや持続可能な開発目標（SDGs）（p.62参照），仙台防災枠組2015-2030などの理念や行動指針を照らし合わせながら協議していく．以下に大事な視点について述べる．

a. 文化的配慮について

災害支援においては急性期などのニーズが高いが，そのような時にも文化的配慮を欠いてはいけない．とくに宗教上の戒律は，災害時でも被災者はその信条を大切にし，避難生活において必要な行動を継続しようしているからである．このような文化的ケアをしてこそ，"その人がその人らしく生きる"ことにつながるのである．協働する医療従事者も宗教上の戒律に基づきながら医療活動をすることを理解しておく．

b. 技術移転について

被害が甚大で主要な病院等が倒壊してしまうと，被災地から離れた比較的被害が大きくない病院や診療所に被災者が搬送されるが，災害に関連した疾病に対応した処置や看護に

[*2] スフィア・プロジェクト：被災者の権利を実現するために，NGOのグループと国際赤十字・赤新月運動によって1997年に開始されたプロジェクトで，人道支援の事業実施レベルの行動指針として基準を定めている．スフィア・ハンドブック2011年版（日本語版）は認定NPO法人難民支援協会のウェブサイト（https://www.refugee.or.jp/sphere/）よりダウンロード可能である．

[*3] HAPインターナショナル：ジュネーブに本部を置く米豪系のNPOであるHAPインターナショナルが作成したもので，人道援助における説明責任や品質管理について組織の責務基準を定めている．

[*4] ピープル・イン・エイド：人道支援組織のための人材マネジメントの指針．

不慣れな看護師と協働することがある．緊急な状況では海外から派遣されてきた医療従事者がすべて役割を担うこともあるが，撤退後に現地の医療従事者が継続してケアができるように働きかけていく．必要なケアを説明しながらやり方を見せ，次に実際にやってもらって適切な技術を移転していく．

c. 使用する物品・薬剤について

使用する物品がある場合は現地で調達可能なものにする．薬剤についても，たとえ優れた効能があったとしても現地で入手困難な薬剤を使用すると，海外からの支援者が撤退したのち治療の継続ができにくくなる．WHOは，基本的なヘルスケアシステムに応じた必要最低限の医薬品リストとして **WHO必須医薬品モデル・リスト**を示している[8]．優先度が高く最も効果的で安全かつコスト効率のよい医薬品が掲載されている．海外での支援活動を行う際にはこのリストに基づいて薬剤を準備するとよい．日本から薬剤などを持ち込む場合，薬品名や使用方法など日本語だけで記述されているものは撤退時にはすべて日本に持ち帰るようにする．それらを置いてきてしまった場合，記憶に頼って使用したり，現地の言葉で貼り直したラベルがはがれたりして誤薬につながるおそれがあるからである．

d. 地域への支援について

病院や避難所にアクセスできなかったりテント生活を続ける被災者が多くいるので，地域における医療も重要である．巡回診療を行ってすべての被災者が医療にアクセスできる機会を設ける（第Ⅶ章第7節参照）．海外では日本とは異なるヘルスケアシステムがあり，地域医療を担う場としての**保健ポスト**や村などで医療に従事する人々としての**コミュニティヘルスナース**（保健ボランティア）や**ヘルスワーカー**などの機能を理解し（p.173，第Ⅶ章第7節参照），協力を得ながら効果的な災害医療が提供できるようにする．

2 ● インドネシアでの実際の活動

筆者は，2006年5月27日インドネシア（p.159参照）のジャワ島でマグニチュード6.3の地震（ジャワ島中部地震）が発生した際に，NGO団体より救援看護師として派遣された．5千人を超す死者および7千人を超す負傷者ならびに約13万人の被災者を出す甚大な災害であった．被災地では，電気，通信および交通網などのインフラが壊滅的被害を受けた他，医薬品，食料および飲料水などの確保が困難な状況にあり，インフラの回復や医薬品の供給が遅れた場合には，飲料水などを介して感染するコレラ，肝炎，腸チフス，細菌性赤痢および蚊やその他の虫を介して感染するマラリア，デング熱などの感染症が集団発生するおそれのある状況であった．

多くの病院が機能しなくなり，周辺地域で患者を受け入れられる後方病院にて活動を行った．骨折や外傷の患者が多く，創傷部は感染を起こし膿があふれている状態であった．現地の看護師は外傷の処置に不慣れであり，初めは筆者が全患者の処置を行い，現地看護師が介助を行っていたが，次第に現地の看護師に自分で行うことを勧めると積極的な姿勢を見せた．戸惑ったりわからなくなると質問をし，処置の手順を患者記録に記載していった．最終的には，自分たちですべての患者の処置をほぼ確実に行えるようになった．また，退去時には，日本から持ち込んだ物に関しては，現地スタッフが用途を理解している衛生材料などは置いていき，日本語表示のみの薬剤などは，破棄または持ち帰ることにした．

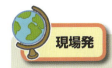
現場発　インドネシア ジャワ島での震災支援

　ジャワ島中部地震での国際緊急援助の際には，すぐに海外へ出発できる人ということで召集されたこともあり，成田空港で初めて会うスタッフと飛行機の中で打ち合わせを行った．短期間で人材や器材を準備するため，このように十分でない状態で現地へ赴くこともある．ジャワ島ではインドネシア語の他にジャワ語が使用されているが，インドネシア語に近いとされるマレー語を話すスタッフが通訳を担った．ゆえに現地では，日本語，インドネシア語，ジャワ語，マレー語，そして英語が飛び交う中で被災者のケアにあたった．国際看護を実践する中でコミュニケーション力は求められるが，異なる言語の壁を越えて共通して理解し合うものはやはり「看護の本質」であることを実感した．看護師どうしで言葉が通じ合わなくても，看護の原理原則は共通であり，創傷の処置など受傷者にとってよりよい方法をすぐに理解して技術を習得してもらえた．

　またジャワ島ではイスラム教徒が多く，看護師たちも宗教に則したユニフォームを着用している（**写真**）．インドネシアの女性はバティックという布を腰から下に巻くことが多いので，筆者も同様に常にバティックを着用して従事していたが，このことによってもノンバーバル（非言語）コミュニケーションが図られたようで，快く現地で受け入れてもらえる要因であったと思われる．

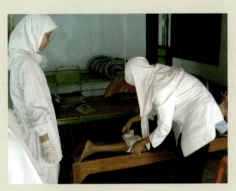

長袖に"ヘジャブ"で髪をかくし，被災者のケアにあたる現地の看護師（2007年撮影）

　現地の看護スタッフや患者はイスラム教徒であったため，筆者自身も高温多湿の中，肌を露出しないようにするなど文化的配慮を心がけた．

●引用文献
1) International Federation of Red Cross and Red Crescent Societies：World Disaster Report 2016, p.232-241
2) 2009 UNISDR Terminology on Disaster Risk Reduction, p.5, 2009
3) WHO：Ebola Situation Reports,〔http://apps.who.int/ebola/ebola-situation-reports〕（最終確認：2018年10月16日）
4) 厚生労働省：平成27年版厚生労働白書，p.424，2016
5) 独立行政法人国際協力機構：国際緊急援助,〔https://www.jica.go.jp/jdr/〕（最終確認：2018年10月16日）
6) UNISDR：Sendai Framework for Disaster Risk Reduction 2015-2030, p.12-14, 2015
7) 支援の質とアカウンタビリティ向上ネットワーク：「人道支援の質と説明責任に関する必須基準 Core Humanitarian Standard on Quality and Accountability（CHS）」日本語版，p.4，2014
8) WHO：WHO Model List of Essential Medicines, p.1, 2015

地域看護（公衆衛生看護）

この節で学ぶこと
1. 途上国において地域看護を提供するための体制を理解する
2. プライマリ・ヘルス・ケアの理念に沿った，地域看護活動の実際について理解する

A. 国際協力における地域看護の概要

　地域看護活動の担い手は，日本では一般的に都道府県や市町村といった行政や保健所などで活動する保健師と考えるかもしれない．しかし，国際協力の現場となる途上国では，地域で活動する看護職は保健師だけではなく，看護師または准看護師，助産師，准助産師など多様な人材が活動している．その活動内容は，予防接種や健康診断などの疾病予防，ヘルスプロモーションのための活動から，傷病治療や分娩介助などの医療サービスまでが含まれ，前述した看護職が主な役割を担っている．

　地域看護活動を行ううえで重要な理念に，**プライマリ・ヘルス・ケア**が挙げられる（p.128参照）．プライマリ・ヘルス・ケアの主要な活動項目は，1）健康教育（健康問題とその予防法について），2）食糧供給と栄養改善，3）安全な水の供給と衛生設備，4）母子保健（家族計画を含む），5）主な感染症に対する予防接種，6）風土病の予防対策，7）一般的な傷病の適切な治療，8）必須医薬品の供給の8つ[1,2]であり，地域看護を展開するうえでの基盤ともいえる．また活動するうえでは，地域にある資源を有効活用しながら，住民による住民のための活動であることを原則として，保健分野だけでなく他分野とも協働していくことが重要とされている．

　途上国においてプライマリ・ヘルス・ケアサービスを提供する施設は，日本でいう保健所，診療所，助産所などの機能を併設することが多く，**保健ポスト**や看護ステーション，保健所支所，地域診療所などとよばれる（以下，保健ポスト）．保健ポストはおおよそ数村に1つの割合で設置[*1]され，住民にとって最も身近な医療サービス機関になる．この他，医師が配置され簡単な外科手術などができる**保健センター**などとよばれる，日本の地方病院のような施設が該当することもある．途上国では，おおむねこのような一次医療機関が主な地域看護の提供拠点となっている．

　国際協力における地域看護活動は，プライマリ・ヘルス・ケアの理念をふまえたうえで，上記のような施設を中心に展開する．

[*1] WHOは主要なプライマリ・ヘルス・ケアの実現のためには，人口1万人につき医師・看護師・助産師が23人以上必要としている［https://www.who.int/hrh/workforce_mdgs/en/（最終確認：2018年11月14日）］．この基準を最低ラインとし，各国で保健ポスト等設置のための人口基準を設けている．

B. 実際の活動

1 ● 国際協力における地域看護活動を行ううえで必要なこと

a. 保健システムと地域看護活動の拠点機関の概要の把握

　地域看護活動には人材や資金，物品などの資源が必要となる．利用可能な資源を把握するために，地域看護活動がその国のどのような政策の中に位置づけられているのか，また，活動拠点となる機関はどのような状況にあるのかを理解する必要がある．そのためには，その国の保健行政システム，保健医療政策・制度，保健医療の提供体制を理解しておくことが非常に重要となる．以下に，代表的な医療サービス提供体制と保健ポストの役割機能について，セネガルの例を紹介する．

　セネガルは西アフリカ，サハラ砂漠西南端に位置する．医療サービスは第一次から第三次までに分かれ，簡易な治療は第一次（保健ポストと保健センター），さらに高度な治療が必要な場合には第二次（州病院），第三次（国立病院）の医療サービスへ紹介・転送する体制となっている（図Ⅶ-7-1）．他方で保健行政のトップに中央行政機関である保健省があり，その下位組織に地方行政機関が存在する．地方行政機関は，州レベルに州医務局，郡レベルに位置する保健区がある．地域看護の提供拠点となる保健ポストや保健センターはこの保健区が管轄しているため，その活動は保健区によりモニタリングや評価がなされる体制となっている．

　図Ⅶ-7-2は保健ポスト組織図の例である．セネガルの保健ポストには医師がおらず，国家資格をもつ看護師，もしくは准看護師が保健ポスト長としてすべての責任を担っている．診察は看護職が行うが，処置は地域住民から選ばれ短期の研修を受けた**保健ボランティア**（Community Health Worker とよばれる）が行うことも多い．助産師が配属されていない

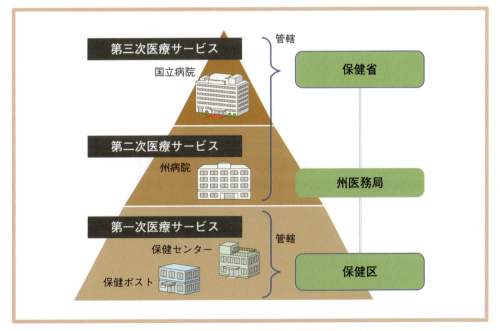

図Ⅶ-7-1　医療サービス提供体制［左］と保健行政構造［右］（セネガルの例）

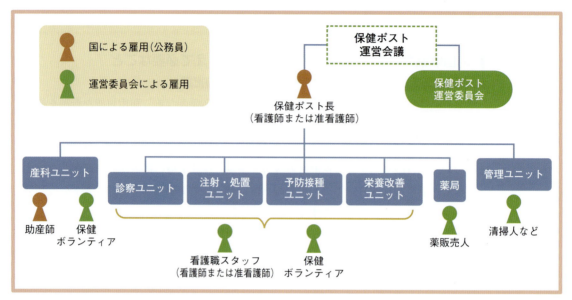

図Ⅶ-7-2　保健ポストの組織図例（セネガル）
［Republique du Sénégal Ministère de la Santé et de l'Action sociale：Guide sur la Gestion des Ressources Humaine dans un Centre de Santé et un Poste de Santé, Série OGRIS 3, 2013を参考に作成］

場合は保健ポスト長の管理の下，産科配属の女性保健ボランティアが多くの周産期ケアを行う．薬局には薬剤師はおらず，保健ポストの運営委員会メンバーが，薬の在庫管理と販売を行う．保健ポストは国または地方自治体による公的医療機関であるが，その運営は地域の住民がメンバーとなる運営委員会が担う．運営資金は，患者が支払う診療代や医薬品代，予防接種や健診時の自己負担金によって賄われている（受益者負担制度）．最大の収入源は医薬品回転資金によるものであり，国によって指定された必須医薬品を公営薬剤庫から安価に購入し，一定額を上乗せしたものを販売することで利益を得ている．これらの収入で人件費，光熱費，村落部への巡回の際のガソリン代，物品購入費の他，施設の修繕費など，主に経常的経費[*2]が支出され，それらの管理は運営委員会が行う．人件費については，保健ポスト長や助産師等の数人は公務員として国から給料が支払われるが，その他の看護職や保健ボランティア，清掃人などは運営委員会により雇用され，給料が支払われる．国の政策で保健ポストや保健センターで疾病予防イベントなどを実施する際には，別途経費が割り当てられることが多い．

b．地域の社会文化的背景を考慮しながら，地域をアセスメントする

　国際協力事業において地域看護活動を展開する際には，日本での活動と同様に念入りな地域アセスメントが必要となる．とくに途上国における活動では，異文化理解の姿勢が重要となる．ここでは仮に対象を大きく①地域全体，②小集団，③家族・個人の3つに分け[*3]，その概要を説明する．

[*2] 経常的経費：現行のサービスやその水準を維持していくために経常的に必要となる経費．
[*3] 本節では疾病予防活動（マラリア予防）について述べるため，アセスメント対象をこのように区分した．しかしHIV/エイズ患者の支援等，個人への支援が主になる場合は，①地域社会，②小集団・家族，③個人と考え，個人の情報を詳細にアセスメントしたほうが適切かもしれない．

①地域全体

対象地域の人口構成，自然環境や地理的条件，交通・通信状況，学校の有無や住民の識字率，主な職業も含めた経済状況，民族構成や宗教などをアセスメントする．また，地域を訪問する際の宗教的・文化的マナー，たとえば厳格なイスラム教の地域を訪れる場合は女性は布で頭部を覆うなどにも配慮する．疾病構造も含め，対象地域の保健ポストやその他の出先機関（衛生局，市役所など）でデータを入手できることが多いが，データとして存在しない情報は，参与観察や関係者へのインタビューなどからアセスメントを行う．加えて地域内で保健医療に関して住民への支援活動を行う組織（NGO やアソシエーションなど）を把握することで，情報収集や活動を協働することが可能となる．

②小集団

地域内の集団，宗教や職業別，または PTA や婦人会，青年会などについて概要を把握する．とくに医療費補助など医療保険のような仕組みをもつ共済会などの小規模な組織については，詳細な情報を得ておく．さらに市場や教会・モスクなど，それらの集団が集まる場所や日時を把握しておくことは，活動実施の際に有益な情報となる．

③家族・個人

家族や個人のアセスメントでは，家族構成や職業，学歴，女性の社会的地位の他，水源（水道・井戸など）の場所，電気の有無，家の建築素材等も観察する．農村部で現金収入が少なく，各家庭の経済状況を正確に把握できないことも多いが，前述の項目から推測することもできる．

以上のアセスメントを行うことで，問題点の把握だけでなく，活動展開する際の実現可能性についても考慮することができ，現実的な計画立案が可能となる．

2 ● ブルキナファソの保健ポストでの実際の活動

ブルキナファソは西アフリカに位置する，日本の約 2/3 の国土面積をもつ内陸国である．乾燥気候と亜熱帯気候に分かれ，雨期と乾季があり，乾季の月平均気温は 40℃を超す地域も多い．人口は約 1800 万人でフランス語が公用語であるが，約 70 の民族からなりそれぞれの言語も使用する多民族・多言語国家である．宗教はイスラム教 61%，キリスト教 23%，伝統的宗教 15% であり，伝統的な呪術や魔術を信じる者もいる．一人あたり GNI 610 米ドル（2016 年）であり，後発開発途上国[*4] の 1 つでもある．国の最優先の保健課題は感染症であり，中でもマラリアが死亡要因の 1 位を占める[3]．

筆者が活動した地域もマラリア罹患率・死亡率が高く，保健ポストの診療疾患のほとんどを占めた．地域アセスメントの結果，街のいたる所にごみが散乱し，蚊の幼虫（ボウフラ）の発生場所となるよどんだ水のたまり場が多くあった．また，住民のマラリア予防に関する知識が乏しく，蚊が媒介することも知らないため，蚊の吸血を予防するための蚊帳を使用せず，ボウフラの発生場所を除去することができていなかった．また，乳幼児や妊婦はマラリア罹患リスクが高く重症化しやすいため，優先的に予防策をとる必要があるが，蚊帳は家長だけが使用していることが多かった．上記のアセスメントを保健ポストのス

[*4] 後発開発途上国：国連総会の決議により認定されたとくに開発の遅れた国々．2018 年では 47 ヵ国が認定されている（p.266，付録 3 参照）．

タッフや住民支援団体と共有し，住民のマラリア対策に関する知識の向上と，とくに妊婦と乳幼児の蚊帳の使用率向上のための活動を行った．国の不定期に実施される蚊帳配布事業を活用しながら，住民が蚊帳を入手できるタイミングで健康教育を行った．以下，筆者が行った青年海外協力隊としての活動概要について，3つの対象別（①地域全体，②小集団，③家族・個人）に分けて説明する．

①地域全体を対象とした活動：村・集落のボランティアと共に清掃イベントの実施

　散乱したごみなどにたまる水もボウフラの発生場所となりうるため，清掃イベントを行い，よどんだ水がたまる場所を埋めた．あらかじめ地域の代表者である村長や区長へ活動について説明し理解を得たため，多くの地域ボランティアの協力が得られた．

②小集団を対象とした活動：市場や広場等での健康教育の実施

　住民が多く集まる市場などで集会を開き，健康教育を行った．紙芝居を使用し現地語でマラリアとその予防方法について説明を行った．蚊帳の正しい使用方法については，住民によるデモンストレーションを行いながら説明を行った（**図Ⅶ-7-3a, b**）．また男性も多く集まる場で，乳幼児と妊婦が蚊帳を使用する重要性を強調した．健康教育の手法として，住民の娯楽としても人気の高い演劇を取り入れ，地域の子どもによるマラリア啓発劇を行った．近所に住む子どもたちが行う寸劇は多くの住民が興味をもって鑑賞しただけでなく，子どもたち自身への健康教育にもつながった（**図Ⅶ-7-3c**）．

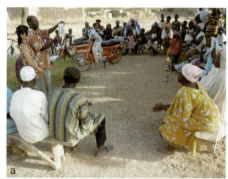
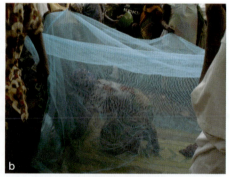
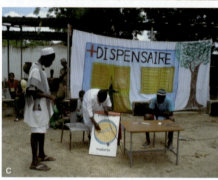
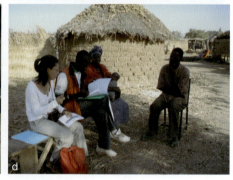

図Ⅶ-7-3　ブルキナファソでのマラリア予防の健康教育活動（2007～2010年撮影）
　a：保健ポストスタッフとマラリア予防のための健康教育を実施している様子．紙芝居を使用して現地語による説明を行っている．
　b：蚊帳を広げ，現地の女性に蚊帳の正しい使用方法をデモンストレーションしてもらう様子．
　c：子どもが行うマラリア啓発劇にて看護師役の子どもがマラリアの原因について説明する様子．
　d：家庭訪問を行い，個別にマラリア予防について健康教育を行う様子．

7. 地域看護（公衆衛生看護）　177

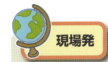
現場発　巡回訪問活動と村の保健ボランティアの活躍

　筆者が活動していたブルキナファソの保健ポストでは，毎月1回保健ポストのスタッフが管轄する6村へ乳幼児予防接種に出向くという巡回訪問活動を行っていた．村々は10〜30 km離れており，住民が保健ポストまで来ることが困難であったため，各村の保健ボランティアの協力を得て村で予防接種を行った．保健ボランティアは，対象児の母親へ巡回訪問による予防接種の日時と場所（多くは村内の広場など）を伝え，集まるように周知していた．未接種の児については，保健ボランティアが予防接種台帳で確認し，家まで母親をよびに行き予防接種を受けるよう促していた．また，予防接種と同時に児の栄養状態を把握するための体重測定も行っており，準備から測定まで保健ボランティアが実施していた．各村の保健ボランティアは1つずつ体重計を貸与され，管理を一任されていたため，意欲的に活動している者が多かった．保健ボランティアはこの他にも，村レベルで行われるマラリア対策の蚊帳配布事業や，ビタミン剤や寄生虫治療薬の無料配布事業などにおいて保健ポストのスタッフと協力しながら活動をしており，村落部の活動では重要な存在といえる．

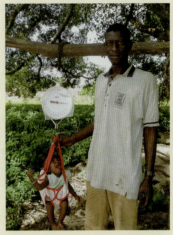
保健ボランティアが行う体重測定．持ち運びが楽に行える，つるすタイプの体重計を使用．（2007年撮影）

③家族・個人を対象とした活動：家庭訪問での健康教育の実施

　一軒一軒家庭を訪問し，ボウフラの発生場所，蚊帳の使用方法を観察しながら個別の健康教育を行った．また住民のマラリアに関する知識を確認し，不足している点について説明を行った他，より安価に蚊帳を入手する方法や国の蚊帳配布事業について紹介した（**図Ⅶ-7-3d**）．

　以上の活動は，保健ポストのスタッフや住民支援団体と協力することで実現した．各団体の活動主旨や人材，資源を確認しながら，一緒に活動計画を立案することでより幅広い活動へとつなげることができる．また，アセスメントで抽出された問題すべてに着手するのではなく，実現可能性なども含め優先順位を考え活動計画を立案していくことが必要である．

● 引用文献

1) WHO：Declaration of Alma-Ata International Conference on Primary Health Care, Alma-Ata, USSR, 6-12 September 1978,〔http://www.who.int/publications/almaata_declaration_en.pdf〕（最終確認：2018年11月13日）
2) WHO：Health system, Primary health care,〔http://www.who.int/healthsystems/hss_glossary/en/index8.html〕（最終確認：2018年11月13日）
3) Institut National de la Statistique et de la Démographie（INSD）：Programme National de Lutte contre le Paludisme（PNLP），Enquête sur les Indicateurs du Paludisme（EIPBF）2014, p.3, ICF International Rockville, Maryland, USA, 2015

第 VII 章　国際協力としての看護の実際

8 学校保健

この節で学ぶこと

1. 国際協力における学校保健の重要性と今後の可能性を理解する
2. 国際協力における学校保健の歩みを理解する
3. 学校保健における世界の具体的な取り組みについて知る

A. 国際協力における学校保健の概要

1 ● 国際協力における学校保健の重要性

　健康改善は，教育の向上にも貢献することが多くの知見で示されている．とくに女子に対する学校教育は，5歳未満児死亡率，出生率，結婚，出産年齢など，その後の人生に大きく影響するとされている．「教育を受けた母親から生まれた子どもたち（とくに少女たち）は，相対的に学校に通う可能性が高くなり，世代を超えた『機会』のサイクルが生まれる可能性がある」[1]．

　従来，学校保健は寄生虫・感染症対策に貢献してきた．しかし現代の途上国では，感染症と非感染性疾患（NCDs）の疾病の二重負荷が起こっている（p.59 参照）．現在は，食事，運動，飲酒，喫煙などの生活習慣が身につく子どもの頃に，自分の健康を高めていく力を習得するニーズが高まっており，学校保健は寄生虫・感染症対策だけでなく新たな役割を担っている．また，日本のみならず，都市化の進む国々では精神保健やいじめ，外傷への対策の重要性が挙げられ，学校保健への多様なニーズへの期待が高まっている．

2 ● 国際協力における学校保健の歩み

　国際社会における学校保健の分野は比較的新しい．1980 年代から子どもの基本的人権と教育を受ける権利を国際的に保障しようとする動きが高まり，1989 年に国連児童基金（UNICEF）の主導により「児童の権利に関する条約（子どもの権利条約）」が国連で採択され，1990 年には国連教育科学文化機関（UNESCO）により「万人のための教育」[*1]が提唱された．これらを契機に次々と学校が建設され，地域の住民にも教育の必要性が認知されるようになった．その後，さまざまな団体が学校保健に着目し，WHO は1995 年に「健康教育推進学校（Health Promoting Schools：HPS）」の設立をよびかけ，UNICEF は 1999 年に教育支援プログラムとして，「子どもに優しい学校」の普及を目指し，子どもの健康づくりと教育改善に取り組んだ．

　このような流れを受けて，各援助機関が協力して活動を進めていく目的で，世界保健機

[*1] 万人のための教育：すべての人に基礎教育を提供するという世界共通目標.

関（WHO），UNICEF，UNESCO，世界銀行が集まり世界教育フォーラム（2000年）[*2]が開催された．学校保健が「万人のための教育」達成に不可欠であることを共有し，包括的な学校保健の枠組みとして「**FRESH**（Focusing Resources on Effective School Health，効果的な学校保健への資源の集中）」を決議した．FRESHは4つの具体的な指針：①学校保健に関連する政策と実施，②安全な水と衛生設備，③技術習得を重視した健康教育，④学校基盤の健康と栄養サービスの提供を示している．これらの指針は，オタワ憲章(1986年)[*3]における5つのヘルスプロモーション戦略の理念に基づいている．また，教育と健康が持続可能な開発目標（SDGs）（p.62参照）における目標3や4のみならず，多くの目標にリンクしており，いかに学校保健が生涯の健康づくりに重要であるかがわかる．

B. 実際の活動

1 ● 国際協力における学校保健の進め方

FRESHの4つの具体的な指針を強化する重要なこととして，教育セクターと保健セクターとの効果的な連携，地域との連携，児童たちの意識向上と参加が挙げられている．とくに児童へのかかわりは，いろいろな健康教育の方法があるが，これまでの現場での実践から，「**Child-to-Child**」[*4]とよばれる参加型の方法が有力とみられている[2]．

児童が年少の子どもや同級生の行動変容を促すだけでなく，家族や親戚，さらには地域住民への波及効果も期待できる．たとえば，児童が手洗いの保健教育を受け帰宅し両親や兄弟に手洗いの目的や正しい方法を教えることでメッセンジャーとなる．その家庭で手洗いの意義が再認識され，習慣化する可能性がある．このように学校は地域の健康づくりを広める格好の拠点ともいえる．

2 ● モロッコでの実際の活動

筆者は青年海外協力隊員として，モロッコ王国（以下，モロッコ）へ2013年より2年間，派遣された．モロッコはアフリカ大陸の最北西端に位置し，北は地中海に，西は大西洋に，東はアルジェリアに面した国土44.6万km^2（日本の約1.2倍，西サハラを除く），人口3528万人（2016年）[3]の国である．アラブ文化，ヨーロッパ文化，先住民のベルベル文化を融合しており，現在も美しい建築物や古い街並みが残っている．国民のほとんどがイスラム教徒であり，イスラム教の教えは国民の価値観を形成し，生活に根付いている．鉱業・農業が盛んであるが，日本への輸出品としてはタコが有名である．

任務は「県内小学校における学校保健・衛生教育の重要性の普及」であり，県庁所在地を任地とするもう一人の同期看護師隊員や，現地の教育省県支局と共に県内の学校保健活動に従事した．モロッコの小学校には，日本の保健室や養護教諭のような存在はない．日

[*2] 世界教育フォーラムでは，ダカール行動枠組み（2015年までに測定可能な6つのゴール）を採択し，164ヵ国が同意した．

[*3] オタワ憲章：1986年にカナダのオタワでWHOにより開催された第1回世界ヘルスプロモーション会議でつくられた健康づくりについての憲章をさす．

[*4] Child-to-Child：①子どもの生存，保護，開発，参加など，子どもの権利を効果的に実行するための実践的な手法．②子どもの健康増進や開発における，子ども参加型アプローチ．（参考：http://www.childtochild.org.uk/child-participation/idea/［最終確認：2018年11月14日］）

本の保健体育・体育科にあたる内容は，モロッコでは主に理科，イスラム教，体育の時間に振り分けられている．教科書を読む理論的な教育が多く，児童の行動変容や保健行動の習慣化を促すには不足していた．また，筆者の活動した小学校では，スペインの保健NGOが介入しており，年数回歯ブラシや歯磨き粉の寄付，手洗い・歯磨きの啓発活動を行っていた．学校全体に，学校保健に対していわゆる"援助慣れ"の雰囲気が漂っていた．

a. 実施した主な活動

上記の現状をふまえ，筆者が行った主な活動は，①実情の把握と共有，②実践的な保健教育の実施，③小学校教諭，専門学生への定期的な講習会・交流会の開催，④子どもたちが主役の児童会「学校の友達」結成サポート，⑤教育省と保健省の連携強化である．

①実情の把握と共有

たとえば，教室では「ごみはごみ箱へ」と習った児童が，休み時間にティッシュペーパーを校庭に捨てている．こういった教員および児童の保健行動における"Know-Do"ギャップ[*5]の是正には，知ること，共有することが重要である．赴任先の学校の校長とのやりとりを通して，誰一人教員が近寄ろうとしなかった不衛生なトイレに校長が足を踏み入れた一歩は非常に大きく感じられた．

②実践的な保健教育の実施

モロッコの学校保健国家プログラムの中で，とくに保健教育の質の向上を掲げていた対象に，歯の健康，非感染性疾患（NCDs），眼科感染症がある．筆者たちは，①手洗い，②歯の衛生，③トイレの使用方法，④砂糖の消費，⑤衣服・身体の清潔，⑥環境教育，⑦トラコーマ[*6]のテーマで，保健教育の実施を企画した．教員主体で実践的な教育ができることを目標に，1回目は看護師隊員が主体，2回目は教員主体で保健教育を実施した．このプロセスを各テーマで繰り返した．また，教材は教科書だけでなく，トイレの使用具を実際に使う，グループワークを活用するなどの工夫を行った（図Ⅶ-8-1）．

③小学校教諭，専門学生への定期的な講習会・交流会の開催

学校保健にかかわる人材育成には，適切な学校保健政策と学校保健関連カリキュラムを整えることと同時に，大学・専門学校における学生への教育，学校教員への現任教育が大切とされている[4]．教員が学校保健の重要性を理解するため，教育省県支局主催による定期的な講習会を開催した．各学校から1～2人の校長または教員が参加し，保健教育の授業案や，習慣化を目指した実践型授業を自分

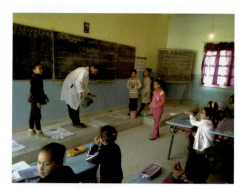

図Ⅶ-8-1　画用紙のトイレと桶でトイレの使用方法を教える先生と学ぶ生徒たち（2014年撮影）

[*5] 私たちが知っていること（Know）と実際に行っていること（Do）に違いが生じていること．WHOは"Know-Doギャップへの取り組みは公衆衛生分野にとって今世紀最大の挑戦の一つである．"と述べている．［WHO：Bridging the "Know-Do" Gap Meeting on Knowledge Translation in Global Health, p.1, 2005］

[*6] トラコーマ：クラミジア・トラコマチスという微生物を病原体とする感染性結膜炎．41ヵ国で公衆衛生上の問題であることが知られ，約190万人の失明や視力障害を引き起こしている．［WHO：Trachoma, 2017,〔http://www.who.int/en/news-room/fact-sheets/detail/trachoma〕（最終確認：2018年11月14日）］

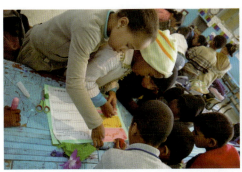
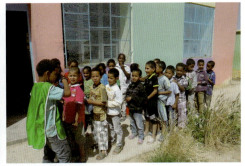

図Ⅶ-8-2　児童会「学校の友達」の活動の様子（2015年撮影）
（左）グループワークにて「学校の友達」の目標や活動内容を話し合う子どもたち．
（右）低学年の子どもたちを整列させている．メンバーの象徴である蛍光色のベストを誇らしげに着用し，いきいきと学校の清掃，休み時間終了後の整列，草木の世話などを行う児童の姿は忘れられない．

たちで考えた．また，教員養成校の学生達にも同じような定期講習会を開催した．

④子どもたちが主役の児童会「学校の友達」結成サポート

　モロッコのいくつかの学校には児童会組織があり，低学年児童の世話，休憩時間の秩序の維持・向上，校内のごみ拾いなど多様な任務が任されていた．他校の児童会を教員講習会で紹介したところ，後日赴任先の学校から結成の声が上がった．その後，同じような児童会が結成され，組織名は「学校の友達」に決まった．企画の段階から，校長，教員，事務員，児童がその目的と役割，グループ分けや担当日などについて話し合いを重ねた（**図Ⅶ-8-2**）．また，保健教育では児童が教える側となることもあった．正しいトイレの使用方法について高学年の児童が低学年の児童に授業を行った．

⑤教育省と保健省の連携強化

　前述の通り，学校保健の充実は教育と健康，つまり教育省と保健省の連携なくしては成しえない．そこで，主に教育省県支局の学校保健担当職員と保健センターの看護師の連携強化に努めた．たとえば，教員の講習会に講師役として保健省の人材を活用するなどである．また，学校は地域コミュニティの一部であり，学校保健関連のさまざまなセクターや地域の組織への包括的アプローチも重要である．

b．活動の効果

　上記以外に，学校の教員が自主的に取り組んだのは校内の衛生環境である．筆者が活動を始めて約1年後，トイレの下水が整備され水が出るようになり，手洗い場も建設された．PTAと学校が協力し，工事の予算を獲得したためで，彼らが学校保健の重要性を認識し始めた証であり，うれしい出来事であった．上記の活動の相乗効果，それらの継続により，学校全体の雰囲気や児童の表情と行動，衛生環境が変わっていった．何より，素晴らしい校長や教員たちの主体性や協力によるものが大きい．

　当時学校の児童たちは，情操教育やクラブ活動などの経験に乏しく，児童たちの自己表現の場や，それを認めほめてもらえる場が日本に比べて少ない気がした．学校保健の時間が，彼らにとって責任感・自己肯定感を高める場，そして何より楽しい時間であってほしいと思い活動してきた．子どもたちならではの純粋さと発想力を基盤に，彼らと共に未来への可能性と能力を高めていくことが，学校保健の可能性なのではないかと感じている．

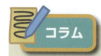

コラム　素晴らしい日本の学校給食

　栄養バランスのとれた食事，リーズナブルな給食費，高い安全性と衛生，給食を通じて学ぶ協調性や文化など，学校給食の長所は数多くある．日本政府は，国連世界食糧計画（WFP）やUNESCOとの共同プロジェクトを開始（2002年）し，アジア諸国の調査団が日本の学校給食を視察している．過去40年で肥満の子ども（5～19歳）の数は世界的に約10倍に増えた[i]．日本では，洋食への嗜好，ライフスタイルの変化，核家族化に伴い，孤食が増加している．大人の管理が行き届かないため，偏食や食事の単純化が起こり，肥満ややせが増加する．さらにそれらはNCDsや貧血，若年妊婦のやせに影響している．そのため，日本では以前より「食育」が注目され，それらの課題に取り組んでいる．今後似たような問題を抱えるであろう国々が，日本の学校給食に注目している．

【引用文献】

i) WHO：Tenfold increase in childhood and adolescent obesity in four decades：new study by Imperial College London and WHO, 2017,〔http://www.who.int/en/news-room/detail/11-10-2017-tenfold-increase-in-childhood-and-adolescent-obesity-in-four-decades-new-study-by-imperial-college-london-and-who〕（最終確認：2018年11月14日）

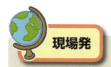

現場発　手洗いをして叱られる子ども／日本の学校保健の誇り

①手洗いをして叱られる子ども

　赴任先の学校の女の子が自宅の食事にまねいてくれた．彼女は帰宅するなり，家のバケツに入った水を使い，今日習った手洗いを実践したところ，ほめてもらえるどころか，母親から叱られていた．彼女の集落には家まで水道を引いていない家庭もあり，住民は公共の水道から水をくんできている．彼女の母親も先ほど水をくんできたばかりであった．家族への保健教育には，住民の暮らしや価値観にも配慮したアプローチが必要であると考えさせられた．

②日本の学校保健の誇り

　日本の学校給食や清掃の時間を取り上げたテレビ番組の録画を児童や教員と一緒に見たことがあった．給食の準備を児童が行う様子，順番を守って食器におかずが盛られる様子，清掃には教員も参加する様子など，日本人にはあたり前の学校風景だが，見終わった後，拍手喝采の嵐であった．長い歴史をもつ日本の学校給食制度*，養護教諭の存在をはじめとする学校保健システム，そして幼い頃から培われる日本人の衛生観念と道徳心は，世界に誇れるものであると感じた．

*学校給食は貧困児童救済を目的に1889年，山形県鶴岡町（現在の鶴岡市）で初めて導入された．戦後の食糧難解決のためGHQ，UNICEFなどの支援を受けて1947年に全児童を対象に全国化された．

●引用文献

1) UNICEF：世界子供白書2016：一人ひとりの子どもに公平なチャンスを，p.55, 2016
2) 勝間　靖：教育と健康 -HIV/エイズを中心として．国際開発研究　16（2）：35-44, 2007
3) 外務省：モロッコ王国，2018年11月9日，〔https://www.mofa.go.jp/mofaj/area/morocco/index.html〕（最終確認：2018年11月14日）
4) 小林　潤：長崎大学大学院　熱帯医学・グローバルヘルス研究科「ヘルスプロモーション」講義資料，2017

9 感染症と看護

> **この節で学ぶこと**
> 1. 感染症の伝播のサイクルを理解する
> 2. 国際協力活動における感染症看護の役割を理解する
> 3. 国際協力活動における感染症看護の課題を理解する

A. 国際協力における感染症と看護の概要

　ナイチンゲール（Nightingale F）は，統計学を使用して感染症の推移を明らかにし，客観的な指標から感染症の看護を述べた一人である．ナイチンゲールは，現代の看護学の基礎ともいえる「看護覚え書」の中で，「真の看護は感染を恐れません．むろん防護措置は講じます．清潔さと，窓からの新鮮な空気と，患者への普段の心づかい——真の看護師が求め必要とする防護措置は，たったこれだけなのです」と述べている[1]．

　時を経て，医療職の先人たちの記録や情報から，感染症の伝播するサイクルが明らかになり（**図Ⅶ-9-1**），感染防止策を講じた看護が実施されている[2]．しかし菌やウイルスも，生存物の1つであり，生きるために感染防止策に打ち勝とうと立ち上がり，再興感染症や新興感染症，薬剤耐性菌となる（p.67，**表Ⅲ-2-1** 参照）．看護職者は，菌やウイルスが，進化し続けていることを忘れず，ナイチンゲールが述べたように環境を整備し，菌・ウイ

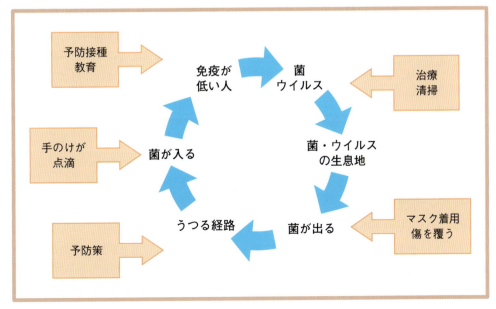

図Ⅶ-9-1　感染症の伝播のサイクル

184 第 VII 章　国際協力としての看護の実際

ルスとうまく共存していくという視点をもたなければならない.

1 ● 国際協力における感染症看護の要点

　困窮による劣悪な衛生環境に居住し,栄養状態が悪い人々は,免疫低下により感染症を発症してしまう.衛生環境が悪い場所で感染症に罹患した人々は,働くことができず,貧困の連鎖を生み出してしまう[3].劣悪な生活環境から抜け出せない人々は,生活の中で原生生物や蠕虫の寄生による寄生虫疾患に感染し,奇形,盲目,障害などを患うことになる.また途上国では,結核,エイズ,マラリアはいまだ大きな脅威である.国際協力活動における感染症看護は,これらの感染症の伝播するサイクルを断ち切ることができるかが要となるが,それは感染症看護に携わる看護職だけでは実施できない.すべての医療職,時には住民が共に協力する必要がある.

　国際協力活動における感染症対策を担う看護職者は,感染症の伝播するサイクルを十分に理解し,感染防止策を熟知している必要がある.そのうえで異文化における感染症看護を実施しなければならない.その土地の生活習慣を知り,資源を考え,感染症の拡大を阻止するための人材育成と調整,資金を確保する能力が求められる.

2 ● 感染症対策の基礎知識

　感染症対策の基本は,**標準予防策（スタンダード・プリコーション）**である.感染症の有無にかかわらず,すべての患者の血液,体液,汗を除く分泌物,排泄物,傷のある皮膚,粘膜を感染症があるものとして対応するという考え方である.標準予防策には,石けんや速乾式アルコール消毒薬を使用した適切な手洗い,個人防護具の着用（エプロン,マスク,手袋,ゴーグルなど）,環境や器具の清掃,患者の配置,咳エチケットがある.

　標準予防策に加え,**感染経路別予防策**を実施する.感染経路別予防策とは,ウイルスや菌が人々に伝播していくための経路に応じた予防策である.感染経路には,空気感染,飛沫感染,接触感染の3種類がある.飛沫核とよばれる小さなウイルスや菌は,水分を含まず軽いため空気中をさまようことができる.密閉した環境において,このさまよっているウイルスや菌を吸い込むことで,人々は空気感染を起こす.空気感染を起こす感染症には,結核,麻疹,水痘などがある.空気感染を起こす感染症の患者とその他の患者とは部屋を分け,感染力が低下するまで治療と隔離を続ける必要がある.また,医療者は感染しないよう,N95マスクとよばれる飛沫核をほとんど遮断できるマスクを着用して患者の治療・看護にあたる必要がある.

　一方,くしゃみや咳などで飛び散るしぶき（飛沫）の中にいるウイルスや菌は,水分を含み直径が大きくなり,空気中をさまようには少し重くなる.そのため,飛沫は,1 m程度しか浮遊することができない.飛沫感染を起こす感染症には,インフルエンザ,風疹,流行性耳下腺炎などがある.飛沫感染を起こす疾病の患者は,マスクを着用し,くしゃみや鼻水をまき散らさない予防策をとる必要がある.患者が集団生活に戻るには,症状が緩和するまで待つのが望ましい.

　接触感染とは名前の通り,ウイルスや菌に触れた手や食物を介して,体に感染を起こす伝播経路のことである.接触感染を起こす感染症として急性胃腸炎,性感染症,破傷風,

肝炎などがある．接触感染を起こす感染症の患者に触れる際は，個人防護具を着用することや，使用する器具を患者専用とすることが必要となる．

いずれの感染経路にしても，途上国での暮らしの中では，大勢の家族や人畜と住まいを一緒にしており，誰かが感染症を発症した時には，既にほかの家族にも伝播している可能性が高い．途上国における人々の住む環境はいまだ劣悪である．また，途上国の医療機関においても，環境や物品が整備されていない．その中で，継続した感染症対策を実施する難しさはいうまでもない．

B. 実際の活動

1 ● 途上国における感染症看護の活動の基本

途上国で問題となる感染症とその対策軸については，第Ⅲ章第2節（p.64）に解説があるので参照されたい．

途上国において感染症看護の基本となる活動は，生活環境や療養環境を整えることに始まる．途上国に初めて渡航した医療者が愕然とするのは，不衛生な環境に人が密集して過ごしていることである．まずは，感染症の原因となる菌・ウイルス，原虫などが住みにくい環境をつくるために，居住地や療養環境の清掃を行うことが大切である．清掃を行うポイントとして，生活上排出される汚染物と清潔に保たないといけないものが，混在しないかを確かめる．援助を実施する看護職が汚染物と清潔なものを分ける場所を設けたなら，住民や現地の医療者が規則に従い整理整頓をするよう徹底的に指導する．

次に，飲料水の確保である．途上国の多くは，下水道が整備されていないため，安全な飲料水が確保できない．住民は，ひどい時には茶色く濁った水を飲んでいる．また，現地の医療者は，感染症予防の基礎となる衛生学的な手洗いを実施する習慣がないことが多い．また，医療者が衛生学的な手洗いを実施できる水を確保することすら難しい．感染症看護を実践するうえで，下水道の完備は急務である．下水道の完備には，援助する側の国からの資金によるサポートが必要となる．

さらに，感染症対策に必要な医療器材（マスクや手袋，エプロン，速乾式手指消毒薬，医療器材等），生活用品（蚊帳，コンドーム等）は，途上国に支給するだけでは正しく使用されずに放置される．感染症の国際支援を担う看護職は，現地の医療職と共に働き，感染症対策を担える人材として現地の看護職を育成し，彼らが継続して住民や療養者に感染症対策を教育していけるよう活動している．

2 ● パラオでの活動の実際

筆者は，感染症対策専任看護師としてパラオのパラオ国立病院に青年海外協力隊として派遣された．パラオは日本の真下に位置し，日本の屋久島とほぼ同じ面積，人口21,729人（2017年，世界銀行）のサンゴ礁に囲まれた小さな島国である．熱帯林があり，海に面しており，主な産業は観光業である．第一次世界大戦の頃は日本が統治しており，現地語であるパラオ語の中には日本語が多く取り入れられている．第二次世界大戦後はアメリカが統治していたが，1994年にパラオとして独立した[4]．

筆者が主に行った活動は，①病院内の環境のチェック，②空気感染防止策の検討，③機

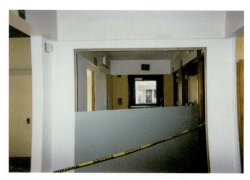
図Ⅶ-9-2　空気感染する感染症対策のために設置した隔離室（2002年撮影）

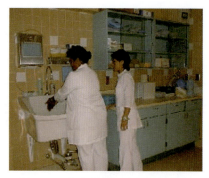
図Ⅶ-9-3　衛生学的手洗いの指導
（2001年撮影）

材の取り扱いや感染症看護の基本指導，④清浄な飲用水の確保と蚊媒介感染症の発生防止，⑤地域の感染症看護である．

a．病院内の環境のチェック

まず，筆者は病院の看護管理者と共に病院内の環境をチェックし，改善点と感染症対策にかかる財源について検討した．パラオは，海洋性熱帯気候で，高温多湿，年間の平均気温は27.7℃と蒸し暑い．重傷者が入室する一部の病室を除いた病室は，冷房が効かないため，通気の効率を考え，病室間は完全に区切られていない．空気感染する結核の患者が，小児科の患者と衝立を隔て隣のベッドに寝ている状態であった．疾患の感染経路を考えて患者を入室させることと，空気感染をする感染症に罹患した患者を看護できる部屋を検討した．また空気感染防止策に必要な換気システムの購入を検討した．

b．空気感染防止策の検討

空気感染防止策に必要な換気システムの購入には，継続したメンテナンスも含め多額な資金を要するため，病院経営者もいっしょに検討を行い，日本や中国，アメリカなどから無償資金協力の援助を受けた（**図Ⅶ-9-2**）．無償資金などの協力から，パラオでは呼吸器や透析の機械を使用した治療が実施されていた．パラオの医療職は，無償資金協力で提供された機器の使用方法について教育を受けており，継続して医療機器を使用すること，メンテナンスを行うことが可能であると判断できた．残念ながら筆者が職務を終えるまでに，隔離部屋の完成を見届けることはできなかった．

c．機材取り扱いや感染症看護の基本指導

パラオの看護師全員が，医療機器の扱いや，また機械の設定が患者に及ぼす影響，治療の効果をどこまでわかっているかは不明であった．患者の傍にいる看護師が，これらの医療機器の取り扱いや患者への治療の効果を理解していなければ，機械を使用することにより合併症（感染症を含む）を引き起こす可能性がある．そこで筆者は，感染症の看護に直結しない仕事であっても，コミュニケーションの機会を兼ねて，臨床に赴き看護師への聞き取り調査を行った．また，筆者の臨床での経験をいかし，医療機器の使用方法について看護師にレクチャーを実施した．さらに，定期的に病棟へ赴き，患者の検温を手伝い，看護ケアを看護師と共に実施し，ケアの中での改善すべき点を，自ら実施して提案した．患者に触れる前には，衛生学的な手洗いを実施すること（**図Ⅶ-9-3**），穿刺する際に針の

コラム　パラオと日本の共通点

パラオは，昔日本が統治していたため，高齢者の中には日本語を話せる人がいる．また，パラオ語には日本語を引用した言葉があり，パラオの人々に親近感を覚える．パラオ語には，「チチバンド（女性の下着）」「マナイタ（まな板）」「ツカレナオス（疲れをとる）」といった言葉があり，女性が「ヤスンバ（日本語の休み場が語源と思われる）」でおしゃべりを楽しんでいる様子をよく見かけた．食文化も日本と似ており，魚や貝の刺身を食べる習慣がある．

キャップを口にくわえない，褥瘡のある患者の体位変換の実施を家族に口頭で伝えて終わりにせず看護職が実際に行ってみせるなど，日本の看護ではあたり前のことを地道に実施した．筆者が感染症対策をパラオの医療者に伝える際に最も気をつけたのは，「私もあなたと同じ立場のスタッフである」という姿勢である．現地の看護を尊重しつつ，さりげなく間違っていることを訂正することに努めた．

d. 清浄な飲用水の確保と蚊媒介感染症の発生防止

筆者がパラオに赴任した頃，デング熱やレプトスピラ症など日本では聞いたことがなかった感染症が流行していた．どちらも蚊やネズミなどが人へウイルスを媒介することが原因となる．高温多湿の環境であるパラオでは，突然の雨（スコール）により，雨水をためて貴重な飲料水にしていた．雨水のため方は，屋根から樋を伝わせ，タンクに貯留する方法が主である（図Ⅶ-9-4）．たまった水は，煮沸もせずに，飲料水としても使用されて

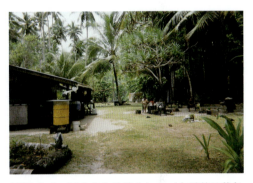

図Ⅶ-9-4　雨水をためるタンク（左手前の黄色の円筒）（2001年撮影）

いた．樋を伝わせためた雨水には，ネズミなどの糞が混入している危険性があり，貯水は蚊を増殖させる可能性があった．デング熱やレプトスピラ症の感染拡大予防策として，蚊に刺されないよう就寝時に蚊帳を使用することや，樋を使用せずに雨水を貯留し，一度沸騰させ飲料水にすることを，ポスター掲示やラジオで啓発した．さらに，保健所と連携して，病院に入院するデング熱の患者のサーベイランスを実施し，罹患患者数の把握に努めた．一見地道にみえる生活習慣の改善や，発生している感染症の患者数を把握することは，感染症看護を実施し，評価するうえで非常に重要である．

e. 地域の感染症看護

筆者は，病院内での感染症対策に行き詰まった際に気分転換を兼ねて地域の保健所に「研修」という形の監査に訪れた．パラオは小さな国であり，病院の看護職と保健所の看護職は顔見知りであるため，その人脈を使い地域の感染症看護にも取り組んだ．保健所の職員が小学校へ訪れ健康講話などにも取り組んでおり，若い世代に避妊の方法を教育し，コンドームを配布する活動を行った．また，パラオの人はビーチサンダルで日常生活を送って

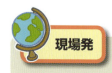

現場発　現地住民の暮らしを理解する重要性

　パラオでの青年海外協力隊の住居は，現地住民宅でのホームステイが基本で，筆者は勤務先に近い比較的裕福な家に居候した．慣れない環境を助けてくれたのは，ホームステイ先の母親や職場のカウンターパート（現地の同僚・協力者）だった．ホームステイ先の母親は，パラオの看護師養成所の教員であった．パラオは，小さな島国で大統領制をとっているが，いまだに首長とよばれる人が残っている．現地住民は同部族であり親戚関係が多く，年長者を敬う文化である．現地住民と一緒に住む筆者は，子ども同然であり，母親が看護職であることが助けとなった．また，年長者である看護管理職がカウンターパートとなったことで，他の看護職や医療者が筆者に興味と関心を抱くようになった．

　また，ホームステイ先での生活が，感染症対策をするうえで情報源となった．前述した雨水の貯水についても，現地生活での観察による．ある時は，筆者が外出しようとする際に，ホームステイ先の子どもが棒を持つように勧めてきた．筆者が外出すると，野犬に囲まれてしまった．筆者は犬好きであるが，どうみても好きになれないパラオの犬に棒で応戦した．もちろん，この犬に対して予防接種などは行われておらず，狂犬病のおそれもあった．

　また，パラオ人の視力がとてもよいことに気がついた．遠くのほうに筆者が歩いていても，パラオ人は私を見つけて名前を呼んでくれた．そして，パラオ人は歩かない．ジャンクフードが大好きであり，糖尿病が増加しているなど，生活を通してパラオでの健康問題が明確になった．私生活においても異国の他者と一緒に住むことにストレスを感じていたが，この島で仕事をするうえで，ホームステイ生活が大変重要な鍵を握ることとなった．感染症看護は生活環境の改善が必要であり，現地住民の暮らしを知らないと継続した感染症看護につながらないことを痛感した．

おり，時に裸足（はだし）で歩く姿も見受けられた．靴を履こうキャンペーンまではいかないが，ビーチサンダルを履こうと促す活動も行った．

　筆者は，2年間の実践活動から自らの感染症対策に関する知識や技術が欠けていたことを実感した．地球温暖化が進む中，感染症の問題が注目されている．多くの自然災害から起こりうる感染症や衛生環境の改善など取り組むべき課題は多い．今後の筆者の展望は，感染症看護と国際協力をつなぐ活動を行うことである．そのために感染症の動向に注目し，感染症看護を評価していけるような研究に取り組んでいる最中である．

●引用文献
1) フロレンス・ナイチンゲール著，小林章夫，竹内喜訳：看護覚え書対訳，p.58，うぶすな書院，2015
2) 岡部昭延：感染経路と感染防止．Nursing Mook9 感染管理ナーシング（洪　愛子編），p.34，学研，2002
3) 環境省　地球温暖化の感染症に係る影響に関する懇親会：地球温暖化と感染症—いま，何がわかっているのか？，2007，〔http://www.env.go.jp/earth/ondanka/pamph_infection/full.pdf〕（最終確認：2018年10月31日）
4) 外務省：パラオ共和国，2018年10月12日更新，〔https://www.mofa.go.jp/mofaj/area/palau/data.html#section1〕（最終確認：2018年10月31日）

10 看護教育

この節で学ぶこと

1. 国際協力において看護教育を支援することの意義を理解する
2. 途上国における看護教育の主な課題と一般的な取り組みについて理解する
3. ネパールを事例に，看護教育への具体的な支援策について理解する

A. 国際協力における看護教育の概要

第Ⅳ章第3節（p.90参照）でも触れたように，社会のヘルスニーズが高まり，看護職の育成とその質の保障は喫緊の課題である．

1 ● 国際協力における看護人材育成

看護教育への協力の目的は，対象国における看護人材の育成によって，保健医療システムが機能し，住民に必要かつ適切なサービスが提供され，健康の保持増進に寄与することである．各国の看護教育は，世界保健機関（WHO）の示す指針や保健人材養成計画，国際看護師協会（ICN）の声明などに影響を受ける．看護教育を管轄する行政の省庁は，そのような社会背景や自国の状況，将来的な需給バランスなどを鑑み，教育制度や養成数などを検討する．そのため，国際協力における看護人材育成は，専門学校や大学のみならず，時にはそうした看護教育を管轄する教育省や保健省などの省庁レベルでの国際協力が必要になる（p.201，第Ⅶ章第12節参照）．

2 ● 国際協力としての看護教育支援の要点

表Ⅶ-10-1 に示すように，看護教育に関する国際協力の活動テーマは多岐にわたり，一部は看護政策とも関連する内容になるが，主な看護教育支援の課題は，看護教育の標準化や教員の指導力，教育環境に関することである．

表Ⅶ-10-1　看護教育に関する活動テーマ

1.　行政機関での活動テーマ	2.　教育機関での活動テーマ
1）教育制度	1）学生への直接教育
2）教育課程（カリキュラム）	2）教師・管理職への技術移転
3）国家資格・国家試験	・学校運営・管理に関すること
4）登録制度・免許更新制度	・教育内容に関すること（カリキュラム，プログラム，教科）
5）継続教育	・教育技術
6）教員養成	・教育評価
	3）教育環境整備

看護教育の標準化の改善に向けては，その根拠となる法令が不十分な場合もあるため，まずはカリキュラムの有無や内容を確認したうえで，国や地域の事情に応じた教科書や教材の作成を行う．次いで，途上国の学校教育では教科書を読みそれを記憶させるといった記憶型の授業が少なくないが，その国の教育方法を一方的に否定せずに，支援・教授していく必要がある．

途上国では，財政的制約のため学生数に見合った教育環境が整っていない．また，管理上の問題から効果的に活用されていないことも少なくない．そのため，国際協力において安易に不足している物品を購入し支援することがあるが，支援前にその必要性や中長期的に管理が可能かは検討すべきところである．

看護教育の国際協力に求められるニーズやアクター（支援主体）の多様化も起こっている．ニーズという点では，昨今は途上国においても高学歴化が進み，看護学生・看護教員への知識・技術指導とともに，卒後教育や研究に対する支援を求める声を聞くようになった．今後の日本からの看護教育支援の課題である．アクターについては，これまでの主要アクターは国際機関，二国間協力機関，国際NGOであったが，現在は国際協力のすそ野が広がり，看護教育の支援においても現地NGOや大学・研究機関，財団，専門家団体など非政府のアクターが積極的に参加を始めている．よって国際協力を行う団体間の協調が課題となってきている．

B. 実際の活動

1 ● 途上国での看護教育に関する活動

看護教育に関する活動を行う際，カウンターパート（現地の同僚・協力者）は看護学校・大学の学部長や学科長，看護教員であることが多い．前述の通り，その国・地域の法・制度や看護職業務の実際を十分把握しておく必要がある．なお，現地の教科書に記載されている内容や実施されている看護技術，使用物品・機材が，支援者のそれとは異なるといったことはよくあるため，現地の状況に合わせて支援をすることになる．

2 ● ネパールでの実際の活動

筆者は2006年4月〜2009年8月まで二度にわたり，ネパールのバクタプル市が2004年秋に設立した専門学校看護学科で，国際協力機構（JICA）のシニアボランティアとして看護教育の支援を行った．JICAは看護師，保健師，助産師，理学療法士，作業療法士といった保健職種の青年海外協力隊（JOCV）を病院や保健ポスト[*1]等に派遣し，実務支援を行っていた．

a. ネパールの看護基礎教育体制の現状

ネパールは，中国のチベット自治区とインドに囲まれた，国土面積14.7万km²，人口2649万人（2011年）の南アジアの国である．インド国境に近い平野部から丘陵部，エベレストを含む山岳部にわたり，多様な自然・気候を有する．主な産業は農業や観光業である．100を超える民族・言語を抱える多民族多言語社会は民族とカーストが複雑に絡み合

[*1] 保健ポスト：住民に最も近い公的医療機関で，無料で母子保健サービスやけがの手当て，日常的な軽度の病気の治療を行う．日本の保健センターと診療所を一つにしたような医療施設に近い．

表Ⅶ-10-2　ネパールの看護教育プログラム別就学期間，入学資格，学校数の変化

教育プログラム※	コース期間	入学資格	学校数		
			2006 年	2011 年	2014 年
准看護助産師（Auxiliary Nurse Midwife）課程	18 ヵ月	全国共通卒業認定試験合格	40	50	50
看護師養成（Proficiency Certificate Level）課程	3 年	全国共通卒業認定試験の平均正答率 45％以上	39	116	104
看護学士（Bachelor of Nursing）課程	2 年	スタッフナースとして臨床経験 2 年	9	31	36
看護学士（Bachelor of Science in Nursing/Bachelor in Nursing Science）課程	4 年	教養コース終了または同等	9	36	44
看護学修士（Master in Nursing）課程	2-3 年	看護学士かつ臨床経験 2 年	1	4	5
博士（PhD）課程	3 年	看護学修士	—	—	1

※教育プログラム名称（日本語）は，日本の事情に応じわかりやすいように一部筆者意訳

［ネパール看護評議会資料より筆者作成］

い，社会を形作っている．1990 年代から民主化運動が繰り返され，その結果 2008 年に王政は廃止され，現在のネパールとなった．

　ネパールの看護教育は 1956 年，WHO の支援を受け開始され，1960 年代に看護教育は保健省に統轄されるようになる．1972 年に首都にあるトリブバン大学[*2]教育病院医学研究所へ権限は移行され，1990 年代後半からは私立系看護教育機関が続々と誕生し，プログラムの多様化とともに学校数が急増し始めた（**表Ⅶ-10-2**）．

　ネパールでは，中等教育 10 学年の終了時に全国共通卒業認定試験を受け，その成績によって進路が決まる．看護師養成課程の受験資格は全国共通卒業認定試験の結果が平均正答率 45％ 以上の者に与えられ，同プログラム終了後，臨床経験を積むと学士プログラムへの進学が可能になる．国立大学，あるいは技術教育・職業訓練評議会のカリキュラムに則り，傘下の各校が教育を行う．カリキュラムは講義 30％，実習 70％ で構成され，学生は臨床実習で病棟のマンパワーとなり，投薬や処置，患者ケアを担う．

b. バクタプル市の専門学校看護学科への現状分析から問題抽出

　筆者は配属されてすぐに，学科長から，教員不足のため授業を担当してほしいと要請された．教員不足は建前で，実際は筆者がどんな授業をするのかを見て，筆者が看護教員として一緒に働くのに十分な力をもっているかを評価するためであった．何とか合格点を取った後，数ヵ月間は地域や病院の実習に同行し，ネパールの看護の現状，看護教育システム，看護教員の能力や特性を中心とした現状把握に努めた．教員と通勤バスをともにし，打ち解けた頃に，教員から不満や苦労話が聞かれ始めた．

　そこで，看護学科の問題を掘り起こすために同僚と共に問題分析を行った．その結果，

[*2]トリブバン大学：ネパールで最初の大学で，ネパールの保健医療従事者の教育を担っている．

①学科運営の改善，②基礎看護学・助産学の技術指導の標準化，③教育環境の整備が主な課題として挙げられた．

c．学科運営の改善：ヒト・モノの管理の組織化と整備

（1）人的資源の管理：組織化と連絡体制の整備

①定例会議の開催・運営委員会の設置：ボトムアップ型の導入

20代の学科長の下，12人の看護教員が120人の学生を相手に，看護教育を行っていた．各学年の教員の中から選ばれたコーディネーターは学生の実習配置や，各教科の担当教員を決定する．

日々の授業や実習指導は滞りなく行われているように見えたが，学科内で日々起こる問題を話し合い，問題解決する場はなく，学科運営のための活動が一切なかった．

そこで，学科運営について月1回の定例会議をもつことにした．これまですべてをトップダウンで行っていた学科長からは「会議の必要性はない」と強い抵抗にあったが，日々の教育活動の中で教員が抱える不安や困りごとに対し，組織としての取り組みが必要なことを説明した．一方，教員らは会議の開催自体には大賛成だったが，当初はおしゃべりで終わっていた．筆者が，会議は事前に出した議案について時間内で議論し，決定事項には皆で従う必要があることを何度も話していくうち，次第に会議らしくなっていった．

運営委員会も立ち上げた．学科の運営をスムーズにするためにはさまざまな活動が必要である．たとえば，実習場の調整や学生配置などを検討する実習委員会，各学年のコーディネーターが問題を協議するコーディネーター委員会，図書委員会等である．講義以外の仕事が増え，さまざまな業務を割り振られることを嫌がる教員もいたが，学科長へ一極集中していた業務が分担され，教員が次第に責任をもつと，各自が役割を果たすようになっていった．

②連絡体制の整備

活動当初，担当の実習指導で遅刻や早退をする際に教員たちがよく使う「他に仕事があるから」という言葉の意味が理解できなかった．後になり，「他の仕事」とは家庭の所用だとわかった．家庭のことで業務から抜ける場合には学生指導者の代わりを見つけておくことが必要だと，教員らと話した．そのうち，ネパール人女性が多人数家族の嫁を務めながら，電気や水事情の悪い中家事をこなすことの大変さがわかるようになり，単に中抜けを指摘するのではなく，勤務調整すべきであることに気づいた．しかし，教員らが連絡を取り合うにも職場には連絡網や，勤務予定を伝えるための規則がなかった．

そこで，連絡網を作り，教員室に掲げたホワイトボードには事前に予定を書き込み，情報を共有することにした．最初は筆者の予定だけが書かれていたが，そのうち，有給休暇や，午後から出勤などのメモがボードに記されるようになった．また，たびたび起こるデモや道路封鎖の際に出勤すべきか否か，各自が悩むような事態では緊急連絡網が活用されるようになった．

③人材評価システム

授業，実習指導には教員のやる気や能力からどうしても差が生じる．学科長は教育歴・臨床経験ともに短いうえ，客観的評価が一般化されていないネパールでは，管理職であっても勤務評価をしたがらなかった．しかし同僚から，また授業や実習指導を受けた学生か

ら評判がよくないと話題になる教員は決まっており，何らかの評価と適切な指導が必要だった．学科長に評価システムを設け，それを用いて教員へフィードバックすることを提案した．学科長は仕事が増えるだけでなく，嫌なことを教員に伝えなければならないため，しぶしぶ実施することになったが，実際行ってみると，個々の教員を客観的視点から評価することが組織のなかの空気を引き締めることを実感した．そこでさらに，学生からの聞き取り，個人面談，評価表による業務評価も行うことにした．講義の工夫やわかりやすさ，実習での指導，職場での協調性，勤務態度を評価することは，管理者が実態をよく見て，把握している必要があることも認識され，教員以上に学科長からの反応が大きかった．経験が浅い管理者にとって教員評価の任務は負担が大きいようだったが，人材管理の一手法として取り入れられた．

(2) 物的資源の管理

赴任当初，演習室は開かずの間で，空の棚が埃だらけで並んでいるだけだった．たとえば演習で膿盆を使いたい教員はロジスティシャン[*3]のところへ行き，一緒にモノ探しを始める．教員らは自分たちが使う看護用品を管理する意識が低く，ロジスティシャンに任せきりとなっていた．学科とロジスティシャンを含む事務方と何度も協議を重ね，教員と一緒に，備品リストを作成し，看護用品をいつでも使えるように演習室に置くまで1年もかかった．演習室が機能するにつれ，教員は時に学生に手伝わせながら，定期的に備品点検することになった．物品管理の権限を奪われると思ったロジスティシャンと物品管理をめぐって，任期中，議論が続いた．

d. 教育の質の担保：シラバス導入と看護技術指導の標準化

活動の柱となる「教育の質の標準化」として，シラバス導入と，英語の技術指導マニュアルの作成を行うことになった．教材作成は，日本が看護教育領域で国際協力を行う中で得意とし，費用対効果の高さからもよく行われる取り組みの1つである．

(1) シラバス導入

看護師養成課程のプログラムは4科目の基礎科目と，7科目の専門科目からなる．カリキュラムの改定は数十年されておらず，内容や時間数が適切でないこともあった．そこで，シラバス作成を提案したが手間がかかるため嫌がられた．しかし，教員の担当時間数や分担等でもめごとが発生した活動2年目に，学科長がシラバス作成に踏み切った．すると，教員は担当科目の学習目標や内容・配分，教授法の工夫や時間管理などを意識し，教員間での連携や情報交換が行われるようになった．

(2) 技術指導マニュアルの作成

また，国・地域の実情や医療・社会の変化に応じた看護教育を行うため，適切な教材と，それを適正に活用できる教員と教授法が欠かせない．実際教員が授業準備に使用していたのは学生時代のノートと，数十年来改訂されていない指定教科書や参考図書であった．これでは根拠に基づいた看護教育が行えない．教員室に図書コーナーを設置し，教員の要望に応じ海外書籍を含めた蔵書を60冊以上そろえると，教員の意欲向上にもつながった．

ネパール看護基礎教育の中で基礎看護学と助産学は教員から敬遠される科目であった．

[*3] ロジスティシャン：物資調達，施設・機材・車両管理などをはじめ，施設の建設，安全管理など幅広い業務を担う非医療スタッフ．

基礎看護学は，専門性がなく誰でもできる科目として軽視され，また，演習が面倒との理由から人気がなかった．教員の経験不足を理由に演習が行われず，学生は病棟実習で，患者を対象に技術を学んでいた．教員によっても教える看護技術に違いがある．そこで，一人の教員のみに任せず，複数教員による学内演習体制を整備した．また，根拠に基づいた技術指導をするため，教員らと看護技術マニュアルの作成に取り組んだ．さらに，筆者の活動2年目には，臨地実習前の看護技術実技試験の導入も行い，開かずの間であった演習室では休み時間も学生が練習をするようになった．自作の看護技術マニュアルを活用し，根拠に基づいた看護技術指導が可能となった．後にこのマニュアルは近隣の看護学校や技術教育・職業訓練評議会にも配布するところとなる．

また，助産学実習では，教員は助産実習担当になると学生の分娩介助に付き添い，直接手を添え，指導しなくてはいけない．時に，分娩困難事例に遭遇し，肝を冷やすこともある．学生時代の実習経験だけで指導するには負担が大きい．そこで，助産マニュアルを教員らと作成し，教員・看護学生，病棟看護師で共有すると，学生はなぜこうするのかといった根拠をよく考えるようになり，より安全な分娩期ケアを行えるようになった．マニュアル作成は教員の分娩介助技術の向上には直接寄与しないが，学生指導のばらつきはなくなり，若い教員らの自信につながったようだった．

e. 教員の実習指導の支援

ネパールの看護教員は概して授業がうまい．問題は実習指導だった．教員が患者ケアの指導を行うことは少なく，病室やナースステーションにいるだけである．学生の出席を確認に来るだけということもある．

やる気いっぱいの学生に応えるよう，配属先の教員らは指導の日程調整，毎日の実習計画の発表の振り返り，看護計画立案および実施の指導などをルーチン業務とし，筆者はその支援をした．仕事は増えるが，細やかに指導すれば学生は成長することを若い教員ほど実感し，その指導に工夫をするようになっていった．

若く，経験の浅い学科管理者による学科運営は課題山積で，1つ1つの行動を起こすまでには時間を要したが，取り組みがもたらす波及効果は大きく，職場の雰囲気も一変した．「現場における生産性の向上（生産的な労働力）は，『継続的な成長と学習への支援，監督，十分な報酬および良好な労働環境が重要である』」[1] ことを実感できた経験だった．

筆者の配属はわずか2年10ヵ月であったが，限られた時間の中で何をすべきか，まずは現場のニーズや一緒に働く若い教員らの声に耳を傾けることである．彼らが困っていることを解決する支援こそが教員を動かし，それが，ひいては学生への教育向上につながることを実感した．

●引用文献

1) 日本看護協会訳：看護師：変革の力—高いケア効果及び費用対効果，2015年国際看護師の日，p.16，〔https://www.nurse.or.jp/nursing/international/icn/katsudo/pdf/2015.pdf〕（最終確認：2018年10月10日）

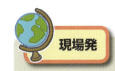

現場発　看護学生が手術室実習で直接介助？

　ネパールの看護師養成課程はとにかく実習が多い．基礎看護，成人看護，眼科耳鼻咽喉科系看護，産婦人科看護，小児看護，地域看護などは日本と同様であるが，成人看護のなかには「手術室看護」があり，3年時のまとめとして「リーダーシップとマネジメント」実習まである．

　年度初め，各科目の担当教員を決める時にこの手術室看護を教える教員がどうしても決まらなかった．聞くと手術室看護実習では，（小手術ではあるが）学生は直接介助，間接介助を数件ずつ実施するという．最低限手術室で困らないように，学内演習もしなくてはいけない．とりあえず1年だけ手術室勤務の経験がある教員を担当に決めておき，策を練っていた．

　そんな時，同じJICAボランティアで国立病院手術室に配属されている，経験豊富な看護師の存在を思い出した．一部講義と演習指導だけでなく，彼女を中心に，有志教員を巻き込み，手術室マニュアルまで作成した．これまで触れることのなかった器具，物品を実際に扱った演習場面では，学生も，担当教員も真剣そのものであった．臨床で，一通り何でもできる看護師を養成する現行3年コースのカリキュラムには課題があると思われるが，ネパールの看護学生のたくましさを感じずにはいられなかった．

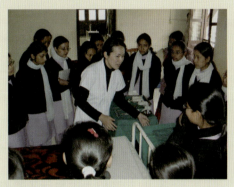

手術室看護の学内演習場面（2009年撮影）

196　第VII章　国際協力としての看護の実際

11 看護管理

この節で学ぶこと

1. 国際協力における看護管理支援の意義を理解できる
2. 国際協力の事例から，途上国の看護管理の課題について理解する
3. 国際協力の事例から，看護管理能力向上への具体策について理解する

A. 国際協力における看護管理の概要

「労働力へのアプローチを開発する際に，最も頻繁に引き合いに出される目標は『適切なスキルと行動を備えた適切な労働者に，適切な場所で適切なことを適切な時に行わせること』」[1] といわれる．看護管理で言い換えると，看護管理の目標は，組織のミッションを達成するために，人的資源（ヒト），物的資源（モノ），経済的資源（カネ）を有効活用し，最大の成果を上げることといえる．

1 ● 国際協力における看護管理の要点

看護管理は，各国の保健医療課題，保健医療制度，保健予算，国家保健政策に基づく保健人材計画の影響を受けながら行われている．日本では医療法や保健師助産師看護師法といった関連法規に従い，適切な看護師の配置人数や看護職の業務が規定され，労働基準法等により労働環境が定められている．そうした法や規定に従わない場合のさまざまな罰則も備えられている．また，アメリカや日本には，看護管理者のための教育プログラムと認定システムがある．

途上国では，看護業務の規定や就労規則，安全に働き続けることを保証する福利厚生システム，キャリア形成・職務満足度を高めるための教育システムは十全ではないうえ，多様である．そのため，国際協力を行う際には看護管理の現状を正しく理解することがまずは重要である．その後，組織づくり，システムづくり，人づくりの活動を行うとともに，看護管理の実践に関する知識や経験を伝えていく活動を行う（**図VII-11-1**）．

2 ● 看護管理への支援における現状の課題

看護管理への支援において，人材の育成・定着は大きな課題である．定着が阻害される原因には，昇給や昇進制度の不備，よりよい労働条件や待遇を求めて国内では首都へ，あるいは海外へ移動することが挙げられる．このことは，国際協力によって技術移転をしても，その医療職者が流出することによって協力の効果が失われてしまうことを意味する．国際協力における人づくりでは，協力の効果を継続させるため，支援の対象者を注意深く選定することが時に求められる．

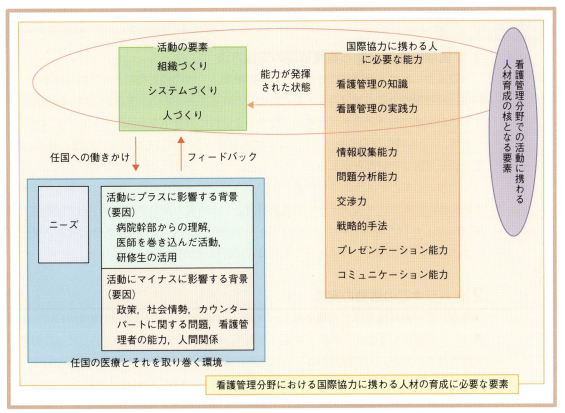

図Ⅶ-11-1 看護管理分野における国際協力に携わる人材育成に必要な要素と核となる要素
［平賀恵子：看護管理分野において国際協力に携わる人材育成の核となる要素．国立看護大学紀要2 (1)：36，2003，〔http://www.ncn.ac.jp/academic/020/2003/2003jns-ncnj07.pdf〕（最終確認：2018年10月10日）より引用］

　看護管理の主要役割の1つである継続教育への課題も指摘されている．継続教育の効果については，「とくに**現任教育**は看護サービスの提供者の質的向上に直接的に働きかけるため，妥当性やインパクト，有効性が高くなる」[2]といわれている．その一方で，①参加者に支払う研修費用がかかる点，②研修期間中の医療機関のマンパワーが不足する（時に診療サービスが休止される）点，③現場のニーズと研修内容のギャップにより日常業務に活用されない等の問題がある．対象国の疾病構造や保健医療制度，看護職の業務規程に即した研修の選定と現地人材の活用など，費用対効果の高い支援が求められる．

　途上国では，そもそも看護組織自体がないこともある．看護部を立ち上げ，看護部内の業務分担や，管理者による職員の業務管理や情報・時間管理など，基本的な組織づくりから始める必要がある．

第 VII 章　国際協力としての看護の実際

B. 実際の活動

1 ● 国際協力における看護管理の支援方法

　国際協力における看護管理の支援は，国際機関，二国間援助機関，専門職団体等が，病院の施設管理者や看護管理者などを対象に行われることが多い．具体的には，国際協力をする側が現地に赴き研修を行う方法，海外から国内に研修生をまねいてトレーニングを行う方法，広い地域の対象者を 1 ヵ国に集めてセミナー等を開催して共通の問題を話し合い，解決策を見出す方法などがある．

　活動例として，イスラエル外務省の国際協力センターが行った，ケニアにあるケニヤッタ病院におけるシニアスタッフの看護指導者としての能力開発や，日本国内で国際協力機構（JICA）が行う看護管理コース（1980 〜 2000 年）や，国立国際医療研究センターがベトナムの看護管理者を対象に行った看護管理研修（2015 年）などがある．

2 ● パラオでの活動の実際

　筆者が青年海外協力隊で派遣されたパラオ（p.185 参照）の保健・医療機関には，大きく分けて保健省が管轄する病院と保健所がある．パラオは島国であり，各島には診療所が配置されているが，入院施設があるのは本島にある国立ベラウホスピタルのみである．他にパラオ人の医師がプライベートクリニックを運営している．保健所は本島に 1 ヵ所あり，全土の保健活動や各島の診療所の支援を担っている．パラオ国内に医師は 30 名弱しかおらず，慢性的な医師不足である．看護職の総数は不明であるが，国立ベラウホスピタルには外科，内科・小児科，産婦人科，精神科，透析，手術室があり，各病棟日勤には 3 名ほどが常時勤務していたように記憶している．看護職の国籍はさまざまであった（技術移転か出稼ぎかは不明である）．各島にある診療所には，保健所から派遣されている看護師が常駐している．国立ベラウホスピタルと保健所の人事交流は，定期的に実施されており，それぞれ保健所の看護職管理者と病院の看護部長が人事交流を決定している．医療職の育成機関については，国内に医師を養成する施設はない．看護職は，准看護師に相当する教育機関があり，病院実習も行っていた．たいていの医師や看護師は，医師免許，看護師免許を取得するため国外に留学し，そこで経験を積みパラオに帰ってきて働いている．そのためか，医師や看護師の年齢層は高いように思えた．

　筆者は，感染管理を専門とする看護師として，国立ベラウホスピタルの看護管理部に青年海外協力隊として派遣された．看護管理部といっても，看護部長用の個室はあるが，他には看護職が休憩するオープンスペースの部屋しかなく，私と教育担当となるカウンターパート（現地の同僚・協力者）の机はこのオープンスペースに置いた．しかし，このオープンスペースの部屋が，看護管理には最適な環境であった．

　このオープンスペースの看護管理部では，各病棟の申し送りが毎朝行われ，また，看護職の勤務管理のタイムレコーダーが壁に備え付けられていた．昼休みには，看護職が休憩しにオープンスペースに来ていた．さらには，弁当やコーヒーまで販売しており，その売り上げを看護管理部の運営費にしていた．筆者は，感染管理のみならず，このオープンスペースで行われる看護職の悩み相談や弁当，コーヒー販売にも積極的に取り組んだ．3 ヵ

月も働いていると，看護職それぞれの性格や勤務態度を把握できるようになった．そのことによって，感染管理の業務を行う際にも誰が重要となる人物なのかを把握できるようになり，業務改革のヒントにつながった．

感染管理のミーティングは，このオープンスペースで行うことが多かった．すると，感染管理は病院全体に関するため，病院の医師や院長も，このオープンスペースに顔を出すようになる．結果，他の看護職は，「あの日本人の言うことは，ある程度聞かないとまずいぞ」という気持ちになり，筆者の行う業務に理解が得られることが多くなっていった．日本では，看護管理部の中で看護管理部職員と病棟看護職員が交わる機会をもつことはあまりないが，このオープンスペースの看護管理部の環境が，感染管理の支援を行ううえで功を奏したと考える．

筆者は，院内に新しい医療機器やシステムを導入するための会議に参加した．病院には，透析の機械や人工呼吸器，潜水病治療に用いる高圧酸素治療装置等が導入されていた．その管理については，筆者同様に JICA より派遣されていた医療機器管理のシニアボランティアが，技術の指導を行っていた．新しい医療機器は，自国で購入するのではなく，たいていは日本，アメリカ，中国，台湾の寄付となる．これらの医療機器を導入する際は，必ず各国当該業者から病院の経営陣にプレゼンテーションが行われている．筆者が，感染症隔離室（陰圧室）の設立や医療廃棄物焼却炉の購入にかかわった経験から述べると，病院経営陣が選択する医療機器は，できるだけ高いものを寄付してもらうことに執着しており，継続して管理できることやランニングコストを優先して選んでいない．また，病院にはさまざまな医療機器が導入され，治療や看護に使用されているが，現場の看護職は，その機能や効果を理解していない．看護管理部の看護職として必要な業務として，このような医療機器の適切な取り扱いを，現場の看護職に指導することがある．よって，日本の看護管理部とは違い，国際看護活動で看護管理を担うためには，人材の管理以外に，医療機器の取り扱いの知識や技術を高めておく必要がある．

●引用文献

1) 日本看護協会訳：看護師：変革の力—健康に対する不可欠な資源，2014 年国際看護師の日，p.15，〔https://www.nurse.or.jp/nursing/international/icn/katsudo/pdf/2014.pdf〕（最終確認：2018 年 10 月 10 日）

2) 独立行政法人国際協力機構人間開発部：課題別指針　看護教育，p.32，2005，〔http://gwweb.jica.go.jp/km/FSubject0201.nsf/50e70e491615c34a492571c7002a982d/0f264105e0c97763492570c8001fd97d?OpenDocument〕（最終確認：2018 年 10 月 10 日）

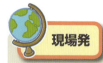

現場発　時間・予定に対する感覚の違い

　パラオは，年中暖かい，国土が屋久島ほどの大きさの島国である．いまだに首長も存在しており，年上を敬う文化をもつ．たいていのパラオ人は，親戚関係でつながっており，いわば知り合いで形成された島国と考えても過言ではない．国内に信号機は１つしかなく，交通規則は，住民どうしの信頼関係で保たれている．このように，互いの信頼関係で社会が成り立っているため，パラオでは約束をしなくても「阿吽（あうん）の呼吸」で通じるようなところがある．そのような背景があってか，日本と比べると，時間や予定に対して緩いところがあるようである．

　ある日筆者は，保健所の看護職スタッフと一緒に診療所を訪問するために船着き場でスタッフが来るのを待っていた．しかし，１時間経っても保健所のスタッフは来ない．筆者が集合する場所を間違えたのかと不安になり，病院のカウンターパートへ連絡した．カウンターパートが保健所へ連絡したところ，保健所のスタッフが診療所訪問の予定を忘れていたとのことであった．筆者は，現地人が時間を守れないことをある程度理解していたため，集合時間に来ないパラオ人を１時間ほど待っていたが，仕事の予定を忘れることにまで考えが及ばなかった．保健所の看護職に怒りを覚えたが，パラオ人の気質や文化から，冷静な対応が必要であることをこれまでの経験で学んでいた．筆者は，待ち合わせ場所から保健所に戻り，スタッフに対し，筆者が日時を間違えたのか心配していたこと，スタッフに何かあって来られないのかと心配していた旨を伝え，次回の診療所訪問予定を調整し直した．そして，訪問予定が記載されている黒板に，スタッフが予定を書きこむまで見守った．

　国際支援活動は，現地の人にとってはよそ者の活動である．そのため，現地の看護職を育てるには，怒りを抑え，冷静な対応をする必要がある．そして，支援する側に非がないとしても，相手を敬うことを忘れないことが大切となる．とくに本ケースでは，ほとんどのパラオ人医療職は，筆者より年上であり，海外から働きに来た若者の言うことは素直に聞いてくれない．怒りを表出するのは逆効果と判断した．国際看護における看護管理では，その国の人々の気質を理解し，現地の人の気質に援助する側が合わせることが大切である．

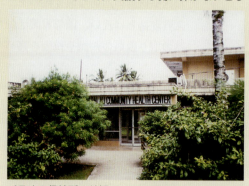

パラオの保健所の外観（2001年撮影）

12 看護政策

この節で学ぶこと

1. 看護政策にかかわる機関と課題を理解する
2. 国際協力において途上国の看護政策を支援する意義について理解する
3. 途上国の看護政策の課題について，事例を通して具体的に理解する
4. 看護政策に対する具体的な支援策について，事例を通して理解する

A. 国際協力における看護政策の概要

　看護政策は世界の保健政策の動向の影響を受けながら，その国の社会や医療の課題，国家保健政策，保健医療福祉制度などをふまえて決定される．日本では看護政策を決定する中心は厚生労働省の看護課であるが，職能団体である日本看護協会や日本助産師会，あるいは関連団体の協力を得ながら推進することになる．また厚生労働省には看護課のような内部の部局とは別に各種審議会があり，このうちの医道審議会の中の保健師助産師看護師分科会が看護に関する審議を行っている[1]．

　このような日本の看護政策の進め方や関係する機関は，諸外国のそれらとある程度共通している．各国には看護課に該当する部署が保健省（日本の厚生労働省に該当）内にあり，それとは別に看護に関する審議を行う看護評議会（Nursing Council）が置かれていることが多い．看護政策に関する国際協力は保健省，看護評議会，あるいは関連団体に配属されて行われることになる．しかしこのような機関がなかったり，政策決定過程が定まっていない場合には，まず看護政策にかかわる仕組みづくりから始めることになる．

　看護政策における重要課題は，看護制度，看護教育制度，看護業務に関することである（**表Ⅶ-12-1**）．現行制度の改善を求めて具体的な内容を検討し，実現するために関連する法令の制定や改定をすることになる．ところが看護職の業務を規定する法律（日本の保健師助産師看護師法に該当）や看護基礎教育を規定する法律（日本の保健師助産師看護師学

表Ⅶ-12-1　看護政策に関する課題と具体的項目

課題	具体的項目
看護制度	看護職の役割の規定，資格の認定，資格の更新，免許登録，看護人材の把握と需給推計，人材確保，関連法令の制定と改定など
看護教育制度	看護基礎教育制度，卒後教育制度，看護教員の養成，看護教育カリキュラム，国家試験，看護師の継続教育，関連法令の制定と改定など
看護業務	業務範囲の規定と改善，労働条件，看護要員の配置基準，経済評価，医療事故防止，関連法令の制定と改定など

校養成所指定規則に該当）のような看護に関係する法令が存在しない場合が途上国には珍しくなく，存在するかどうかを関係者が把握していない場合もあるため，まず法律の有無を確認することが必要となる．

どのような看護政策を推進するかを考える際には，相手国の社会的ニーズや国民のニーズを把握するとともに，世界の看護がどのような方向を目指しているのかの指針となる国際看護師協会（ICN）や国際助産師連盟（International Confederation of Midwives：ICM）の出す基本文書や動向に注目しておくとよい．また，政策提言にはその根拠を明示し，実現性や費用対効果等を考慮して行う必要がある．

政策過程は，（1）課題設定，（2）政策立案，（3）政策決定，（4）政策実施，（5）政策評価の5段階を循環する[2]．本来であれば関連情報を集めて課題を設定することから始めるが，課題自体はその国の関係者間である程度共通理解がある場合もあり，また看護政策にかかわる機関の実行能力によって，どの段階でかかわり，何をどのようにするかが変わってくることがある．配属先が先に決まり，漠然とした課題が提示されて国際協力活動が求められるため，配属先の状況に合わせて政策に関する活動をすることが珍しくない．

B. 実際の活動

1 ● 国際協力における看護政策に関する活動の場と展開

看護政策に関する活動を行う場合，国全体の制度にかかわることになるため，通常は国際機関や国際協力機構（JICA）のような政府組織のアドバイザーとして派遣され，政策を担う保健省内の看護を管轄する部門（いわゆる看護課）や看護評議会，場合によっては関係する機関である看護協会のような団体に配属されて活動することになる．派遣当初の一定期間はまず現状把握と人脈づくりに時間を割き，課題を見つけ，課題への取り組みを計画し，実施し，評価するという，まさに看護過程と同じように，看護政策に関する国際協力活動を展開することになる．

2 ● ネパールでの実際の活動

筆者がネパール（p.190 参照）で行った，ネパール看護評議会での看護政策に関する国際協力について述べる．

a. ネパールの看護行政の概要

ネパールでは1991年以来国家保健政策，20年長期保健医療計画，保健人材計画，保健ケアサービスにおける質の保障政策などが次々と立案された．そのなかにあって，ネパールの看護行政は，保健人口省，ネパール看護評議会によって行われていた．保健人口省看護局は看護行政の最高部署として1982年に設立されると，政府系医療機関の看護サービスにかかわる訓練の計画と統括を行っていたが，1993年保健政策の変更により廃止された．それ以降，看護の質に関する業務は看護評議会に委ねられた．

看護評議会は1996年に独立した組織として政府に認可されてから，看護評議会法の下，看護の監督機関として免許登録，更新手続き，海外からの看護職の免許審査・登録等を行ってきた．看護教育については，各種看護教育基準の作成・改定，看護教育機関の設置可能性調査，認定，監視を行っていたが，看護学校経営は儲かるからと学校が急増していた．

看護評議会に登録できる看護職は看護師と准看護助産師であり，2017年4月現在で，看護師は 43,139 人，准看護助産師は 27,749 人で，外国人看護師が 829 人[3] 登録されていた．当時もネパールの看護師対患者割合は世界保健機関（WHO）基準を下回る1対20で，看護師は不足している状態であった．政府機関における看護職の定員 5,935 人のうち配置されているのは 5,307 人（89.4%）で，628 人（10.6%）が欠員であり，そのほとんどが一般職員であった[4]．政府系看護職のキャリアラダーや評価システムが明確でないといった課題もあった．

1962年に設立されたネパール看護協会は専門職の権利向上，国民の健康改善，看護システム・サービス強化のため保健人口省・看護評議会と連携しながら活動していた．

ネパールでは，こうしたさまざまな看護教育・看護職に関する問題のなかでも，看護教育機関の急速な増加とプログラムの多様化に伴う看護教育の質の格差が問題視されるようになり，看護評議会は看護師国家試験制度の導入を決めた．その実施に向けて筆者が協力した．

b. 第1回ネパール看護師国家試験制度設置への支援（図Ⅶ-12-1）

(1) 第一段階：関係者への周知〜官報への告知と法整備

看護師国家試験制度の設置準備を開始すると，試験制度導入への反対を密かに言う教育者や学校創設者がいることが耳に入ってきた．そこで看護評議会は，地方を巡回し，国家試験制度の主旨説明，グループディスカッション，意見交換からなる周知活動を行った．合計 185 人の関係者が参加し，地方での合意を得た．その結果をもって，首都カトマンズで省庁，各大学代表者，職能団体代表者ら 70 人による会議を開催し，公式合意にいたり，官報へ看護師国家試験制度開始を告知した．

それと同時に，国家試験実施の法整備を行った．当時，ネパール政府は機能不全状態にあり，法案を議会で成立させられる状況になかった．そこで，関連省庁の弁護士に相談し，看護評議会規定を設け，法的整備を完了した．

(2) 第二段階：国家試験委員会の作業環境整備

看護評議会に先立ち，ネパール医師評議会は 10 年ほど前から医師国家試験を開始していた．そこで，医師評議会を訪問し，試験漏洩・合否に関係する賄賂や政治的圧力などが押し寄せるという話を聞き，さまざまな助言を得た．海外をみると，2006 年のフィリピン，2009 年の日本での試験問題漏洩事件がある．不正を一切起こさない，疑いをもたれないことが何より肝要だという共通認識を強め，看護評議会は国家試験委員会専用のフロアを確保するため事務所の移転を決めた．最上階が国家試験委員会専用フロアである．専用フロアにいたる階段には施錠できる鉄扉を設置し，専用フロアの入口や全室を施錠し，安全を確保した．この間，筆者は所属していた JICA ネパール事務所から試験問題準備用の印刷機やデスクトップ型コンピューター数台の支援を受けた．

(3) 第三段階：試験問題作成と漏洩対策

試験問題の作成は委員会で協議した結果，専門性を鑑み，大学看護教員や臨床看護管理者に一人5題で試験問題作成を依頼した．回収した問題を委員会が改変し，最終的に多項式 200 題からなる試験問題が完成した．いよいよ試験問題の印刷である．ネパールでは試験問題漏洩対策として試験前夜に印刷するのが通常とのことで，その慣習に従い，筆

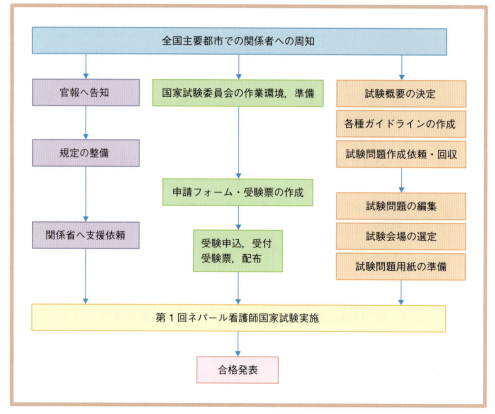

図Ⅶ-12-1　国家試験実施までの一連の流れ

者を含む委員会メンバー数名が事務所に泊まり込み，夜中から朝方にかけて試験問題を印刷した．

　試験日が近づく頃，反対学生らの抗議行動が激しくなり，看護評議会事務所建物の封鎖にも遭遇した．学生らを裏で操る政治団体の存在は明らかであったが，看護評議会は関係者の安全確保と国家試験実現を最優先に，警察による事務所警備と学生代表との話し合いを同時に進め，試験当日を迎えた．

(4) ネパール看護師国家試験実施

　最後まで国家試験制度開始に反対する学生政治グループによる妨害が懸念され，当日は警察車両に警護を依頼し，試験問題を会場へ運んだ．第1回国家試験は312人の受験生を迎え，無事に終えることができた．試験結果は308人が合格，4人が不合格だった．

　その後ネパール看護師国家試験は継続され，年3回実施されている．

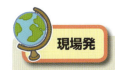

現場発　海外留学の光と影

　近隣国のインドや中国，キプロスなどに留学するネパール看護学生があとを絶たない．ネパール看護評議会によると毎月 50 ～ 60 人の看護師が海外へ行くための書類申請に訪れ，その数はこれまでに 2,000 人を超えるといわれるが，実態は不明である．ネパールの看護師や看護学生が海外へ出る背景には，それらの国の一部学校への入学しやすさと学費の安さ，そして待遇のよさがある．こうした彼女らの要望をかなえるのが留学手続き代行業者（教育コンサルタント）である．仲介業者は多額の手数料を取り，外国へ送り出す．

　筆者が国家試験準備中，ネパール人看護学生が看護評議会に駆け込んできた．インドの看護教育課程（学士レベル）修了を控えた彼女が，ネパール看護評議会が看護師国家試験を開始することを聞きつけてのことだ．彼女は「インド看護評議会から修了証が発行されず，ネパールに戻ってきてもネパール看護師国家試験の受験資格がない．助けてください」と訴える．必要なカリキュラムを修了したことを証明する修了証がなければ看護評議会としては受験資格を与えることができない．学生にはもう一度頼んでみるよう自助努力を求めつつ，水面下でインド看護評議会に照会をした．得られた回答は「学習の機会を与えてはいるが，外国人学生には修了証を発行できない」であった（第 1 回ネパール看護師国家試験受験者 312 人のうち，海外の看護教育プログラム修了者は 6 人いた）．

　その後も留学に関連した類似の問題は解決されず，たびたびニュースとして取り上げられている．ネパールでビジネスとして急増する教育コンサルタントの存在，国内の関連法規の未整備，各国間の看護教育および資格に関する協定の策定が急務である．

●引用文献

1) 厚生労働省：厚生労働省の組織再編について，2017 年 7 月 4 日，〔http://www.mhlw.go.jp/file/04-Houdouhappyou-10108000-Daijinkanboujinjika-Jinjika/0000169963.pdf〕（最終確認：2018 年 10 月 10 日）
2) ブリタニカ国際大百科事典 小項目事典
3) Nepal Nursing Council HP,〔http://www.nnc.org.np〕（最終確認：2018 年 10 月 10 日）
4) Dewan P：Human Resources for Health（HRH）：Issues of Nursing Professionals：A Perspective from NAN. Nursing Journal of Nepal 1（1）：2, 2014

第VIII章

在日外国人・
在外日本人への
医療と看護の実際

1 在日外国人・訪日外国人への医療と看護の実際

この節で学ぶこと
1. 在日外国人，訪日外国人にみられる健康問題とその対策について理解する
2. 医療機関における外国人患者受け入れ環境整備のための対策について理解する
3. 在日外国人・訪日外国人への医療と看護の課題について理解する

A. 在日外国人・訪日外国人の健康問題とその対策

1 気候・生活環境の変化

在日外国人・訪日外国人の医療機関受診理由には，慣れない日本の気候や生活環境によると思われる呼吸器系疾患，消化器系疾患が多い．千葉市内214施設の医療機関調査[1]における外国人患者に多い疾病は，呼吸器系疾患，消化器系疾患で，中でも上気道炎（感冒）や胃腸炎などの感染症が最も多かった．また，多くの観光客が訪れる京都府内の救命救急センターの訪日外国人受診状況調査[2]では「損傷，中毒およびその他の外因の影響」に次いで「呼吸器系の疾患」「消化器系の疾患」が多かった．在日外国人・訪日外国人がスムーズに医療機関にアクセスできるよう環境整備が重要である．

一般財団法人日本気象協会が推進する「熱中症ゼロへ」プロジェクトの在留外国人200名を対象とした調査[3]では，日本で熱中症様の症状を経験したことがある在留外国人は全体の75.5％を占めていた．さらに，暑さに慣れていない（暑熱順化していない）寒い地域の外国人が夏に来日すると，その体温上昇は日本人に比べて2倍（晴）〜3倍（曇）に及び，熱中症のリスクが高まると報告されている[4]．在日外国人，訪日外国人に対し，熱中症の予防方法・応急処置方法について知識を広めていくことが必要である．観光庁監修のもと開発された，訪日外国人および在日外国人向けに日本国内での災害時に役立つさまざまな機能を提供しているスマートフォンアプリ「Safety tips」には，「熱中症情報」等の機能が追加されており，多言語（英語，中国語，韓国語，日本語）で利用できる．

2 メンタルヘルスとその対策

日本に在住する外国人は言葉の問題，生活習慣，労働環境の問題，異文化によるストレスや抑うつ等，メンタルヘルスの問題を抱えていると報告されている[5]．留学生の中には言葉で十分に精神的な悩みを訴えたり，表現したりすることが困難なため，身体症状化することも多く，転換性障害や心身症と理解できる多彩な身体症状を観察することが珍しくない．さらに，経済的問題，言語的な理由からぎりぎりの状況になって仕方なく受診にいたることもある．

精神症状の訴え方には文化的に差異があることに注意を払うことが必要である．たとえ

ば，ラオスでは日本語の「頭痛」と同様にチェップが「痛み」，フアが「頭部」を意味する「チェップ・フア」という言葉を用いる．しかし，この言葉は身体症状の「頭痛」の他，精神的に問題を抱えている心的状況の「頭痛」と二重の意味をもつ．たとえば人間関係に問題がある場合や，経済的問題，仕事の問題などを抱えていて精神的不調をきたしている場合に「チェップ・フア」が用いられる[6]．ベトナム人はラオス人同様にメンタルヘルスの問題を頭痛，ほてり，寒気など身体症状として表すことが多く，また，精神疾患は家族間の遺伝や家族の過去の行いの報いであると考え，重篤な状態になるまで専門家に相談をしないといわれている[7]．日本語の問題に加え，文化によりメンタルヘルスのとらえ方や症状の表現，相談方法に差異があることに注意を払う必要がある．

3 ● 外国人労働者の健康問題とその対策

　国勢調査による外国人の就労状況をみると，職業別では生産工程従事者が30.7%，産業別では製造業が32.3%と日本人に比して高い．外国人労働者の労働災害の調査[8]によると過去12年間に業務上の外傷で入院を要した外国人の受傷部位は，手・手指（33.4%）が最も多く，次いで前腕，腰部，足・足趾で，上肢の外傷が全体の3分の2を占めた．受傷部位は作業内容と関連している．外国人が労働災害に直面しやすい理由として，言語の問題から安全配慮の情報が伝わらないこと，労働災害が発生しやすい職種・産業で就労していること，在留資格によっては自由な職場移動が制限されていること，差別意識，労働者自身が労働災害の申告をあきらめてしまうことにあるといわれている．外国人労働者の労働災害を防ぐためにも，多言語による安全配慮に関する情報提供，労働環境の整備が望まれる．

4 ● 結核の問題とその対策

　外国出生者の新登録結核患者数は増加傾向にあり，とくに都市部において高蔓延国出身の留学生の増加が若年者の結核罹患率を押し上げている背景の1つと推測されている．2014年5月，東京都福祉保健局は東京都内の日本語教育機関に向けて結核対策に関する通知を行い，集団感染の注意喚起および学校における健康診断の実施，検査有症状時の受診の徹底を行った．外国人の結核治療においては日本人に比して中断が多いとされている．結核予防会総合健診推進センター第一健康相談所ではこれらの高い中断率を受けて，外国人結核患者全例を対象に直接監視下短期化学療法（DOTS）会議の定期開催を行い，医師，看護師，外国人結核相談室，保健師の連携を図っている．

5 ● 母子保健

　日本という異文化環境で出産・育児を行う外国人女性が増加している中で，妊娠期には言葉が通じないために，医療者の話をすべて理解することが困難であり，とくに医療専門用語が理解できず不安感が増強する要因になっている．妊娠期の産前教育や指導のとらえ方では否定的体験をもつ女性もおり，文化・価値観・危機感・医療方針の異なる環境での受診に威圧感，不安感，不信感，困難感を覚えている女性もいる[9]．日本で育児中のブラジル出身女性の調査[10]では母国と異なる母乳育児ケア，妊娠中の体重増加制限について

不満や疑問をもっていることが報告されている．日本と母国との異なる母子保健システム，医療習慣への対応，多言語への対応が望まれる．

1992年に日本で暮らす外国人を対象とした母子手帳が開発され，現在，外国語版母子手帳として，母子衛生研究会が発行している外国語・日本語併記の母子手帳は9言語（英語・韓国語・中国語・タイ語・タガログ語・ベトナム語・インドネシア語・スペイン語・ポルトガル語）に上る．無料で配布している自治体もあるが，外国語版母子手帳の存在を知らない外国人妊婦に十分に情報が周知されない場合もある．

中国，フィリピン，韓国出身の女性たちを対象とした調査[11]では，母国と日本は妊娠期や産後の食事摂取方法や育児方法が異なり，2国間の葛藤やジレンマを経験していた．中国人女性は産後のシャワー浴を拒否するかもしれない．生野菜サラダや冷たいものを避けるかもしれない．韓国人女性は産後にワカメスープの持ち込みを希望するかもしれない．推奨する食材やタブーの食材があるかもしれない．イスラム教徒の女性は宗教上の理由からブタ由来の人工乳を児に与えることを拒否するかもしれない．日本に在住するラオス人女性の調査[12]では女性たちは出産後のある一定期間，漢方薬の入った温かいお茶を飲み，ピッカムとよばれる体調不良になる状態を恐れ禁忌の食材の摂取を避けていた．母国の出産，育児に関する伝統的慣習は日本在住の外国人においても継承され，守り続けられている．出産にかかわる看護職には女性や児に悪影響がない限り尊重していく姿勢が求められ，文化に配慮したかかわりが重要である．

日本語によるコミュニケーションの問題を抱える外国人は日本の母子保健に関する情報を得ることが難しい．子育て中の外国人の母親は，子育てに関する情報を母語で母国の家族や友人から得ていることが多い．外国人にとって日本の離乳食に関する情報を入手できる機会は限られている．埼玉県鴻巣市では多言語版（英語，中国語，韓国語）と日本語ルビつきの離乳食ガイドリーフレットを，保健センター等を通じて外国人住民で乳幼児をもつ親やその家族に配布している．外国人女性へ食事指導を行う際は母国の文化を尊重して，食べ物の嗜好，禁忌と食生活習慣に配慮して行うことが望まれる．

6 ● 災害時の在日外国人・訪日外国人の支援

災害発生時，高齢者，障害児者，乳幼児，妊婦，外国人等は避難に支援を要する援護者（要援護者）として市町村は事前の届出を図っている．言語や生活習慣が異なる外国人への支援は特別な配慮が必要になる．在留外国人を対象にした保健師の防災マニュアルを整備している市町村は1割に満たない現状であった[13]．医療施設においても外国人患者へ災害時の対応方法マニュアルを整備し，外国人患者が避難するための誘導方法について具体化する必要がある．また，院内の避難誘導の案内表示は外国人患者が理解可能な言語で整備する必要がある．

B. 在日外国人・訪日外国人への医療と看護

1 ● 在日外国人・訪日外国人への医療提供体制の整備

厚生労働省は2014年から「医療機関における外国人患者受入れ環境整備事業」を開始し，外国人患者の円滑な受け入れを図るための施策を推進している．その中で，医療通訳

表Ⅷ-1-1　外国人患者受入れ医療機関認証制度（JMIP）の評価項目

1. 受入れ対応	1	1	外国人患者に関する情報と受入れ体制
	1	2	医療費の請求や支払いに関する対応
2. 患者サービス	2	1	通訳（会話における多言語対応）体制の整備
	2	2	翻訳（文書での多言語対応）体制の整備
	2	3	院内環境の整備
	2	4	患者の宗教・習慣の違いを考慮した対応
3. 医療提供の運営	3	1	外国人患者への医療提供に関する運営
	3	2	説明と同意（インフォームド・コンセント）
4. 組織体制と管理	4	1	外国人患者対応の担当者または担当部署の役割
	4	2	安全管理体制
5. 改善に向けた取り組み	5	1	院内スタッフへの教育・研修
	5	2	外国人患者の満足度

〔外国人患者受入れ医療機関認証制度（JMIP）：評価項目（自己評価票）ver2.0，p.1，〔http://jmip.jme.or.jp/pdf/evaluation_ver2.0.pdf〕（最終確認：2018年10月26日）より引用〕

（p.215，コラム参照）や外国人向けコーディネーターが配置された拠点病院の整備，**外国人患者受入れ医療機関認証制度（JMIP）**[*1] の強化が打ち出された．JMIPは，日本国内の医療機関に対し，多言語による診療案内や，異文化・宗教に配慮した対応など，外国人患者の受け入れに資する体制を第三者的に評価することを通じて，外国人を含めた医療を必要とするすべての人に安心・安全な医療サービスを提供できる体制を構築することを目的とした制度である．JMIPの評価項目を**表Ⅷ-1-1**に挙げる．

2018年現在，上記の他，医療機関の整備として院内体制整備への支援や多言語資料の作成，地域の受け入れ体制強化として都道府県単位でのモデル構築の支援や電話通訳の団体契約の利用促進，情報発信として外国人受け入れに関するセミナー開催や「訪日外国人旅行者受入可能な医療機関リストへの協力」が取り組まれている（**図Ⅷ-1-1**）．

2 ● 母国の文化・宗教，生活習慣への配慮

文化・宗教の違いから，生活習慣への特別な配慮が必要な場合がある．たとえば宗教上のタブーの食材を用いない，礼拝する時間・場所を確保するなど，個々の希望に応じて調整・支援していくことが重要である．医療者は，外国人患者から宗教・習慣について必要な情報を入手するよう努めなければならない．

3 ● 健康保険・行政サービス

3ヵ月を超える在留資格があれば，国民健康保険への加入が可能である．また，在日外国人が加入できる民間の医療保険もある．在留資格がなく，住民登録ができない外国人であっても受けられる行政サービスも用意されており（**表Ⅷ-1-2**），医療サービスも含まれている．

[*1] 外国人患者受入れ医療機関認証制度（Japan Medical Service Accreditation for International Patients：JMIP）では，医療を総合的に提供しており，かつ医療機関の質を担保するため，既存の第三者による評価（「日本医療機能評価機構」または「Joint Commission International」による認定）を受けている病院を対象にしている．くわしくは，外国人患者受入れ医療機関認証制度（JMIP）ホームページ：http://jmip.jme.or.jp/index.php を参照のこと．

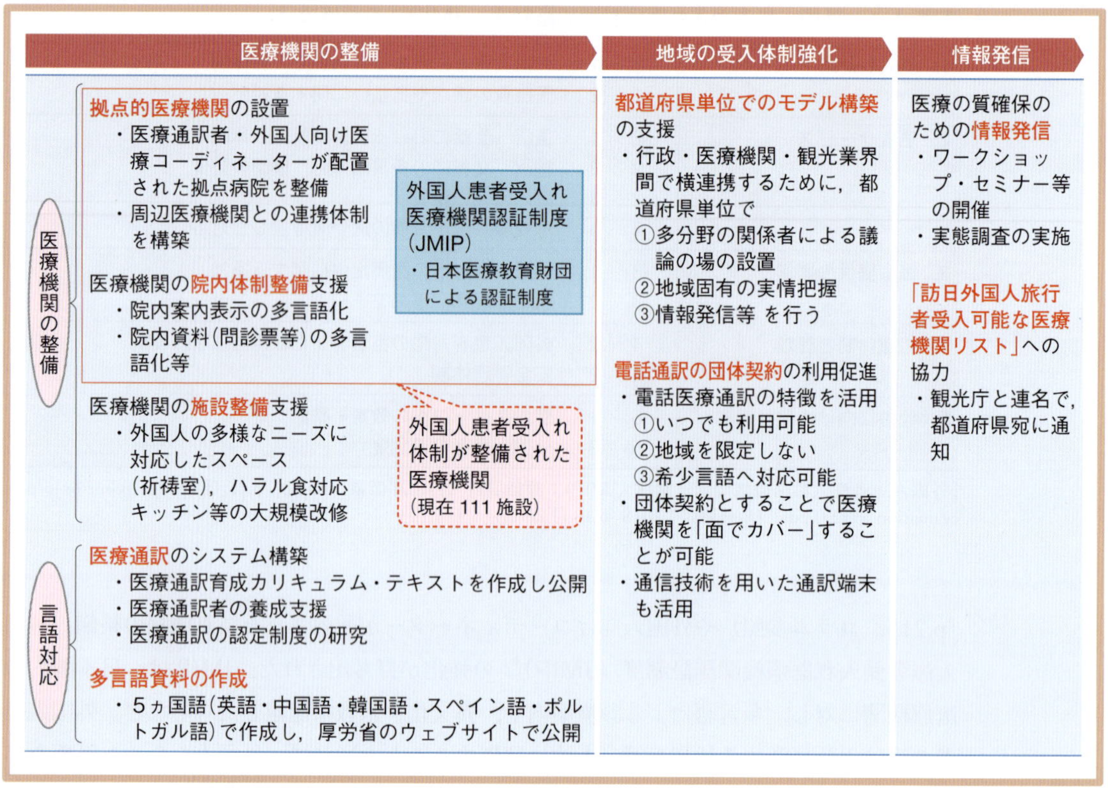

212　第 VIII 章　在日外国人・在外日本人への医療と看護の実際

図Ⅷ-1-1　外国人患者受け入れに関する環境整備（厚生労働省の取り組み）

〔厚生労働省医政局総務課医療国際展開推進室：外国人患者受入れ体制に関する厚生労働省の取組み，p.2，2018 年 4 月 26 日，〔https://www.kantei.go.jp/jp/singi/kenkouiryou/kokusaitenkai/gaikokujin_wg_dai1/sankou3.pdf〕（最終確認：2018 年 10 月 26 日）より引用〕

表Ⅷ-1-2　在留資格がなく，住民登録ができない外国人であっても受けられる行政サービスの主なもの

- 在留資格のない外国人の子どもでも公立小中学校に入学し，授業を受けることができる．
- 在留資格のない外国人でも「無料低額診療事業」*を行っている医療機関で受診すれば医療費が無料または低額になる場合がある．
- 在留資格のない外国人でも定期の予防接種を受けることができる．
- 在留資格のない外国人でも結核の定期健康診断を受けることができる．
- 母子の母子寮入所の要件として「在留資格を有すること」は設けられていない．
- 在留資格のない外国人女性でも，母子手帳の交付や入院助産が受けられる．

*無料低額診療事業を行っている医療機関は全国にあり，全日本民主医療機関連合会のホームページ〔https://www.min-iren.gr.jp/?p=20135〕（最終確認：2018 年 10 月 26 日）で検索できる．

4 ● 訪日外国人への医療情報提供サービス

　日本政府観光局（JNTO）のホームページでは，全国の都道府県が選定した外国人旅行者の受け入れが可能な医療機関のリスト，不慮のけが・病気になった際に役立つ医療機関の利用ガイドが掲載されている．受診時に活用できる病状・症状説明のための指差しシート，治療中の疾患の有無，服用している薬の有無，宗教，使用言語などの情報を書き込むシートが含まれている．医療費支払いへの対応として，日本を訪れた外国人旅行者で旅行保険に入っていない場合，治療費は全額自己負担になる．そのため，訪日外国人旅行者向

けの海外旅行保険への加入を促している.

　・訪日外国人旅行者の受け入れが可能な医療機関のリスト

　（URL）http://www.jnto.go.jp/eng/arrange/essential/emergency/mi_guide.html#search

　・不慮のけが・病気になった際に役立つ医療機関の利用ガイド

　（URL）http://www.jnto.go.jp/eng/arrange/essential/emergency/mi_guide.html

C. 看護職の役割

　多文化共生を進めるうえで「言葉の壁」「制度の壁」「こころの壁」の3つの壁がある
といわれており[14]，コミュニケーションの問題，日本の医療制度についての情報不足への
対応，異なる対象者の信条，文化，価値観を尊重した看護ケアの実践が求められる．また，
外国人の背景はさまざまであり，抱えている問題も対象者個々によって異なる．そのため，
個々の対象者のニーズを理解して，看護ケアを提供していくことが重要となってくる．さ
らに，対象者の出身国の看護師と日本の看護師が行う療養生活上の日常的な看護ケアが必
ずしも同じではないことにも留意が必要である．ラオスで活動した青年海外協力隊員の調
査[15]によると，ラオスの看護業務の範囲は診療の補助を中心に行い，療養生活の世話は
家族がその役割を担っていた．また，経済連携協定（Economic Partnership Agreement：
EPA）に基づく看護師，看護師候補者の母国での看護技術経験に関する調査[16]ではフィ
リピン人看護師は母国で入浴介助（81.8%）や食事介助（63.6%）を経験したことがない
と回答している．「食事介助等の患者の身の回りの世話はすべて家族が行う」という習慣
がある国もある．対象者の出身国の看護師が担う役割は日本とは異なるかもしれないこと
を視野に入れて，看護ケアを行うことも重要である．

D. 実際の活動

　ここでは筆者を含む市町村保健師の体験から，日本人男性と結婚した在日外国人女性へ
の母子保健活動2事例を紹介する．

　フィリピン出身のAさんは，母子手帳交付時点での来日年数が短く，日本国内の相談
相手が少なかった．その後の子育てに向けた仲間づくりを促進するため，筆者は自治体主
催の母親学級への参加を勧めた．母親学級ではAさんの母国語による開催や通訳ボラン
ティアの導入が困難であったことから，保健師がAさんのそばにいて補足説明に努めた．
母親学級参加をきっかけに，Aさんは参加者らと"ママ友"としての交流を続けていた．
また，Aさんの夫はAさんの母国語を話せず，Aさんは夫とのコミュニケーションに問
題を抱え孤立感をもっていたため，筆者はAさんが母国語で自身の思いを語れる場所を
探した．カトリック教徒のAさんを近くの教会につなげ，Aさんの母国語を話せる教会
員に紹介した．礼拝への出席を通し，Aさんは徐々に明るくなっていった．

　筆者の知人の保健師は，ブラジル出身のBさんに出産から約3週間後に新生児訪問を
行った．保健師は母子ともに経過順調と判断したが，2週間後に児が死亡したと報告を受
けた．肺炎が原因であった．冬季に児を水で沐浴したことによるものと思われた．Bさん
の出身地域は年間を通して蒸し暑く，新生児でも水での沐浴が慣習となっていたが，その
ことを担当の保健師は把握していなかった．在日外国人への支援の難しさを物語る事例で

あった.

このように，在日外国人・訪日外国人への看護では，日頃日本人に対し実践しているケアに加え，対象に寄り添い，異なる対象の文化を理解，尊重し，必要なケア・助言や社会資源に結びつけることが重要である.

●引用文献

1) 島正之，安藤道子，山内常男ほか：千葉市の医療機関における外国人の受診状況に関する実態調査．日本公衆衛生雑誌 46 (2)：122-129，1999
2) 高階謙一郎，的場裕恵，竹上徹郎：当院における訪日外国人の受診状況と課題．京都医学会雑誌 64 (2)：73-78，2017
3) 「熱中症ゼロへ」プロジェクトチーム：レポート No.5 外国出身者に聞いた「日本の暑さ」に関する調査 第2弾，2017，〔https://www.netsuzero.jp/netsu-lab/lab05〕（最終確認：2018年10月25日）
4) 名古屋工業大学：日本の真夏：訪日外国人の熱中症リスクの試算に成功～冷帯気候出身者のリスクは熱帯気候出身者に比べて顕著～，2017，〔https://www.nitech.ac.jp/news/press/2017/5872.html〕（最終確認：2018年10月25日）
5) 深谷 裕：在留外国人の文化変容に伴うストレスと抑うつ 新来外国人を中心に．日本社会精神医学会雑誌 11 (1)：11-19，2002
6) 岩佐光広：ボーペンニャン，ボーキットラーイ―ラオス低地農村部における「生きる構え」．保健の科学 49 (5)：328-332，2007
7) 鵜川晃，野田文隆，手塚千鶴子ほか：日本に暮らす外国人のメンタルヘルス上の Help-seeking 行動の研究（第2報）ベトナム人のメンタルヘルスの概念と対処行動．こころと文化 9 (1)：56-68，2010
8) 藤井裕士：労働災害により入院加療を行った外国人労働者に関する調査．日本職業・災害医学会会誌 61 (6)：1345-2592，2013
9) 梶間敦子：在日外国人母子への出産前後のサポート体制に関する一考察―A県での聞き取り調査より．奈良県母性衛生学会雑誌 26：29-32，2013
10) 杉浦絹子：育児中の在日ブラジル人女性の日本の母子保健医療に対する認識とその背景 日本の母子保健医療の課題に関する考察（第1報）．母性衛生 49 (2)：236-244，2008
11) 鶴岡章子：在日外国人母の妊娠，出産および育児に伴うジレンマの特徴．千葉看護学会会誌 14 (1)：115-123，2008
12) 齋藤恵子：在日ラオス人女性の妊娠・出産に関する文化的慣習の伝承．埼玉県立大学紀要 16：47-53，2015
13) 波川京子，富田早苗，石井陽子：在留外国人を対象にした防災マニュアル作成に向けた課題．日本渡航医学会誌 8 (1)：9-13，2015
14) 埼玉県：埼玉県多文化共生推進プラン（平成29年度～33年度），2017年6月8日掲載，〔https://www.pref.saitama.lg.jp/a0306/keikakutoukei/tabunkaplan.html〕（最終確認：2019年1月22日）
15) 高田恵子，森淑江，辻村弘美ほか：日本と開発途上国の看護の差異に関する研究―ラオスで活動した青年海外協力隊員への面接と報告書の分析．The Kitakanto Medical Journal 60 (1)：31-40，2010
16) 公益社団法人国際厚生事業団：II．EPA 看護師の教育・研修にあたっての配慮・調整．経済連携協定（EPA）に基づく看護師の指導者ガイドブック，2014，〔https://jicwels.or.jp/files/E7B58CE6B888E980A3E690BAE58D94E5AE9AEPAE381ABE59FB_2.pdf〕（最終確認：2018年10月25日）

学習課題

1. 外国人が安心して日本の医療機関にかかるために何が必要か考えてみよう
2. 在日外国人・訪日外国人への医療と看護の課題について考えてみよう
3. 母国の文化・宗教，生活習慣への配慮と工夫について考えてみよう
4. 災害時の外国人への特別な配慮について考えてみよう

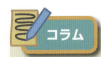

コラム　医療通訳制度

　病院には，日本語のコミュニケーションがうまく取れない患者も来院する．「ことばの壁をもつ患者さん」と筆者は呼んでいるが，その中には，外国人の患者だけでなく，日本の聴覚言語障害の患者も含まれる．1990年の出入国管理及び難民認定法（入管法）の改正によって，日系二世，三世については「日本人の配偶者等」または「定住者」の在留資格により入国が認められることになった．これらの在留資格をもつ日系人は，いわゆる単純労働分野での就労も可能になり，自動車工場が多い群馬県や神奈川県には，南米系の日系人が多く住むようになり，外国人の患者も増えてきた．近年では，観光で来日する外国人が急増して，観光地の病院でも外国人患者を見かけることが多くなってきた．

■ことばの壁をもつ患者

　ことばの壁がある患者は，聴覚言語障害者，在日外国人，医療滞在ビザをもつ外国人，医療ツーリズムで来日した外国人，観光目的の訪日外国人とさまざまだが，専門用語が多い医療の現場で外国人の患者に正確に医師のことばを伝えるためには，医療通訳が必要になる．

　そこで，問題になってくるのは，患者の家族や友人による通訳である．とくに子どもは身体器官や医療用語の知識が不足していて，肝臓と腎臓を間違えて通訳してしまい，医療リスクが大きくなったケースもあった．また，友人知人の通訳では，個人情報の保護が徹底されないおそれがあることも問題点としてある．

■医療通訳者

　日本にはアメリカのようなプロの医療通訳者が少なく，地域のボランティアが通訳の役目を担ってきた．しかし，医療では専門用語が多く，単純に訳すだけでなく外国人患者に理解してもらう必要があり，医療倫理も含め医療通訳としてのトレーニングを積んだ医療通訳者が必要である．

　日本で医療通訳者が増えなかったのは，医療通訳がプロとして自立できる仕事ではなかったことが原因であったと思われる．しかし，急増する訪日外国人の救急患者などにも対応できるように，政府は「外国人患者受入れ医療機関認証制度（JMIP）」の認証を受けた病院を2020年までに100ヵ所とする目標を掲げた．今後，認証病院などで活躍する医療通訳者が増えるであろう．

■遠隔医療通訳

　日本で教育を受けた医療通訳者はまだ少ないため，人材を有効に活用できる電話による医療通訳が普及してきている．だが，電話通訳の問題点として，同意書の説明など，診療現場で実際に見ることが重要な場面も多くあり，その場合に適切な通訳が難しいことがある．そこで，テレビ電話機能のある遠隔医療通訳（図）の有用性を証明するため，2019年前半から科学研究費助成事業による実証研究が行われる予定である．

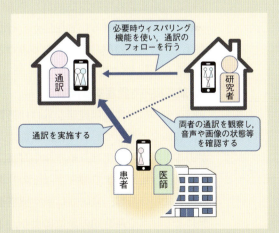

図　遠隔医療通訳システム

[長嶺めぐみ：科学研究費助成事業「遠隔医療通訳サービスコールセンターアプリを用いて行った医療通訳の有用性の検討」資料，2017より引用]

【参考文献】
中村安秀，南谷かおり：医療通訳士という仕事—ことばと文化の壁をこえて，大阪大学出版会，2013

2 在外日本人への医療と看護の実際

この節で学ぶこと

1. 在外日本人に起こりやすい健康問題の要因と対策について理解する
2. 海外渡航者に対する専門家の役割を理解する
3. 帰国日本人への対応を理解する

A. 在外日本人の健康問題とその対策

　健康は，自然環境，衛生状態，社会文化的環境，本人の健康状態やライフスタイルなどさまざまな変化に影響を受ける．

1 ● 自然環境の変化

a. 呼吸器疾患

　多くはウイルスや細菌を原因とした上気道炎，咽頭炎，気管支炎，肺炎，インフルエンザである．乾燥地域や寒冷地域では気道粘膜の抵抗力が落ち，また砂塵，工場や自動車などの排出物が舞いやすくなるため，これらの呼吸器症状を誘発する．東南アジアでは大規模森林火災による煙害，中国では PM2.5 による大気汚染なども影響している．他に **SARS**（重症急性呼吸器症候群）や **MERS**（中東呼吸器症候群），**高病原性鳥インフルエンザ**などが注目される．感染症が流行している地域への外出を避ける，手洗いやうがいの励行，マスクの着用，咳やくしゃみなどがある人や動物との接触は可能な限り避けることを指導し予防を促す．

b. 航空機内で発症する疾患

　飛行中の機内環境は健康な人には影響は少ないが，気圧や酸素分圧が低下するため肺疾患，貧血などをもつ患者は**低酸素血症**に陥りやすく，心疾患患者は発作を誘発するリスクがある．気圧の変化は，航空性中耳炎，航空性副鼻腔炎などの**圧外傷**，スキューバダイビング直後の搭乗による**減圧症**などのリスクがある．圧外傷は耳抜きの方法や必要に応じた点鼻薬使用の指導，減圧症は航空機搭乗のタイミングを指導し予防を促す．また機内の乾燥による脱水や長時間の坐位により，下肢の深部静脈に血栓が形成され肺塞栓症を引き起こす旅行者血栓症（エコノミークラス症候群［**静脈血栓塞栓症**］）のリスクもある．機内では，水分補給や定期的な足関節の屈伸運動を行うよう指導する．

c. 時差症候群（時差ぼけ）

　4〜5時間以上時差のある地域へ高速移動することにより，体内時計と生活時計がずれることで起こる一過性の心身不調で，昼間の過度の眠気，作業能力の低下，消化器症状などが生じる．とくに東方への移動（日本から北米への移動など）では症状が強く出現する．

現地時間に合わせた行動をとるよう指導し，夜間の睡眠薬服用の有効性を説明し必要に応じ処方する．

d．高山病

標高およそ 2,500 m 以上の高地で血液中の酸素濃度が低くなるために起こる体調不良の総称である．高山病の症状は頭痛に加え，消化器症状，倦怠感，めまい，睡眠障害などのうち少なくとも 1 つを伴う．重症化すると，脳浮腫や肺水腫を起こし死にいたることもある．予防には徐々に高度を上げることが最善の策であるが，短時間に高度を上げる場合は予防薬の内服を行うこと，その他体調管理や水分補給の必要性について説明する．

2 ● 衛生状態の変化

a．経口感染症

旅行者下痢症は渡航者の中で最も多い疾患である．そのほとんどが細菌，寄生虫，ウイルスにより発症する．とくに不衛生な環境で管理，調理された飲食物には注意が必要である．その他の原因は水や食事の変化，ストレスや疲労などが考えられる．海外に多い硬水はミネラルを多く含み腸を刺激し下痢を誘発する．下痢症を発症した場合は十分な水分補給を行い，自己判断での下痢止め服用は避け医療機関での受診を指導する．また帰国後に下痢があれば医療機関を受診し，海外特有の病原体を想定した検査や治療を受けるよう併せて指導する．

b．蚊媒介感染症

デング熱は 2014 年に日本でも話題になったが，海外では熱帯や亜熱帯で流行しており，東南アジア，南アジア，中南米で患者の報告が多く，2016 年は海外で感染した邦人が341 人報告されている[1]．媒介する蚊は郊外だけでなく都市やリゾートにも生息し，日中吸血する習性があるため注意を促す．解熱薬によってはデング熱が重症化した場合，出血傾向を促進してしまうおそれがあるため，渡航中に発熱や筋肉痛などの症状が現れた時は自己判断で服用せずただちに医療機関を受診することを指導する．

マラリアは，アジアや中南米の特定の地域とアフリカ全域に流行がみられる．海外で感染した邦人が毎年 50 〜 70 例報告されている[2]．媒介する蚊は夕暮れから夜間にかけて吸血する習性があるため日没後は室内で過ごし感染予防に努め，流行地域へ渡航する場合は抗マラリア薬の内服が望ましいことや，マラリア流行地に滞在してから 7 日目以降にマラリアを疑う症状が出た場合は，すみやかに医療機関を受診することなどを指導する．

予防策は蚊に刺されないことである．媒介する蚊の習性（デング熱を媒介する蚊は日中に，マラリアを媒介する蚊は夕暮れから夜間にかけて活動するなど）を知り，肌の露出を避け虫除けスプレーを使用するなど，渡航者自身ができる予防策をとるよう指導する．さらに，帰国後に症状が出た場合は，自己判断せずすみやかに医療機関を受診し，適切な検査や治療を受けるために，必ず渡航歴があることを伝えるよう指導する．

c．狂犬病

アフリカ，アジア，中南米のほとんどの地域で流行している．国内では 1956 年以降人の狂犬病の発生はないが，感染した犬に噛まれ帰国後に発症した事例が 3 例確認されている[3]．発症すると有効な治療法がなく 100% の致死率であるが，感染後にワクチンを接

種（**曝露後接種**）することによって発症を予防することができる．狂犬病の流行地へ渡航し動物と接する機会が多い者や近くに医療機関がない地域への滞在者は，予防接種（**曝露前接種**）を受けることが望ましい．曝露前接種を行っている場合であっても感染した可能性がある場合には曝露後接種が必要となるため，十分に説明しておく必要がある．

d．性行為感染症

性行為で感染する**HIV/エイズ**や梅毒などの疾患は，現地での行動パターンによりリスクが異なる．HIV陽性者はサハラ以南のアフリカにとくに多く，東南アジアなどの途上国でも低所得者を中心に広がっている．自身の行動に注意し，感染の疑いがある場合は医療機関で検査を受けるよう勧める．

3 ● 社会文化的環境の変化

海外生活はストレスを感じることが多く，**メンタルヘルス**に異常をきたすことがある．ストレスの要因は，現地の気候風土，生活習慣の変化，社会規範や価値観の相違，現地人や日本人との人間関係などさまざまである．抑うつ状態や不眠，食欲不振，身体的不定愁訴などの軽度のものから，幻覚や妄想などによって錯乱状態となるような重篤な状態を呈する場合まである．軽度の場合は，疲労回復のための休息や気分転換を図り，状態に応じて一時帰国を検討する．重篤な場合は，精神科での治療が必要となる．精神科領域では言語や経済問題，異文化下での入院生活上の不便さもあり早期に帰国しての治療が望ましい．渡航前に現地に関する知識を身につけ，海外生活の心構えをもち，適度に休息と気分転換を図ることで，重症化を予防することができる．

4 ● 渡航者自身の健康状態やライフスタイルの変化

a．慢性疾患を抱える渡航者への対応

まず海外渡航が可能か否かを主治医に相談するよう促し，必要に応じて英文診断書を作成する．短期滞在者に対しては，ゆとりあるスケジュール作成，症状悪化時にも適用されるような海外旅行保険への加入，内服管理などの指導や渡航先で受診しやすい医療機関の情報提供を行う．長期滞在者に対しては，継続治療の必要性を説明し，現地の医療機関の紹介または国内の主治医や会社の産業医への相談を勧める．またライフスタイルの変化は生活習慣病の発症や悪化を誘発するリスクがある．たとえば，宴席がビジネスに重要な意味をもつ「乾杯文化」の中国や韓国などでは，アルコールの過剰摂取が懸念される．また大気汚染，公共交通機関の未整備や極端な気象条件，治安問題などの理由から徒歩移動ができず，車移動が増加することによって運動不足を引き起こしてしまう．滞在者自身が生活習慣に気を配り規則正しい生活が送れるよう生活指導する．

b．糖尿病患者への対応

糖尿病カード（Diabetic Data Book）などの英文証明書を常に携帯するよう助言する．Diabetic Data Bookは，日本糖尿病協会が発行し，表紙には糖尿病患者であることが5ヵ国語で書かれている．中面は治療内容，合併症の状況などが記載できるようになっている[4]．また日本との時差，航空機内での食事回数，滞在予定期間などからインスリンの調節指導を医師の指示の下行う．一般的に時差が5時間以上，もしくは移動時間が8時間

以上の場合は調節する必要がある．インスリンの保管方法や使用済みの針などの取り扱いについても説明する．渡航中は，食事内容や活動量の増加，気分の高揚により血糖の変動が大きくなるため，頻回な血糖値チェックを行うこと，低血糖対処用のブドウ糖を常備することを指導する．

c. 透析患者への対応

出発前に渡航先での透析施設を確保することが大切である．そのうえで，食事管理や水分管理，無理をしないなどの日常生活の注意点を再指導しておく．また海外での透析は必ずしもベッドではなく椅子で行う例や，体格や食事量にかかわらず時間で終了する場合もあるので，不安なく透析を受けられるよう，海外の透析事情を説明しておくことも必要である．透析費用は，帰国後の手続きで健康保険の適応となることも説明しておく．

d. 心疾患患者への対応

旅行中の疾病による死亡原因は狭心症や心筋梗塞などの心疾患が多い．必ず主治医に海外旅行の可否判断を求め，万が一発作を起こした場合の対処法を本人だけではなく同行者に対しても指導しておくことが必要である．心臓ペースメーカーや体内除細動器を装着している患者は，英文の証明書を持参するよう助言する．

B. 在外日本人の医療と看護

1 ● 渡航者に対する専門家の役割

海外渡航者は，専門家の指導や診察を受けることで渡航に伴うリスクを減らすことができる．そのため，感染症や海外の医療事情などの知識を身につけた看護師や医師の役割は非常に重要である．渡航者の健康状態によって渡航の可否を判断するだけでなく，どうすれば実現できるかを専門的立場から助言することが必要である．さらに渡航者自身が，「自分の健康は自分で守る」という意識をもてるような保健指導を行うことも求められる．日本にも渡航者に必要な医療情報の提供などを行う専門の医療機関はあるが，あまり認知されていない．今後は，渡航前の受診の必要性や海外渡航専門の医療機関についての普及啓発が必要である．

2 ● 海外の日本人向け医療機関における看護業務

海外の日本人向け医療機関は日本人スタッフが常駐し，内科，小児科，産婦人科，皮膚科，歯科などの診察や健康診断，乳幼児健診，予防接種などを実施している．業務内容は日本国内と大きく変わりはないが，患者の病状によってその国の専門医を紹介するなどの連携が必要となる場合もあることから，語学力が求められる．また，感染症予防のための保健指導にとどまらず，看護師自身も同じ在住日本人としての経験に基づき，生活するうえでの不安解消の助言指導などができるよう，常に正確で新しい情報を収集する必要がある．国によっては在住日本人が少ないため，日本人との接触を求めて受診する者がいることも留意しなくてはならない．海外の日本人向け医療機関の看護師が，クリニック受診者だけではなく，すべての在住日本人に健康管理支援を提供することは，企業（日本人向け医療機関）の社会的責任（corporate social responsibility：CSR）を果たすことにもつながる[5]．

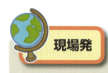

現場発　シンガポールの日本人向け医療機関の勤務を経験して

筆者が勤めていたシンガポールにある日本人向け医療機関ラッフルズジャパニーズクリニック（Raffles Japanese Clinic，以下クリニック）は，ラッフルズメディカルグループの全面的な協力の下，在住日本人の健康で安心な生活を支援するために，ラッフルズホスピタル（Raffles Hospital，以下病院）内に設立された．簡単な検査や処置，点滴治療はクリニック内で実施できたが，X線検査，生理機能検査，臨床検査は病院内の施設を利用し，必要に応じて病院専門医への紹介や入院を行っていた．そのため病院との連携は欠かせないものであった．筆者は病院スタッフとたびたび協働し，シンガポールの医療や異文化を体験することができた．さらに，受診した患者から，「日本にいるみたい」「日本人がいるだけで安心する」などの声を聞くたびに，海外における日本人看護師の重要性を痛感した．

3 ● 産業保健師，産業看護師の役割

社員の健康管理や保健指導を行っている企業の保健師や看護師は，海外赴任者に対しても大きな役割を果たしている．赴任候補者が，健康面で海外赴任に適任か否かという選考から関与し，赴任先から健康な状態で帰国し，その後もスムーズに日本での生活や職務に当たれるようにサポートしなければならない．そのために，赴任候補者の希望，社交性，疾患の既往歴，海外生活経験の有無，コミュニケーション能力，同行家族の有無についても聴取するだけでなく，赴任先の生活環境や衛生状態，医療水準，感染症の流行状況などの情報も入手し，赴任者や同行家族の不安を軽減するために，赴任前の予防接種や赴任後の医療機関受診などの調整を行う．赴任中は，メールや電話などで気軽に健康相談を受けられる体制を整えておくことが望ましい．帰国後は，健康診断を実施し，その結果に基づいて保健指導を行う．また海外生活や帰国後は，ストレスを感じることが多く，メンタルヘルスの問題も生じやすいことにも留意が必要である．

4 ● 帰国日本人への対応

帰国直後の発症であれば，渡航歴について自ら申告する者は多いと予想できるが，数週間経過した場合，本人も海外渡航と体調不良が結びつかず渡航歴について申告しない可能性が高い．帰国後の体調不良では，海外特有の感染症に罹患している可能性もあり，実際に渡航歴が聴取されなかったために診断が遅れ重症化してしまう事例もある．そのため対応する看護師は，患者が帰国後である可能性も考え問診しなくてはならない．渡航歴がある場合は，期間，目的，活動内容や生活環境，虫刺されや動物に噛まれていないか，水遊びや性行為の有無，現地での治療や予防接種の有無などを確認し，必要に応じて専門の医療機関への受診を促す．

また，とくに長期滞在した帰国日本人は渡航先の文化や生活に順応し過ぎて帰国後の生活などにうまくなじめない逆カルチャーショック（p.53参照）を生じる場合がある．そのため看護師は再適応に向けた相談支援を行う必要がある．

C. 実際の活動

海外に行く日本人に意外に多くみられる健康問題は異文化不適応である．ここでは筆者の体験した例を紹介する．

1年程度だが外国での仕事の経験があった筆者の知人のAさんが，仕事のために2週間，以前とは別の国に行くことになった．滞在先は筆者が紹介した現地の友人宅であった．Aさんが日本を発ち3日後に，突然現地の友人から「Aさんはおかしくないか？」と電話があった．電話を替わってもらい話しかけたが，Aさんは「わーたーしー……」と言葉が出てこない状態で，快活なAさんの様子しか知らない筆者は愕然とした．その後友人から，Aさんは到着した時から落ち着きがなく，誰かに追いかけられていると言ったり，突然叫んで自傷行為を行っていたことがわかった．長年の経験から異文化不適応行動を起こしたのだろうと推測し，異文化から早く切り離すことが必要だと判断した筆者は，即座に飛行機の予約をし，現地に向かった．空港から車に数時間乗り友人宅で会ったAさんはひどくおびえていた．安心させて眠らせることが重要と考え，Aさんに日本語でゆっくり話しかけた．相変わらずほとんど言葉は返ってこなかったが，硬かった表情が和らぎ少し落ち着きを取り戻したように見えた．翌日，車で空港近くのホテルに向かった．道中，何度か「太鼓の音がする」と不穏状態になるたびに停車しながら，どうにかホテルに到着した．帰国便を待つ間のホテルでの2日間，Aさんはほとんどの時間を眠って過ごした．その後，飛行機に乗り日本に帰ったAさんは，心配して空港に迎えに来た家族に対して笑顔で話しかけた．その姿は普段のAさんだった．

異文化不適応には，可能なら日本に帰国させることが望ましい．しかし不可能な場合には，安心して日本人と日本語で話せる状態にする，日本食を用意する，入浴できる場所を提供するなど，日本にできるだけ近い状態に環境を整え，休養をとらせることが重要なケアとなる．

●引用文献

1) 国立感染症研究所：日本の輸入デング熱症例の動向について，2017年4月14日更新版，〔http://www.niid.go.jp/niid/images/epi/dengue/PDF/dengue_imported201704.pdf〕（最終確認：2018年10月10日）
2) 国立感染症研究所：マラリアとは，2013年03月07日改訂，〔http://www.niid.go.jp/niid/ja/kansennohanashi/519-malaria.html〕（最終確認：2018年10月10日）
3) 厚生労働省：狂犬病に関するQ＆Aについて，〔http://www.mhlw.go.jp/bunya/kenkou/kekkaku-kansenshou10/07.html〕（最終確認：2018年10月10日）
4) 公益社団法人日本糖尿病協会：患者さんへ，療養グッズのご案内，〔https://www.nittokyo.or.jp/modules/patient/index.php?content_id=1〕（最終確認：2018年10月10日）
5) 山田杏子，森淑江：シンガポール在住現地採用邦人の健康管理．日本渡航医学会誌7（1）：19-24, 2013

学習課題

1. 在外日本人に起こりやすい健康問題とその対策について説明してみよう
2. 海外渡航者に対する保健指導の内容を考えてみよう
3. 帰国日本人患者の対応時の注意点を考えてみよう

第 **IX** 章

外国で看護活動を
するために

1 外国での資格取得と選択の幅

A. アメリカ

1 ● アメリカにおける看護師資格とその取得（図Ⅸ-1-1）

アメリカには3種類の看護師がいる．①准看護師，②看護師，そして③高度実践看護師である．

a．准看護師（LPN）

准看護師（Licensed Practical Nurse：LPN）になるためには，高校を卒業した後，准看護師になるための学校に1～2年間通い，州立試験（National Council Licensure Examination）に合格しなければならない．法律により薬を扱うことができないので，病棟で働くことは困難である．病院・診断所の外来，老人ホームや施設などで働くことができる．2年ごとに免許の更新が必要である．州の看護評議会（State Board of Nursing）で決められた継続教育の単位を2年ごとに証明し，更新料を支払うことにより免許が更新される．

b．看護師（RN）

看護師（Registered Nurse：RN）になるためには，高校卒業後，4年間の看護大学もしくは3年間の短期大学・専門学校を卒業し，州立試験に合格しなければならない．看護師の社会的地位は高く，病棟，外来，企業の保健室，訪問看護などあらゆる医療機関で働くことができる．准看護師と同じように2年ごとに免許を更新する．

アメリカには日本でいう保健師という職種はない．また，助産師になるには，次の高度実践看護師（APRN）のコースに進む必要がある．

c．高度実践看護師（APRN）

日本ではまだ普及していない高度実践看護師（Advanced Practice Registered Nurse：

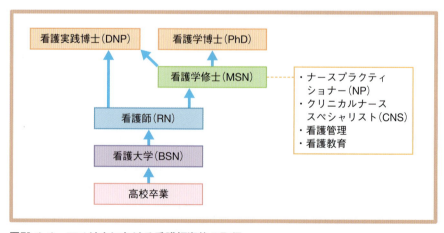

図Ⅸ-1-1　アメリカにおける看護師資格の取得
看護師資格取得にはさまざまな課程が考えられるが，ここでは最も標準的な看護教育課程を挙げる．

APRN）というものがある．APRN になるためには，まず看護師の免許をもっていなければならない．そして，修士課程にある専門のコースで学ぶ必要がある．APRN になるには，看護師として 2 〜 3 年の経験があることが望まれる．看護師と APRN は役割や責任がまったく違うからである．

APRN には，ナースプラクティショナー（Nurse Practitioner：NP），クリニカルナーススペシャリスト（Clinical Nurse Specialist：CNS），麻酔専門看護師（Certified Registered Nurse Anesthetist：CRNA）そして助産師（Certified Nurse Midwife：CNM）がある．2 年間の修士課程を修了後，それぞれの専門分野で州立試験に合格して，APRN となる．

NP と CNS になるには，アメリカ看護認定センター（American Nurses Credentialing Center：ANCC），アメリカナースプラクティショナー協会（American Association of Nurse Practitioners：AANP）の団体から認可が下りる．NP は処方権をもち，クリニックを開業することも可能である[*1]．

麻酔専門看護師はアメリカ麻酔専門看護師協会（National Board of Certification and Recertification for Nurse Anesthetists：NBCRNA），助産師はアメリカ助産師協会（American College of Nurse-Midwives：ACNM）よりそれぞれ認可される．APRN の免許は 5 年ごとに更新する．実践時間，継続教育の単位，研究論文の公表などを証明しなければならない．

2 ● アメリカの看護師の勤務状況

a. 勤務形態

たとえば看護師が小児病棟で働くとする．勤務体制は 2 交代で，1 日に 12 時間勤務する．午前 7 時から午後 7 時まで，または午後 7 時から午前 7 時までである．週に 36 時間（3 日間）働くとフルタイムとされる．普通は受け持ち制で，4 〜 5 人の患者をケアする．病室はほとんど個室で，両親が付き添っても，付き添っていなくとも自由である．新生児集中治療室（NICU）や小児集中治療室（PICU）[*2] などの集中治療室では看護師 1 人に患者 1 人または 2 人と病状に合わせて受け持つ．勤務中仮眠はできない．ユニフォームは白色でなく，子どもの病棟の場合はカラフルなものや花模様，動物の絵などのもので，スカートではなく，スラックスで動きやすく，水で洗えるものになっている．

b. 労働条件・環境

ここでアメリカの看護師の統計をみてみよう．2015 年現在で，准看護師 11 万 7 千人，看護師 300 万人，APRN は 33 万人，その中で NP は 20 万人，CNS 7 万人，麻酔専門看護師 4 万 9 千人，助産師 1 万 1 千人である．ちなみに看護師と医師の年収をみると，医師では小児・内科医（プライマリ・ケア）：1700 万円，神経科（専門医）：2000 万円，外科医：3000 万円，脳外科医：5500 万円，フィジシャン・アシスタント（p.233 参照）：900 万円，看護師では NP：900 万円，看護師：650 万円，准看護師：400 万円となる．これはあくまでも平均であり，経験年数や夜勤をするなどによりもっと高くなる．アメリ

[*1] クリニックは外来のみであり，患者が入院を要する場合の患者受け入れについてどこかの病院と契約しておく必要がある．

[*2] 新生児集中治療室；neonatal intensive care unit：NICU，小児集中治療室；pediatric intensive care unit：PICU

カは日本と違い，看護職は社会的地位が高いといえる．

　日本でも看護師を増員し，より専門的な役割を担う方向にある．また，看護系大学数も増え，さまざまな看護学の講座ができている．今後，看護師の社会的地位も変わっていくのではと考える．

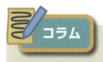

ナースプラクティショナー（NP）誕生の背景とコロラド大学の貢献

　アメリカでナースプラクティショナー（NP）の資格ができたのは，看護職をより高度な専門職にしようという動きがあったためと思われる．実際に2004年にアメリカ看護大学協議会が，2015年までにいままでの修士課程のプログラムを博士課程である看護実践博士（Doctor of Nursing Practice：DNP）に移行することを推奨している．

　そもそもNPができた過程は，1965年，コロラド州にあるコロラド大学に始まる．小児科医のシルバー（Silver HK）が看護師そして大学教授であったフォード（Ford LC）に，プライマリ・ケア医の不足を訴えた（プライマリ・ケアを含めたNPの仕事の実際は，第Ⅸ章第2節Aを参照されたい）．熟練した看護師を訓練して，外来で患者を診察してほしいというものであった．この時，たくさんの看護師たちがフォードに反対した．それは看護師がミニドクター化することを恐れたからである．しかしフォードは看護師をもっと専門家として確立させることが重要と主張した．1970年代にはNPのプログラムが組織化され，1980年代には大多数のNPのプログラムが学位のある修士課程へとプログラムを変更した．

　2016年現在，アメリカには約260のDNPのプログラムがあり，修士課程から博士課程のプログラムへの移行期にある大学がほとんどである．コロンビア大学はアメリカでいちばん先に，DNPのプログラムを作り上げた．2017年現在，コロンビア大学ではDNPのプログラムのみとなっている．

B. オーストラリア

1 ● オーストラリアにおける看護師資格とその取得

a. 看護資格の種類と取得過程（図Ⅸ-1-2）

　オーストラリアの看護資格には，①看護師（Registered Nurse），②准看護師（Enrolled Nurse），③看護助手（Assistant in Nursing）が存在する．オーストラリアの看護師教育は，10年あまりの移行期間を経て，1993年からすべて大学教育に移行した．現在の看護師は3年間の教育を受けた看護学士保持者である．准看護師はTAFEとよばれる専門学校や私立学校で12〜18ヵ月間学ぶ．看護助手は同様のスクールで6ヵ月間学ぶ．准看護師は大学で2年間学ぶと看護師資格を得られる．

　オーストラリアの看護学部には，他の学士保持者のための2年の編入コースもあり，元数学者や心理学者が看護分野での研究者になるために看護学部に入学したり，いままで他の仕事をしていた高齢の労働者が入学するケースも少なくない．また，オーストラリアの永住権取得に有利な資格であるため，外国人留学生も多く在籍している．看護学部はまさに，さまざまな年代や国籍の学生を抱える巨大な学部の1つといえる．

　オーストラリアの看護系資格に特徴的なのは，精神科看護師資格と助産師資格である．精神科看護師は，3年の看護学士課程を修了後さらに1年の専門教育を受けた看護師にのみ与えられる資格である．また，助産師資格は看護学士取得後，1年コースを受講して取得する道と，大学1年生から助産師学科に入学し助産師として3年の学士課程を修める方法がある．3年の助産師学科を卒業した者は，看護師資格をもたない助産師となる．

　オーストラリアの看護教育大学化に伴い，看護学修士，博士課程を修了してさらに臨床

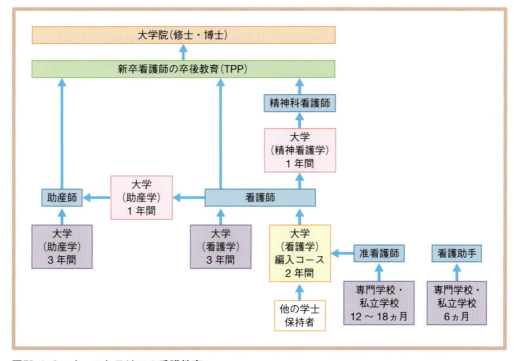

図Ⅸ-1-2　オーストラリアの看護教育

看護師としてスキルアップしたり，労働安全衛生，公衆衛生，ヘルスマネジメントなど他分野の修士課程を専攻し，健康に関する専門知識をもった人材として他分野で活躍する看護師が増えた．このように，看護師に教育の機会が開かれたため，現在では病棟看護師長ですら募集要項では大学院修士課程修了が必須とされている．

b. 看護師登録

オーストラリアで働くためには，オーストラリア保健医療従事者規制機関（Australian Health Practitioner Regulation Agency：AHPRA）への看護師登録が必須となる．看護師資格は，国家試験に合格したら生涯有効となる日本の免許とは異なり，毎年看護師登録をしなければならない．日本の看護師がオーストラリアで初めて登録する際には，日本の看護師免許，犯罪歴，英語力の証明と数百時間に及ぶオーストラリア国内での実習などが課せられることとなる．オーストラリアで働きたい外国人看護師たちは，登録後，病院などに履歴書を送り，面接などを経て採用となる．

オーストラリアで看護師資格を取得した日本人看護師たちの多くはオーストラリアの病院，老人ホーム，訪問看護ステーションなどで働く．それ以外では，赤十字血液センターなどのヘルスケア関連の非営利組織（NPO），大学（教員），大学研究室，日本の大学，空港検疫，世界保健機関（WHO），国境なき医師団などの国際ボランティア団体，日本の製薬会社などがある．日本に帰国して自ら訪問看護ステーションを立ち上げたり，医療通訳，カンボジア海外駐在員サポートセンター相談員になった例もある．オーストラリアの看護師資格は，ニュージーランド，イギリス，中東圏でも有効なため，それらの国々で働いている人もいる．

2 ● オーストラリアの看護師の勤務状況

a. 勤務形態

院内における看護管理者は，看護総師長を筆頭に，各病棟の師長，そして現場で他の看護師と共に看護にあたる主任看護師たちがおり，構成は日本とよく似ている．創傷ケア，ストーマケア，感染予防，退院調整，糖尿病教育などの部門には専門看護師が管理者と同じ待遇で雇われ，その業務のみを専門に行っていることが多い．

病院や老人ホームでは主に3交代勤務と2交代勤務が採用されている．一日の看護の流れについて**表IX-1-1**に示す（p.236，第IX章第2節Cも参照）．

卒後教育（TPP）

オーストラリアの看護教育で特筆すべきは，やはり新卒看護師の卒後教育（Transition to Professional Practice：TPP）である．TPPとは看護版の研修医制度のようなもので，1年間の看護労働に対する賃金や研修費用などが政府の補助によって賄われる制度である．新卒の看護師はみな，各病院のTPP採用枠に応募する．義務ではないが，修了しなければその後，雇用の機会が大幅に減る．新卒看護師たちは，TPPを修了して初めて看護師として各部署に採用されるのである．なお，海外での経験をもつ看護師はTPPの対象ではない．

1. 外国での資格取得と選択の幅　　**229**

表Ⅸ-1-1　一日の看護の流れ（3交代勤務の場合）

日勤	準夜勤	深夜帯
7:00-7:15　　申し送り 7:30-8:30　　カルテチェック, 食事介助, 投薬 8:30-9:30　　シャワー介助, シーツ交換, 検温 9:30-9:45　　スタッフのモーニングティー 9:45-12:30　シャワー介助, 包帯交換, 検温, 　　　　　　　食事介助, 投薬 12:30-13:00　スタッフの昼休憩 13:00-15:00　午後の検温, 記録	 14:30-15:00　申し送り 15:00-18:30　カルテチェック, 夕方の検 　　　　　　　温, 食事介助, 投薬 18:30-19:00　スタッフ休憩 19:00-22:30　夜の検温, 投薬, イブニン 　　　　　　　グケア, 就寝準備, 消灯	 22:30-7:30 　　投薬, 体位交換, 記録

b. 労働条件・環境

　日本と大きく異なる点は，何といってもオーストラリアの臨床看護における労働条件のよさであろう．たとえば，病院は法律で，日勤，準夜勤で1人の看護師がみる患者の数は4〜5人と決められており，術後リカバリールームやICUではこれが1〜2人である．認知症や術後せん妄などにより，転倒や治療の妨げが心配される患者には，1対1の見守り要員が必ず配置される．そのため，患者の転倒を気にしながら仕事に追われることもなく，落ち着いて他の職務にあたることができ，残業もほとんどない．年間の有給休暇は6週間あり，完全に消化できる体制が保たれている．しかも中規模以上の病院のほとんどが，看護師が大学院で学ぶための奨学金を提供しており，勉学による休暇も保証されている．現在は，法的にあいまいとなっている高齢者介護施設での看護師比率の制定を求める運動が盛んに行われている．

　看護師の労働環境を支えているもののうち，最も重要なのが職能団体であるオーストラリア看護連盟（Australian Nursing and Midwifery Federation：ANMF）の存在と労働安全衛生法である．ANMFは日本でいうところの医療労働組合と，教育機能，政治的役割をもつ日本看護連盟が合体したような団体で，オーストラリアの看護師の約7割弱が加盟している[1]．労働安全衛生法はその名の通り，労働者の労働環境を守るための法律であるが，特筆すべきはその罰則の重さである．仮に事故が起こった場合，労働基準監督署の調査により経営者が業務の改善を怠っていたり，教育が行われていなかったことが明らかになると，莫大な罰金が課せられ，小規模の老人ホームなどは倒産に追いやられることすらある．経営者だけでなく，安全義務を怠って，同僚を危険な目に遭わせた労働者個人に対し，罰金が課せられるケースもある．オーストラリアの看護労働環境は，看護師自らが声を上げる自由と，その職責をそれぞれの施設や個人にきちんと守らせる法律によって成り立っているのである．

●引用文献
1) Australian Nursing & Midwifery Federation,〔http://anmf.org.au〕（最終確認：2018年10月18日）

2 海外での看護職としてのキャリアパス

A. アメリカにおけるナースプラクティショナー

1 ● アメリカにおけるナースプラクティショナー（NP）の役割

　ナースプラクティショナー（NP）（p.225 参照）は第一にプライマリ・ケアを行う．たとえば子どもが発熱・下痢をした場合，日本でのプライマリ・ケアは小児科医が担うが，アメリカでは医師だけではなく NP も担っている．

　プライマリ・ケアとは，健康増進のために，予防注射や定期健診を行ったり，疾患の早期発見・治療をし，患者を継続的にみていくことである．そのため，NP の役割は，総括的な健康のアセスメント，診断・治療，患者・家族への教育，フォローアップである．また患者が他の外来へかかる必要がある場合や，セラピスト（理学療法士［PT］，作業療法士［OT］，言語聴覚士［ST］）による介入の必要性がある場合は，その指示もできる．患者・患者の家族からの質問に電話や E メールで答える．NP には患者に薬を処方する権利（処方権）があるため，薬が切れたら，その処方も行う．これらの直接的・間接的なケアを急性・慢性期の患者に行う．

　NP には新生児 NP，小児 NP，成人 NP，学校 NP，老人 NP，精神 NP などたくさんの種類があり，それぞれの専門分野をもっている．2 年間の修士課程の NP コースに入学する時点で，どの領域の NP を取得するかを選択する．社会的ニーズが高まり，NP は年ごとに増加している．これからの NP は各専門分野においてよりいっそうの責任が要求され，教育期間，教育内容などが大幅に変わり，4 〜 5 年間の看護実践博士（DNP）のプログラムへ完全に移行する予定である．その目的は NP がより専門的な看護師となることにある．

2 ● アメリカで NP となった経緯

　筆者は日本赤十字中央女子短期大学（現日本赤十字看護大学）を卒業後，日赤医療センターの小児内科病棟に勤務した．そこで 6 ヵ月が経ったところで，日本の看護の現場において看護師の専門性が評価されていないことに失望した．そこでアメリカへ行き看護師の現状を見たいと考えた．日赤医療センターを 7 ヵ月休職し，カリフォルニア州ロサンゼルスにある病院を見学し，将来アメリカでしっかり看護の勉強をすることを決意した．

　実際にアメリカへ留学するまでには 7 年かかっている．その間に，看護師の質・専門性を高めるためには看護教育をよくする必要がある，看護教育に携わりたい，と考えるようになり，教育学を学ぶために青山学院大学の文学部教育学科に入学した．卒業後，杏林大学医学部附属看護専門学校（現杏林大学保健学部看護学科）で，教員として 2 年間働いた後，ワシントン DC にあるジョージタウン大学の看護学部に編入した．ジョージタウン大学を選んだのは，筆者が当時興味をもっていた生命倫理で有名な大学であったからだ．ここ

で学士（BSN）を取得，コロンビア看護大学で修士（MSN）を取得，最終的には日本において看護教育を実践したいと思い，ワシントンDCにあるカトリック大学看護学部で博士号（PhD）を取得した．

コロンビア看護大学修士課程（MSN）での選択は，NPかクリニカルナーススペシャリスト（CNS）（p.225参照）であった．NPとCNSの大きな違いは，NPはプライマリケアを担うということである．つまり，健康増進，疾病の予防，早期発見・治療が主な履修科目である．それに対し，CNSは急性・慢性疾患を学ぶ．NPを選ぶことにより，将来，子どもたちの健康維持・増進に携わることができると考えた．NPは，実践の場で独立性が発揮でき，直接的なケアにより患者のアセスメントができる職種である．

3 ● アメリカでのNPとしての実際の活動

筆者はNPとして，ワシントンDCにある小児医療センターで1995年11月から2017年2月まで勤務した．303床ある大規模な私立病院である．新生児から若い大人（21才まで）を外来で診察し，入院病棟，新生児集中治療室（NICU）や小児集中治療室（PICU），冠動脈疾患集中治療室（CCU）[*1]などで治療する．特徴は小児の専門の病院なのでほとんどの専門外来があることである．たとえば小児科，思春期科，消化器科，呼吸器科，循環器科，内分泌科，脳神経科，精神科，がん科，眼科，リウマチ科，歯科，発達科，耳鼻科，一般外科，整形外科，脳神経外科，循環器外科などである．

筆者は週に3日間，脳神経科と頭痛の外来で患者を診察した．疾患は主に，けいれん，頭痛，チック，水頭症などであった．週に1日は，小児発達外来でも診察し，主な疾患は自閉症，注意欠如・多動症障害，発達遅滞，学習障害などであった．脳神経外来は細分化され，けいれん，頭痛，脳腫瘍，チックなどの動きの障害（movement disorder），筋肉の疾患などの外来がある．小児発達外来は，2011年から始めた．2009年に博士論文で自閉症の研究をしていたため，発達外来で働くことを強く希望した．どの外来でも初診患者は約45分，再診患者は約15〜20分で診察しなければならない．1日約10人の患者をみており，すべて予約制である．脳神経科には医師30人，NP 10人，小児発達科には医師4人，NP 4人がいた．

1つの例を挙げて，患者をどのように外来でみているかを紹介する．17歳の高校生の女子が頭痛で初診患者として外来に来た．まず頭痛の場所，頻度，期間，頭痛がどれだけ生活に障害をきたしているか，学校を休んでいるか，成績が落ちているか，使用している薬，睡眠時間，食事，水分のとり方，運動量などくわしく問診した後，出生歴，既往歴，家族歴，家族構成を聞く．次に患者の脳神経診療を行う．診察後，患者と家族へ，頭痛を起こしやすい食物，因子について，資料（一枚の紙）を用いて説明する．また患者の頭痛の頻度を知るために1枚の1年間分のカレンダーを渡し記録してもらい，次回持ってくるよう伝える．さらに処方箋の薬が必要な場合は処方し，副作用を説明して自分の名刺を渡し，何かあった場合は電話またはEメールで連絡をとるように伝える．検査が必要な場合（MRI，CT，脳波，血液検査）はオーダーする．帰る前に次回の予約を行う．

[*1] 冠動脈疾患集中治療室；cardiac care unit or coronary care unit：CCU

コラム　ワシントンDCの小児医療センターの紹介

筆者が勤めたワシントンDCの小児医療センターは，治安があまりよくなく，貧富の差が激しい地域に建てられた．それは，さまざまな患者・家族が来院できるようにと願ったものだった．ワシントンDCの約80％には黒人が居住している．5,000人の職員がこの病院で働いているが，ほとんどワシントンDCには住んでおらず，隣のメリーランド州やバージニア州から通勤している．303床のベッドがあり，2016年現在でNP 157人，看護師1,670人，医師550人，フェロー170人，レジデント170人，フィジシャン・アシスタント（p.233参照）41人が在籍している．他の外来はすべて予約制であるが，小児科だけがウォークインクリニック（予約なしで受診できる診療所）をもっている．

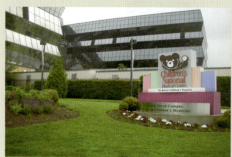
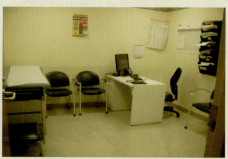

左：ワシントンDCの小児医療センター，右：診察室（2016年撮影）

4 ● アメリカでのNPの課題

アメリカのNPには大きく5つの課題が挙げられる．

第一にNPは医師の教育と違い，訓練期間が非常に短い．たとえば，小児の脳神経科医になりたいなら，8年間の医学校を卒業し，医師の州立試験に合格した後，まずは小児科医として2年間の訓練期間（この期間の医師をレジデントという）があり，さらに3年間の脳神経科での訓練期間（この期間の医師をフェローという）がある．こうした素晴らしい実践訓練の結果，脳神経の専門家になっていく．しかしNPのプログラムは，修士課程で2年間しかない．筆者は脳神経科のNPになってからの2年間，非常に苦労した．それまで特別な訓練はまったくなかったからである．この課題を解決するためにも看護実践博士課程のプログラムは大変よいと考えている．

第二に，独立性・自律性の不足である．確かにNPには処方権や開業権があり，一定の独立性・自律性があるが，医師など責任レベルの高い職種に比べ，まだ自身の業務への責任感・決意が足りないように感じる．患者を安全に診察・診断していくために，医師への相談はもちろん行うが，自分が診察した患者への責任をしっかりもち，継続的に自律的にみるという精神を高める必要がある．

第三は，継続教育の不足である．医学は常に進歩し治療方針も変わる．医師は院内教育の講義や毎年行われる学会への出席は当然必要とされているが，NPはライセンス更新のための単位取得程度にとどまる人が多い．また，NPらが自主的に行うべき研修会が不足

していると感じられる．医師はジャーナルクラブといって1ヵ月に1回，医学の雑誌からの文献を読み合いディスカッションを行う．しかしNPは，たとえジャーナルクラブを作ったとしても出席者は少ない．やはり，プロフェッショナルの意識がまだまだ低いようである．

第四にインターンシップの弱さがある．新しいNPが入ってきた時，全NPで責任をもち，教育していこうという姿勢が弱いように思う．

第五に，研究の不足がある．これは看護職全般にいえることである．研究を支援する環境の不足の問題もあるが，自ら進んで業務の中から研究課題を見つけ，研究に取り組み，実践に結びつけるようになるとよいと思う．

今後，アメリカにおけるNPは，取得コースが修士課程から博士課程へと移行されることにより，ますます高いプロフェッショナル意識が求められ，責任が重いと同時に，患者・家族へのケアの中に喜び・面白さが得られる職種になっていくであろう．

B. アメリカにおけるフィジシャン・アシスタント

1 ● アメリカにおけるフィジシャン・アシスタント（PA）の役割

アメリカでは，キャリアとして，フィジシャン・アシスタント（Physician Assistant：PA）やナースプラクティショナー（NP）（p.225参照）を目指す人が増えている．保険問題や医師不足などの原因で，アメリカの医療の現場は急変している．その中でもとくにPAとNPといった，中級レベル・プラクティショナー（Mid-Level Practitioner）という職業が注目されている．簡単にいうと，医師と看護師の中間の立場で，医師と協力して患者のケアを行うことができる．PAは日本にはない職業である．

PAの免許をもっていれば，アメリカのどの州でも働くことができる．PAは，NPのように開業はできないが，医師や病院に雇われ，医師の責任下でケアを行う．医師がいなくても患者の診察ができ，手術にも参加し，薬の処方箋も出せる．医師に比べて，トレーニングや資格取得にかける時間が短くてすむため，医師になりたいが早く実践に進みたい，短い時間で免許を取り職業に就きたいという人にも人気の職業である．

2 ● PA の資格取得過程

大学卒業（学士取得）後，PAになるための大学院（平均2年間）に入り専門修士（Master of Science）を取得し，その後，PA免許試験に合格しなければならない．PAは，NPと違って大学院で専門科目を決めなくてもよいため，資格取得後，数年ごとに違う専門分野に移ることも可能である．

3 ● アメリカで PA となった経緯

筆者は幼少時に家族とアメリカに移住した．小中高をアメリカで卒業し，医師を目指すため，デラウェア州立大学の生物学部で学士を取得した．しかし，医師になるためには，その後10年以上も学校や研修に通う必要があり，さらに，「就職は30代後半以降」ということにも壁を感じ始めた．バイリンガルをいかし，早く仕事に就いて，多くの人の助け

234 第 IX 章　外国で看護活動をするために

になりたいと考え始めたその時に知ったのが NP と PA である．いろいろな専門に興味があり，手術にも参加したいという希望から，プライマリ・ケア中心とする NP ではなく，職に就いた後も自由の多い PA を目指すようになった．ニューヨークペース大学院の PA 学部を卒業し，PA の免許取得後，形成・整形外科の PA に就いた．

4 ● アメリカでの PA としての実際の活動

筆者が勤めているニューヨークにある形成・整形外科では，患者の診察を行ったり，手術に参加しメスを使ったり，針で縫ったりしている．主に，乳がんで乳房切除となった患者の胸を整形したり，乳児の口唇口蓋裂の形成手術などの手助けを行っている．勤務する病院内だけでなく，院外へも出向いて手術に参加している．

毎日のスケジュールは異なるが，たとえば週 3 日は手術室に入り，週 2 日は新規の患者や手術後の診察を行う．手術後，入院した患者を回診するのも PA の仕事の 1 つである．4 ヵ所の病院で手術をすることもあるので，全部の病院を 1 日で回らないといけない時もある．筆者は現在週 5 日働いているが，アメリカでは PA によって週 3 日で 12 時間勤務，または週 4 日で 10 時間勤務などと勤務形態はさまざまであり，だいたい週 40 時間働く．PA によっては，手術のアシストのみ，あるいはオフィスで患者の検診のみなど，勤務内容にも幅がある．最終的な判断は医師の責任となるが，経験を積み重ねれば，PA が患者の医療の決断をしてもかまわない．処方箋を書いたり，医師なしでの検診ができるので，どれだけ患者の信頼を得られるかが鍵となる．

ニューヨークでは医師 1 人に対し 6 人の PA を雇うことができる．PA は雇用主の医師の免許の下で，その医師の専門の診療を行うことができる．逆にいえば，それ以外の診療を行うことができない．たとえば，今日まで成人専門の整形外科で働き，手術の経験が豊富であったとしても，明日から小児科で働き始めたとしたら，小児科の医師ができる範囲でしか医療行為を行うことができない．

5 ● PA における課題

NP の教育と比べ，PA の教育は医科大学の教育に似通ってはいるが，2 年と短い期間であり，医大生が 2 年で学ぶことを 1 年で修得し，訓練期間もたった 1 年しかない．2 年間の大学院で学べることは限られているので，「職に就いてから医師の下で経験を積め」といわれているが，独立性の高い PA の割には教育期間が短過ぎるのではないかと問われている．さらに，医師の全責任の下で雇われており，PA 自身はどこまで責任をもって行動してよいのかという問題もある．

そこで，多くの病院が PA の教育プログラムを始めた．医師であれば長い研修期間を必要とするような専門，たとえば，手術科などに進みたい PA に向けて，大学院卒業後，2 年間のインターンシップ・研修プログラムを限られた PA に提供する．こうしたプログラムを設けることで，病院側が宣伝できることもあり，PA に対する患者の信頼を得る活動が増えてきている．

医師が少ない現在，医療をもっと患者に届けやすくしようということでポピュラーな職業になりつつある PA は，今後，その責任がどう変わっていくのかについて関心が向けら

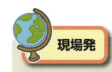

現場発　アメリカで PA として働いて

　その患者は日本から引っ越して間もない駐在員の妻で，英語にも慣れず，アメリカでの生活は手一杯だと話していた．彼女は，自宅から1時間半かけ，いちばん近くの日本人医師のところへ健康診断に行き，そこで乳がんの疑いがあることがわかった．ショックを隠せず，不安を抱えながらも，家族のためにと前向きに，いろいろな検査を受けるために自分で運転し病院に通っていた．検査後，乳がん専門の外科医を紹介され，その病院の担当医から筆者に連絡があった．

　手術前・後の通訳など，日本語を話せることをいかしながらPAとして手助けした．アメリカと日本では，乳がんの治療が少し異なっており，病気に対する考え方も違うため，すべてを理解するには時間を要した．彼女は，両胸の乳房切除術を受けることになった．

　切除術後，筆者の勤務する形成・整形外科で胸を整形することが決まった．アメリカは胸の形成手術が日本よりも進んでおり，場合によって乳首を残すこともできるし，いまある胸に近いものを作ることもできる．それを聞いて彼女はとても喜んでいた．手術はどういうものか，他に検査は必要か，これから何をしたらよいのか，いつか日本に帰ったらその後はどういう治療を続けなくてはならないのか，などいろいろな話をした．手術には筆者も参加し，手術後も彼女の治療や診断にあたることができ，いちばんつらい時期にそばにいてサポートすることができた．

　たとえ日本で，日本人の医師の下に治療を行ったとしても，乳がんというものはとてもつらい病である．彼女の場合，両親や親戚・友人から遠く離れたアメリカで，慣れない英語の世界で治療を受けなくてはならなかった．日本語が話せる医療関係者がいて，支えてくれたことに何よりも救われた，と筆者に何度も伝えてくれた．このような経験ができたのは，PAといういろいろな業務を担い多方面から患者の手助けができる職業に就けたおかげであり，また，日本語が話せるという強みをもっているからこそできたことである．改めてこの仕事のやりがいと魅力を感じている．

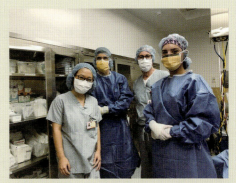

共に手術を行う乳がん専門外科医，整形外科医ともう一人のPA（筆者は左端）（2018年撮影）

れている．

　日本の看護師資格をもっており，海外で働いてみたいと思っても，海外に行くと免許や資格を取り直さないといけなくなることがほとんどであり，渡航をためらう人もいるであろう．しかし，看護師に限定せず，「同じ医療関係でも，少し道を変えて，違ったキャリアパスを進むのはどうか」と考える機会ととらえてみてはいかがだろうか．新たな可能性に出会えるかもしれない．

236 第IX章 外国で看護活動をするために

C. オーストラリアにおける看護師

1 ● オーストラリアでの院内における看護師の役割

　オーストラリアの看護師は，医師によって出された指示の範囲において，日本の看護師よりも，より広範囲に医療行為や投薬を実施する権利が与えられている．たとえば，術後ドレーンや胸腔ドレーンの抜去，手術創の抜糸，酸素量の上げ下げなども行える．投薬についても，術後，十分な経口摂取が可能と看護師が判断すれば点滴を止めることもでき，カルテの処方欄に記載された頓用の鎮痛薬や制吐薬などは，患者の容態に合わせて，（とくに医師の許可がなくても）通常，看護師の判断での投薬が許されている．看護師の行える医療行為の境界線は，国によって大きな違いがあり，それは他職種（この場合医師）の労働環境とも深くかかわっている．これを十分に理解しておくことが，海外で働くうえで重要である．

2 ● オーストラリアで看護師となった経緯

　オーストラリア留学を決めた時，筆者の英語力は海外の大学編入にはほど遠かったため，大学付属の英語の語学学校に入学し，アカデミック英語を1年間学んだ．語学学校修了後，大学の看護学部のコンバージョンコース[*2]に入学し，1年間看護研究と臨床実習を履修した．オーストラリアに看護師国家試験は存在しないため，卒業と同時に看護師登録を行った．大学在学中からさまざまな病院や老人ホームに20通ほど履歴書を送り，いちばん最初に面接の連絡をくれたのが現在の職場であった．オーストラリアでは，スタッフ採用における病棟看護師長の権限が大きいため，現在勤務している病棟の師長と面接し，私立病院の急性期外科病棟に正式に採用となった．日本では外科病棟での勤務経験がなかった筆者だが，「他のスタッフと仲よくでき，患者に優しくできる人材が欲しかった」という理由で，実習指導者の推薦文がよかったこと，日本の保育園での看護師としての経歴が考慮された．

3 ● オーストラリアにおける看護師の活動の実際

　一日の勤務の流れはp.229の**表IX-1-1**を参照されたい．患者のシャワー介助やシーツ交換など日常生活援助を看護師が行うという点においては，日本の看護業務とよく似ているが，清拭に関していえば日本の陰部洗浄，足浴，手浴といった概念はなく，清拭に関する細かいマニュアルもない．しかし一方で，抱え上げない看護（ノーリフトポリシー）の理念に基づき移乗介助時のリフター使用が義務化されたことで，すべての患者への毎日のシャワー介助や大きなソファーに座らせての離床を促すケアが発展しており，褥瘡をもった患者の数は驚くほど少ない．

[*2]コンバージョンコース：海外の看護師資格保持者，またはオーストラリアのカレッジ卒業者が看護学士を取得するためのコース．海外の看護師資格保持者は1年間である．

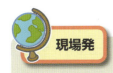

現場発 オーストラリアでの15年間の看護師経験を通して

　オーストラリアの大学入学当初，筆者の英語力はとても低く，実習地の看護師たちにはあきれられ，病棟師長に厳しく指摘されたこともよくあった．実習病棟に居場所がなく，いつも患者たちのところに逃げて行って話し相手になってもらった．指導者も筆者のことを心配していたが，実習は何とか合格させてくれた．実習最終日，大学の実習指導者に「患者のところに行ける学生は生き残れる，行けなくなったらその後だめになるケースが多い．だからあなたは大丈夫」と言われたことをいまでも覚えている．卒業にも何とかこぎつけ，病院で働き始めたが，最初の1年ぐらいは，電話で指示を受ける時は毎回緊張し，電話から離れた場所で看護記録を書いたりしていた．とにかく仕事に行くのが憂うつで，自分よりも英語のできるインド人や中国人看護師たちが，早く仲間に打ち解けているのを見て劣等感を感じた．筆者にできることは，真面目に働くことだけだったので，同僚を助け，チームワークを大切にすることにのみ全力を注いだ．

　働き始めて10年が経つ頃，同僚と気軽に話し，英語を使って働くことへのストレスがほとんどなくなっている自分に気がついた．15年間オーストラリアで働いてみて，日本ではないような珍事件にも多く遭遇し，違うシステムの中で働き，国際的な視野に立って考えるようになり，日本の現場で疑問に思っていた多くのことが理解できるようになった．言葉や文化の壁があっても，同僚や，患者，その家族とわかり合えた時などは本当に感動的な瞬間である．13年続けたフラメンコも我ながら上達したと思う．有給と短期の休職でスペインへフラメンコ留学に4回も行くことができた．筆者はいままさに，ワーク・ライフ・バランスのとれた生活を満喫し，人生を謳歌している．

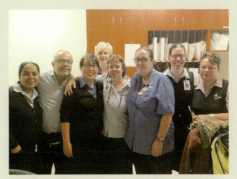

病棟の同僚と．左から3人目が筆者（2016年撮影）

4 ● オーストラリアにおける外国人看護師をめぐる課題

　卒後教育（TPP）制度（p.228，コラム参照）で，臨床指導者の指導の下，新卒看護師はさまざまな経験を積むことができる一方で，近年は深刻な問題も生まれている．公立，私立病院ともに，TPP受け入れ数が新卒者数を大幅に下回り，現在オーストラリア全土で，就職できない新卒看護師は年間約3千人に上る．つまり看護学士取得後，やむをえず他の仕事に就く新卒者が大勢いるのである．しかし，2030年には，約12万3千人の看護師が不足するとも報告されている[1]．

　きたるべき高齢化社会，看護師不足を予測し看護学生を増員はしたが，卒後教育体制が追いつかなかったのである．看護連盟や医療施設団体は，TPPに対する補助金の充実を政府に求めているが，ここで問題になるのが外国人看護師たちへの影響である．看護職全体の就職難の影響を受け，契約終了と同時に職を失い，ビザの問題などで帰国せざるをえない外国人看護師たちが大勢いると聞く．同時に，TPPの必要がなく，海外で臨床経験

のある外国人看護師が優先的に採用されている現状もあり,「外国人看護師がいるために
オーストラリア人が就職できない」と主張する個人や団体なども存在する.看護に限らず,
労働力が国際的に流動化している今日,民族どうしの対立や差別を最小限にし,さまざま
な立場にいる人が寛容さをもちつつ,政府や個人レベルでこれらの問題をどう解決してい
くかが,大きな課題となっている.

 以上,オーストラリアで就労した経緯や活動の実際,今日の課題などを紹介したが,第
Ⅴ章第4節「海外で働く」(p.113)も参考に,海外で働くことについて少しでも理解を
深めてもらい,看護師として今後の進路を考える際に参考にしてもらえることを願ってい
る.

●引用文献
 1) Health Workforce AUSTRALIA:Australia's Future Health Workforce - Nurses Overview Report 2014

3 国連組織での派遣までの過程と勤務

A. 国連職員・インターン

1 ● 国連職員・インターンとは

保健医療分野での国際機関といえば，**世界保健機関（WHO）**が思い浮かぶだろう．WHOは国連の専門機関で，本部はスイスのジュネーブにあり，世界を6地域に分け各地域に地域事務局を設置している．さらに途上国を中心に国事務所を設けている．国事務所は政府（主に保健省）との協働や専門的な技術支援を行っている．

国連職員になるための主な方法としては，空席公告への応募と，ジュニア・プロフェッショナル・オフィサー（JPO）派遣制度の活用がある．いずれも修士号以上の学歴と，2年以上の職歴が求められる．空席公告は，国連職員に欠員が生じた場合に，各国際機関のウェブサイトに提示され，応募することができる[1]．たとえばWHOの空席公告[2]には，契約年数，勤務地，仕事内容，求められる能力などが記してあり，応募したいポストがあり，資格要件を満たしている場合，オンラインで応募できる．JPO派遣制度は，35歳以下の日本国籍をもつ者が応募可能で，外務省が派遣にかかわる経費を負担し，将来的に国連職員を志望する若手に知識・経験を積む機会を提供するものである[1]．いずれも，書類審査，面接審査などを受け，採用となる．

また国連は，大学院生を対象とした**インターン**制度を行っている．職員とインターンの役割分担としては，職員がプロジェクト全体の運営，現地政府や関連機関との調整を行い，インターンは情報収集，プロジェクト実施の補助や報告書作成の一部を担う．

2 ● 国連職員インターン応募の動機

筆者は当時，大学院生として，非感染性疾患（NCDs）予防・健康増進のため，インドネシアの住民の生活や健康行動についての研究を行っていた．インドネシア（p.159参照）は人口約2億5千万人で，近年経済成長が進み，食事摂取カロリーの増加などの生活習慣の変容を背景としたNCDsが重要な健康課題となり，全死因に占めるNCDsの割合は，49%（2000年）から71%（2012年）まで増加していた[3,4]．信仰による価値観や保健システムが特徴的で，人々の健康行動にかかわっていた．たとえば，イスラム教徒が87%を占め[5]，1日5回のお祈りが生活の基盤にあり，神のためにと健康行動を実践する者もいた．また当時，国民皆保険制度がなく（2014年に開始[6]），公務員や会社員など職域による健康保険加入者もいたが，農業従事者など未加入者もおり，自費で医療を受けなくてはならず，NCDsなどの慢性疾患で長期的な医療を必要としても，医療へのアクセスが難しい人々も存在した．地域の人々の生活や健康，それを取り巻く保健システムをよりくわしく知るために，保健省との協働や専門的な支援を行っているWHOインドネシア事務所で活動したいと思い，インターンを志望した．

3 ● 応募から採用・派遣までの過程

　筆者は，2013年に東京大学のグローバル・ヘルス・リーダーシップ・プログラム（GHLP）を通じ，WHOインドネシア事務所での地域保健・看護のインターンに応募した．GHLPは，主に博士後期課程の大学院生を対象とし，3ヵ月の講義と3ヵ月のインターンシップから構成される．講義はすべて英語でなされ，ソーシャル・イノベーション（社会変革），グローバル・ヘルス（国際保健）などについて世界の専門家から学ぶ．インターンシップは，研修生の希望と相手機関のマッチングをふまえ，国際機関，企業などにて行う．

　応募にあたり，これまでの自身の看護の臨床・教育・研究の経験をいかして，どのように貢献したいかを述べた志望動機書類と履歴書を作成した．経験の中で何を成し遂げたか，それをふまえどのように組織に貢献できるかといった自己アピールが求められた．当時，保健省とWHOインドネシアとの協働で取り組まれた看護のパフォーマンス向上プロジェクトがあり，筆者のインドネシアでの看護研究の経験をふまえ，住民に近い保健医療従事者である看護職の能力向上により健康課題への解決に取り組むことを希望した．WHOインドネシア事務所所長，保健システム開発担当官，人材開発・看護助産専門官とのテレビ通話による面接の後，採用が決定した．

4 ● 国連職員インターンとしての実際の活動

　WHOインドネシア事務所では，保健システム開発担当官（医師），および人材開発・看護助産専門官（看護師）がスーパーバイザー（指導者）であった．事務所として看護職のインターンを受け入れた前例がなく，自身で活動計画を考え，スーパーバイザーと相談しながら活動を進めた．具体的には，人材開発・看護助産専門官と共に，保健省の看護技官，州保健局の地域保健担当官との会議を行ったり，研修に参加し意見交換を行ったりした．たとえば，当時，インドネシアでは看護師国家試験がなく（2014年に開始[7]），看護師の質の担保のため国家試験の整備が進められていた．そのため，大学教員を対象にした能力強化研修が開かれており，筆者も研修に参加し，看護学生が卒業時に必要な能力やそのための国家試験のあり方について討論した．

　国としての看護の強化の取り組みに携わる一方，地域保健の実状も知りたいと思い，スーパーバイザーと相談し，西ジャワ州の保健センターの視察の機会を得た．インドネシアでは，サブ・ディストリクト（県の下位の行政区）に，人口約30,000人あたりに1施設，住民のプライマリ・ヘルス・ケアを担う保健センターが配置されており，日本の保健センターとクリニックを併せもったような機関で，簡単な治療と予防・健康増進の2つの役割を担う．地域保健の課題を知るために保健センターで働く看護職にインタビューしたところ，予防・健康増進に重点的に取り組む難しさ，看護職の継続教育の充実の必要性，地域の健康課題に基づく保健プログラムの必要性が述べられた．一方で，地域保健活動を推進する強みは，リーダーシップや多職種連携，地域保健ボランティアとの協働であった．この結果はWHOインドネシア事務所の定例会で報告した．

　この経験から，地域を訪れ，実際の地域保健活動の課題や強みをふまえ，国・県レベルでの保健施策がその地域で実現可能なものであるかどうか考慮し，住民および地域の保健医療従事者のニーズを反映した保健施策を立案・実施していく大切さを実感した．

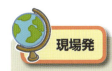

現場発　インターン中に築いたネットワークによる学会発表

　インターン中に出会った人材開発・看護助産専門官および保健センター長との活動には続きがある．インドネシアでは，2008年に初めて看護学の博士課程が設置され[i]，看護学の国際学会が開催されるなど，看護の高等教育化やグローバル化が進んでいた．インターン経験の翌年（2014年）に，西ジャワ州で国際看護学会が開催されるとのことで，地域での母子保健活動に関して，人材開発・看護助産専門官および保健センター長と共に学会発表を行った（**写真**）．具体的には，保健センターの母子保健活動をアセスメントし，定期的なミーティングと保健活動の評価，多職種連携，地域の保健ボランティアや宗教リーダーとの協働が重要であるといった内容を発表した．インターン先で築いたネットワークの下に，インターン経験で得た知見をわずかではあるが地域に還元できたものと嬉しく思った．

　筆者は現在，大学教員として，公衆衛生看護学や国際看護学の教育に携わっているが，インターン経験により築いたネットワークを今後の国際看護活動につなげていきたいと考えている．また，看護学の研究を通して，双方の国の看護の発展に寄与できればと思っている．インターンをはじめ国際看護活動では，日本の知見を海外の看護にいかすこと，海外の知見を日本に持ち帰りいかすことが重要である．国際保健・看護に関心のある学生には，ぜひ，在学中からさまざまな人と出会い，ネットワークを基盤に道を拓き，自身の看護にいかしてほしい．

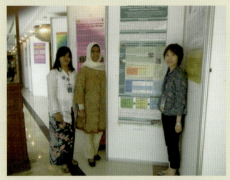

西ジャワ州の国際看護学会にて．右が筆者．
（2014年撮影）

【引用文献】
i）Universitas Indonesia：Universitas Indonesia at a glance,〔http://nursing.ui.ac.id/en/universitas-indonesia-at-a-glance/〕（最終確認：2018年11月5日）

●引用文献

1) 外務省国際機関人事センター：国際機関で働こう，〔http://www.mofa.go.jp/mofaj/files/000290941.pdf〕（最終確認：2018年11月5日）
2) World Health Organization：Careers at WHO,〔http://www.who.int/careers/en/〕（最終確認：2018年11月5日）
3) Indonesian Ministry of Health & World Health Organization：Monitoring and evaluation of the integrated community-based intervention for the prevention of noncommunicable diseases in Depok, West Java, Indonesia,〔http://www.who.int/chp/steps/STEPS_Report_Indonesia_Depok_2006.pdf〕（最終確認：2018年11月5日）
4) World Health Organization：Noncommunicable diseases country profiles 2014,〔http://apps.who.int/iris/bitstream/10665/128038/1/9789241507509_eng.pdf?ua=1〕（最終確認：2018年11月5日）
5) Badan Pusat Statistik：Penduduk menurut wilayah dan agama yang dianut.,〔https://pkub.kemenag.go.id/artikel/17961/penduduk-menurut-wilayah-dan-agama-yang-dianut〕（最終確認：2018年11月5日）
6) World Health Organization Regional Office for South-East Asia：Universal health coverage and health care financing Indonesia,〔http://www.searo.who.int/indonesia/topics/hs-uhc/en/〕（最終確認：2018年11月5日）
7) Presiden Republik Indonesia：Undang-undang nomor 38 tahun 2014 tentang keperawatan,〔https://www.kemenkopmk.go.id/sites/default/files/produkhukum/UU%20Nomor%2038%20Tahun%202014.pdf〕（最終確認：2018年11月7日）

B. 国連ボランティア

1 ● 国連ボランティアとは

国連ボランティア計画（United Nations Volunteers：**UNV**）は，国連開発計画（United Nations Development Programme：**UNDP**）の下部組織として 1970 年の国連総会決議によって創設され，1971 年から活動を開始した．本部はドイツ・ボンにある．UNV は，各国政府や国連機関，非政府組織（NGO）などの要請に応じて国連ボランティアを現地に派遣する．国連ボランティアは，保健・医療や農村開発，緊急人道支援，平和構築や選挙支援などの 100 種類以上の分野で活動を行い，毎年約 6,000 人，これまで約 160 ヵ国・地域出身の 3 万人以上が，世界約 130 ヵ国において任務を行ってきた（**図IX-3-1**）．また UNV は，「ボランティア国際年」の 2001 年以降，ボランティアリズム（自由意思かつ公益のために行われる活動で，金銭的な報酬を主たる動機としないもの）の地球規模での推進という任務も国連総会から与えられ，ボランティアリズムを通じて世界の平和と開発に貢献する国連機関として活動している．

原則として 25 歳以上であれば応募可能で，上限はない．30 代から 40 代が中心で，平均年齢は 38 歳であるが，20 代後半や 60 代の人もいる．学歴は大学卒業または専門資格の取得が基本条件であるが，専門的な技術を持ち，十分な職務経験がある場合はこの限りではない．職歴は最低でも 2 〜 3 年，できれば 5 年程度の専門分野での活動経験が望まれ，とくに途上国での活動経験は選考の際に有利である．途上地域の厳しい自然条件，異文化環境に適応できるよう，心身ともに健康であることも条件となる．

2 ● 国連ボランティア応募の動機

筆者が初めて国際協力にかかわった青年海外協力隊（JOCV）の活動を通じて，途上国で現地の人々と共に仕事をすることの楽しみややりがいを感じ，引き続き国際協力に携わりたいと考えたことが，国連ボランティア応募のきっかけであった．

3 ● 応募から採用・派遣までの過程

応募方法には主に，通常枠と JOCV 枠の 2 通りがある．前者の通常枠の応募は，UNV 本部ウェブサイトからオンラインで登録，書類等提出後，UNV において審査され，適格者はロスター（UNV 候補者登録簿）に登録される．派遣要請が出された段階でその要請にマッチする候補者をロスターより数名選出し，電話やビデオ通話による面接を実施する．

後者は，JOCV 枠 UNV 制度で，国際協力機構（JICA）での 2 年間の JOCV の任期を終え，国際協力分野でのキャリアアップを目指す JOCV の OB/OG に対し，JICA は国連ボランティアとして海外での協力活動を行う機会を設けている．JICA の推薦を受けた JOCV の OB/OG は，「フルファンディング」とよばれる特別枠で，国連ボランティアとして派遣され，派遣にかかる費用を JICA が負担する．

筆者は JOCV の OG であったことから，JOCV 枠 UNV 制度を活用し応募した．看護師でエイズ対策分野での活動経験があったため，国連児童基金（UNICEF）リベリア事務所の HIV 母子感染予防対策（Prevention of Mother to Child Transmission of HIV：

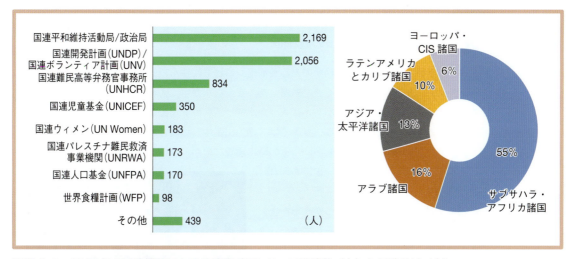

図Ⅸ-3-1　2017年の国連機関における国連ボランティア派遣数（左）と派遣地域（右）
［UNV 2017 Annual Reportを参考に作成］

PMTCT）担当官としてのオファーを受けた．採用面接は電話で30分程度，UNICEFリベリア事務所の保健部門長および人事担当官，UNVリベリア事務所担当官の3人と行い，これまでの業務経験や担当分野の知識，課題とそれに対する改善案の提案など，業務に関する具体的な質問があった．面接から約10日後に内定通知を受け，書類のやりとりや健康診断の後，2ヵ月後に日本を出発し，2年間の国連ボランティア活動が始まった．

UNVでのボランティア活動期間は通常1～2年間であるが，6ヵ月といった短期間の場合もある．原則として4年以上続けることはできない．現地で必要な生活費が支給され，金額は派遣地域や家族構成によって異なるが，住居費を含めて月額およそ2,000米ドルである．その他に渡航費用や渡航準備金，荷物郵送費，着任手当，離任手当等が支給される．

4 ● 国連ボランティアとしての実際の活動

リベリアは西アフリカに位置し，アメリカの解放黒人奴隷によって建国，1847年に独立した．1989年以降断続的に続いた内戦は2003年に終結し，約27万人の死者，約79万人の難民・避難民が出たといわれている．2014年にはエボラ出血熱の流行により，甚大な社会的・経済的被害を受けた．国内には，キリスト教徒やイスラム教徒が混在している．

国連ボランティアとしての活動1年目はHIV母子感染予防対策（PMTCT）担当官として，HIV母子感染予防対策事業，小児エイズ治療・ケア体制整備事業に従事した．PMTCTや小児エイズ治療を提供する医療機関を定期的に訪問し，医療従事者から実施状況や課題，成功事例などのヒアリングを行った．それらの情報を基に，リベリア国内のエイズ事業を統括する保健省・国家エイズ対策委員会の担当官らと協議し，事業拡大のための計画づくりを行った．

活動2年目は，分野横断的にエイズ対策を実施する部署へと異動し，HIV陽性者組織や宗教指導者（牧師やイマーム［イスラム教の指導者］など）が運営するNGOと，HIV感染予防啓発活動の事業計画づくりを行った他，隣国コートジボワールの政変によ

現場発 地方出張の醍醐味

リベリア滞在中，普段は事務所のある首都モンロビアに住んでいたが，プロジェクト視察等のために，地方に出張に行くこともあった．安全な水が手に入らない，食事をとる場所がないこともあるため，ペットボトルに入った水やビスケットなどの非常食は出張時の必需品である．インフラが未整備なリベリアでは，地方出張中，舗装されていないでこぼこ道を通り，崩れかけの橋を渡ることも多い．その時に重要なのが，プロジェクト車の運転手のスキルと勇気である．たとえば，いまにも崩れそうな橋を前にして，すぐに通行不可と諦めるのではなく，運転手はいったん車を止め，筆者ら同乗者を降ろす．そして橋の状態を確認し，通行可能と判断すると，走行路やハンドルを切るタイミングを考え車に戻り，橋の上を注意深く走行する．その後，筆者らは徒歩で橋を渡り，乗車，再びプロジェクト地を目指す．普段は味わえないスリルを感じ，人々の暮らしを体感できるのも地方出張の醍醐味である．

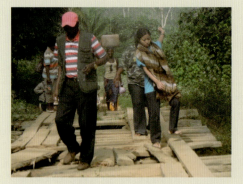

プロジェクト地に向かうため，降車し，崩れかけた橋を渡る筆者（写真右）（2011年撮影）

り発生した難民に対する緊急支援事業の立ち上げなどに携わった．分野横断的な取り組みであったことから，医療従事者や保健分野の関係者のみならず，教育，農業，ジェンダー，法律，労働など，さまざまな専門家と連携して業務を行った．

ボランティアという立場でも，対外的には UNICEF の職員と何ら変わりなく，プロフェッショナル（専門家）として仕事への成果が求められた．直属の上司（ソマリア出身）が，「あなたの手に負えないこと，困難に遭遇した時には，私が必ずサポートし，責任を取ります」と言ってくれ，さまざまな仕事をボランティアという立場の筆者に任せてくれたことから，自発的に，そしてやりがいを感じて業務を行うことができた．

JOCVから国連ボランティアと，国際協力に携わってきた中で，当該国の制度や社会・文化への理解が乏しい外国人がその国で活動する意義について，疑問を感じることも多かった．しかし，その上司や同僚と一緒に仕事をすることを通して，外国人の役割として，各国の知見・経験と最新のエビデンスに基づく的確な情報を相手国政府に提供し，最善の方策を共に考えることに意義がある，という自分なりの答えを得ることができた．

4 政府機関（JICA）関連での派遣までの過程と勤務

A. 青年海外協力隊

1 ● 青年海外協力隊（JOCV）応募の動機

　筆者の父は海外出張が多かったせいか，幼少より海外への憧れがあり，社会人になってからは趣味として海外旅行に行くようになった．2008年に旅行中，NGO団体に勤務するインドネシア人女性と出会い，彼女の好意で仕事に同行させてもらい，カンボジアの貧困地域での未就学の子どもたちへの教育支援といった活動を視察した．この経験を機に途上国での活動に興味をもつようになった．

　2011年3月の東日本大震災を受けて，同年4月より災害支援ナースとしての活動を始めた．震災から半年ほどで活動地域の瓦礫撤去があらかた終わり，被災者は避難所から仮設住宅に住居を移したため，災害支援ナースとしての活動が一段落した．その時ふと，ハイチは2010年1月の地震発生から1年以上経過しても瓦礫が残ったままなのに，日本は震災から半年も経たないのに日々復興が進み，多くの外国から支援も受けている．ハイチも同様ではなかったのか．先進国と途上国の違いは何なのかと疑問を感じた．以前より興味もあった途上国の現状を知りたくなり，青年海外協力隊（JOCV）の秋募集に応募した．

2 ● 応募から採用・派遣までの過程

　応募には基本情報，動機，健康診断，職種ごとのテスト等の書類を準備・郵送し，書類審査を通過後，JICA東京での2次審査（TOEICと面接が2回）が行われた．

　筆者の派遣先はソロモン諸島（p.154参照）で，派遣時期は合格から約1年後の2013年1月に決定した．派遣時期は案件によって異なる．2012年10月より長野県駒ヶ根訓練所で2ヵ月間，語学（ソロモン諸島の公用語は英語）を中心とした派遣前訓練や研修を受けた後，準備期間を経て5人の隊員と任国ソロモン諸島の首都ホニアラへ飛び立った．到着日から隊員宿舎で共同生活を始め，先輩隊員からマーケットでの買い物やバスの乗り方等を学び，共通語のピジン語習得のための訓練に励んだ．やっと生活にも慣れ始めた2週間後には，5人それぞれが任地とは異なる島でのホームステイ体験をした．雨水・湧水が生活用水で，電気，ガスも通っていない，そして英語がまったく通じない環境の中で，片言のピジン語で言葉の壁を体感しながらの3泊ではあったが，村人との生活を通してピジン語の訓練や自給自足の生活体験ができ，有意義な時間を過ごし，新たな生活へ向けて身の引き締まる思いがした．首都行きの飛行機を待つ間，地震に伴う津波が近隣の島を襲っていたことも知らないまま飛行機に乗り，その後任地でのボランティア活動がスタートした．

3 ● JOCV としての実際の活動

　1年目はサンタイザベル州ブアラ病院で看護師として病院業務を行いながら，主に環境整備と病院食改善の活動を行った．州唯一の病院には，ワニに襲われた傷病者，デング熱，ボイラーとよばれる皮膚疾患など初めての症例も多かった．とくに多かったのは妊婦で，3ヵ月前から胎動がないことに気づきながら定期受診まで2ヵ月間放置していた妊婦や，慢性貧血の妊婦など，問題を抱える妊婦が多かった．1週間に500g前後の未熟児が2児入院したこともあり，うち1例は母親が病院に移動中のボートで出産，児は砂にまみれた状態で運ばれてきた．急遽倉庫を片付け個室を作り，保育器の代わりにカンガルーケアと卓上蛍光灯を使い保温等のケアを続けた．小さな命を守るために必死だった．

　いちばん感銘を受けたのは産科経験で，医師の少ないソロモン諸島ではベテラン助産師の豊富な経験に基づく判断力と技術は高く，難産，双子や逆子の自然分娩に何度も立ち会い，多くの新生児の誕生に看護師としてかかわることができた．日本で経験がない分野でも，基本的な看護知識を基に臨機応変に対応できることを，身をもって経験した1年であった．

　2年目からはマキラ・ウラワ州のキラキラ病院に感染管理看護師として派遣された．マキラ・ウラワ州はソロモン諸島でマラリア罹患率が最も高く，筆者自身感染への恐怖を感じながらのスタートとなった．前任地赴任中はマラリア罹患患者がゼロであったのに対し，キラキラ病院は多い日には30人以上のマラリア陽性の患者（村民）が受診した．

　活動開始直後，まずごみ管理と水環境に驚いた．処置室，病室，トイレ等水の出ない蛇口がいたる所にあり，使える雨水タンクは分娩室とキッチンの2つのみ，ごみ管理はさらに深刻で，ごみをごみ箱に捨てる習慣がない患者は，いたる所にごみを捨てる．一部の看護師も同様であった．また分別する習慣はなく，胎盤もごみ箱に捨てていたため，蛆がわき，病院の外まで悪臭が広がっていた．筆者が最も驚いたのが，医療ごみを投棄する場所が与えられていなかったため，ごみがたまると病院敷地内に穴を掘りすべてのごみ（薬やマラリア検査後のスライド等含む）を埋めていたことである．針だけは焼却処分されていたことが唯一の救いだった．これらの問題に対し，ポイ捨て防止のポスターの作成，種別に適したごみ箱の購入，分別指導等をスタッフや患者，住民に行い，赴任直後から直接州知事へ環境整備の重要性を訴え続けた．約1年後に医療ごみ捨て場の提供と雨水タンク5個の設置が行われたが，水道管の工事施工までにはいたらなかった．ごみの分別は改善され，医療ごみとプラスチック以外は焼却処分にすることで，投棄するごみ量の削減につながった．前任地ではJOCV看護師隊員が何年にもわたって派遣されていたからこそ，最低限の環境が確保されていたのだと感じた．

　ソロモン諸島での2年間の活動を通じ見えた課題はたくさんあるが，実際に現場で働くスタッフの多くは問題と感じていても深刻にはとらえていなかった．そこには男尊女卑の風習や育った生活環境などさまざまな背景がある．そこに筆者のような外国人が活動することで環境の変化をもたらし，刺激を与えることに意義があると感じた．2年間でつらいこともたくさん経験したが，自然が美しく，子どもたちの笑顔があふれる大好きな村にいつか帰りたいと願っている．

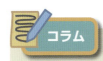
コラム　異文化から生じる災害のとらえ方の違い

　2014年4月13日午前7時に，ソロモン諸島近海でマグニチュード7.6の大地震が発生した．筆者は，津波に備え患者や職員に高台に逃げるように伝えた．本来なら，首都の国家災害管理局（National Disaster Management Office：NDMO）で訓練を受けた職員が災害対応を行うはずだったが，病院から徒歩5分にあるNDMOの派出所ではすべての防災機器が段ボールに入ったまま埃を被り，職員は長期不在であった．急いで病院の周辺や海辺にいる人たちにも高台に逃げるように声をかけ，情報収集に努めた．

　幸いなことに，NDMOに派遣されていたJOCV隊員と携帯電話で連絡が取れ，津波警報解除の情報が得られた後，同任地のJOCV隊員と2人で病院に戻り患者対応を行った．最初の患者は地震後，自宅から近い高台へ避難中に突然倒れ，病院到着時は全身ずぶ濡れ状態であった．「倒れた後反応がなくなり川に投げ入れたが起きなかったため，急いでトラックで連れてきた」とのことだった．既に心肺停止状態であることを親戚や友人に伝えると，皆驚き，泣き始めた．誰も亡くなっているとは想像していなかったのだ．その後も数人の患者に対応していると，職員も徐々に戻ってきた．

　同じ日の21時36分頃，マグニチュード7.4の地震が再び発生した．院内には陣痛のある産婦が3人，他にも酸素療法中，点滴投与中，下腿骨折による松葉杖歩行中など，看護師の手を必要とする患者が入院していた．筆者は当時自宅におり，地震発生後5分以内に病院に到着したが，院内は既にもぬけの殻であった．患者はどこに消えたのか？　スタッフはどこ？　と気にしながらも地震情報の確認を急いだ．その後，首都のNDMOに派遣のJOCV隊員から津波警報解除の連絡を受け，災害時避難場所の高台の建物に避難しているはずの患者を呼び戻しに行くと，患者は誰一人いなかった．山中に避難したようだと聞き，探しに山道を15～20分ほど登ると，そこには草を刈り，最低限の雨風が防げる屋根を作り多くの地域住民が横になっていた（**写真**）．入院患者や陣痛のある産婦を見つけ，病院に戻るように話したがすぐには戻らず，数人の患者は行方がわからないまま，その後，退院扱いとなった．

　翌朝，助産師が出産介助で出勤していたが，看護師長や他の病院職員は出勤してこず，山中に避難したままであった．後に理由を尋ねると，朝の地震の影響で50cmの津波が州内で発生していたことを知り，津波への恐怖心から避難を続けていたとのことであった．東日本大震災の津波映像を見たことがある彼らは，津波＝死というイメージを強くもっていた．そのためか，津波警報が解除されたと説明しても大半の島人は津波を恐れた．山中から仕事に通う生活を1ヵ月続けた職員もいた．末期がんで呼吸障害のある患者でさえも2週間ほど山中で生活をした．

　この経験から，国・地域による災害時のあり方やとらえ方の違いに興味をもち始め，現在は災害医療について学ぶため大学院へ進学し，災害の備えについて研究を行っている．

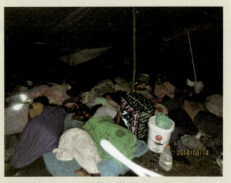
Bush（山中）での避難の様子（2014年4月撮影）

248 第IX章 外国で看護活動をするために

B. JICA 派遣専門家

JICA 派遣専門家については，第V章第1節（p.96）を参照されたい．ここでは JICA 派遣専門家として計 10 ヵ国に派遣された筆者の経験から，派遣までの過程や勤務について説明する．

1 ● JICA 派遣専門家応募の動機

JICA 派遣専門家として働き始める前に 1983 年から 2 年間，青年海外協力隊（JOCV）の隊員として南米パラグアイへ看護師隊員として派遣された．パラグアイの最南部のピラポ日本人移住地の JICA 診療所に配属され，日系 2 世の看護師見習いの指導と地域の高齢者や学童への健康教育や慢性患者の家庭訪問などを行った．

2 年後，JOCV 事務局で帰国手続きを終え，JICA 本部を訪問した際に，英語を話せる看護師を専門家で派遣するプロジェクトの話が出て，参加を希望した．国際協力活動のダイナミックさに派遣前より関心が高くなっており，ボランティアではなく，専門の知識と技術が求められる専門家として働いてみたいと思った．結果，帰国後 1 ヵ月で南部アフリカのザンビアへ JICA 派遣専門家として派遣されたのが始まりであった．

当時は国際協力の専門家としての人材は多くなく，国内委員会によばれた先生方（医療では当時の厚生省関係者や大学教授など）がプロジェクトの管理運営の責任を負っていた．派遣専門家の人選もまた国内委員会の業務であったが，JICA も適当な人材があればプロジェクトに参加させていた．これが当時，筆者が参加できた背景である．

JOCV 隊員としての経験があり，少々英語が話せるといった程度で専門家として派遣されたため，いま思い返すと初めの数ヵ国はいくつも失敗があり，少しずつ学んでいけた自分は幸運であった．専門知識と途上国の健康問題をもっと学ぼうと公衆衛生学の大学院へ進むことを目指した．その後，アメリカの大学院で修士，博士課程を修了したが，その間も JICA 派遣専門家として途上国で働いた．1999 年のモンゴル派遣の後に母校の大学で教鞭をとり，国際協力の道に進もうとする後進を育てたいと思った．しかし国際看護を目指す学生はごくわずかであり，かつ必修の地域看護学教育を担当する多忙の中で，やはり自分は途上国で人々と共に働くことが好きでやりがいを感じると痛感した．

2 ● 応募から採用・派遣までの過程

大学を辞し，また JICA 派遣専門家の道を模索したのだが，この頃（2006 年）には JICA は案件を公示して応募者を募るという形態に変わっていた．毎週水曜日にホームページ上で案件が公示され[1]，そこから自分の専門に合致し応募したいと思う案件があれば応募する．筆者の場合，専門は母子保健，栄養，公衆衛生である．提出書類は様式が決められており，簡易プロポーザル，見積書等を公示後 2 週間内に電子データとして提出する[2]．応募者の評価基準は公示時に明記されている．業務実施の基本方針，類似業務の経験，対象国または同類似地域での業務経験，語学力，学位・資格等である．選定されれば翌週に JICA から契約交渉の連絡がある．それが決まれば JICA と契約を交わし，業務実施計画書を作成し，選定後 1 ヵ月ほどして派遣となる（2018 年 10 月現在）．

3 ● JICA 派遣専門家としての実際の活動

　派遣されるとまず現地の JICA 事務所において，業務実施計画書について説明し，協議する．その後，相手国のカウンターパート（現地の同僚・協力者）を表敬訪問し，同様に業務計画について説明し，協議する．ここから業務は始まり，決められた期間内に目的を達成するために立てた計画を実行してゆく．ここで指摘しておきたいことは，業務実施計画書に挙げた活動は概要を記載しているが，その活動をどう具体的に実行・展開させてゆくかは現地で決定するということである．アプローチの方法を現地の状況を勘案して考え出し，原案をカウンターパートへ提案し，合意の下に進めてゆく．JICA 事務所は，この具体的な活動方法が妥当なものであれば全面的に派遣専門家の裁量に任せてくれる．この自由裁量の部分が，JICA 派遣専門家としての国際協力活動の中の醍醐味であると感じている．目的を達成できない場合は自分が責任を取るというシステムの中で，緊張もするが自由な発想で業務に携われたことは大変やりがいがあった．

　また，業務の結果を達成するためにカウンターパートとさまざまなことを話し合い，合意しながら進めてゆくところは，経験を積むほど楽しいものであった．日本の技術がカウンターパートや現地の人々に移転され，彼ら自身が彼らの国のために前進する「お手伝い」を短期間だけ行っている者という自分のスタンスは，JOCV 隊員の時から変わっていない．

　最後に，筆者の若い頃のように，多くの方の支援を受けて経験を積み，JICA 派遣専門家として成長することができた時代とは異なり，現在はすぐさま業務遂行を求められ，経験と知識もより多く，明確に求められている点で，JICA 派遣専門家への道はより難しくなっていると思う．それでも，専門性を高め，途上国の保健・医療・看護の向上のために自分で道を切り開いていこうという意志をもつ若い人材が今後も出てくることをおおいに期待している．

●引用文献
1) JICA 公告・公示情報，〔https://www.jica.go.jp/announce/notice/index.html〕（最終確認：2018 年 10 月 26 日）
2) 国際協力機構：コンサルタント等契約におけるプロポーザル作成ガイドラインについて，〔https://www.jica.go.jp/announce/manual/guideline/consultant/proposal_201211.html〕（最終確認：2018 年 10 月 26 日）

現場発　移転された技術はいまもモンゴルで

　大学院で微量栄養素問題を専攻した筆者は，JICAの「モンゴル母と子の健康プロジェクト」でヨード欠乏症対策を担当することとなった．1997〜2002年の間，事前調査団団員，長期・短期派遣専門家，最終調査団団員としてこのプロジェクトにかかわった．

　モンゴルは東アジアにある中国とロシアにはさまれた内陸国で，国土は日本の約4倍，人口は当時約250万人であった．1924年より70年間ほど実質旧ソ連の支配下にある社会主義国であった．長い間遊牧を主としてきた国であるが，近年は石炭，原油などの鉱物資源やカシミアなどの牧畜産品が主たる輸出品である．

　1990年代初めの民主化後，国連機関がモンゴル国内で活動できるようになると，内陸国でありヨードを多く含有する昆布など海藻類を食する機会も習慣も乏しいため，ヨード欠乏状態にあるのではないかと推測された．UNICEFが触診による全国甲状腺腫率調査を行い，その結果，平均で30%を超え，重度のヨード欠乏症地域と判断されたことが，JICAの支援が入ることになったきっかけであった．モンゴル政府はヨードを添加した塩を流通させることでヨード欠乏症を制圧する政策を打ち出したものの停滞していた．ヨード添加塩は国内で産出される通常の塩の2〜10倍の価格だったことがいちばんの阻害要因であった．

　1997〜1999年の長期派遣期間が最も業務が充実していた．じっくり腰を据えて現地の人々と向き合った2年あまりは，よい人間関係にも恵まれて，幾つかの活動を行うことができた．その中でも最も重要であったのは，ヨード欠乏症実態調査方法の技術移転であった．超音波診断器による甲状腺容積の測定技術の習熟，血中甲状腺刺激ホルモン量と尿中ヨード排泄量の生化学的検査法の技術移転と機器の提供，疫学調査法と実施計画をカウンターパートと詰め，現地の人員を訓練して調査を実施した．筆者は生化学以外の技術移転を担当し，カウンターパートと2年間で10県の実態調査を行った．初めの数県での調査でカウンターパートは方法を修得し，後半はそれをUNICEF資金によるヨード欠乏症調査にも適応していた．

　プロジェクトは5年の技術協力を終了したが，調査方法はその後開始された全国栄養調査の中でヨード欠乏症に関し継続して用いられている．1997年当時10〜30%であったヨード添加塩普及率は，2011年の全国栄養調査第4回の結果では80〜95%にまで上昇しており，甲状腺腫率は正常近くまで低下している．2016年には第5回全国栄養調査が開始されている．

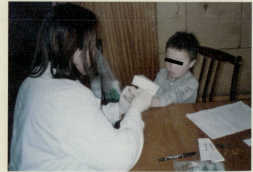

ヨード欠乏症実態調査にて指先からろ紙に採血している（1998年撮影）

C. 国際協力専門員

1 ● 国際協力専門員とは

　JICA は，日本の政府開発援助（ODA）の実施機関として，看護を含む保健医療をはじめ，教育，産業，運輸交通，防災，平和構築などのさまざまな分野で途上国への国際協力を行っている．JICA が行う保健医療分野での協力というと，青年海外協力隊（JOCV）の隊員や JICA 派遣専門家が途上国の医療施設や保健行政機関などの現場で活動する姿や，途上国での保健医療施設建設などを思い浮かべるかも知れない．そのような JICA としての協力を，どのような方針の下に，どの途上国に対し，どのような内容で行うかを決めているのは，JICA 本部や在外事務所などに勤務する JICA 職員である．しかし，JICA 職員のすべてが保健医療の専門家ではなく（人事異動により保健医療の知識をもたない職員が担当することもある），また途上国の保健医療現場で協力活動をした経験を有するわけではない（現場で直接協力活動を行うことは職員の役割ではない）．そこで，JICA 職員が協力方針や内容を計画したり事業の実施管理や評価をしたりする過程で，職員に対して技術的・専門的見地から指導や助言を行っているのが国際協力専門員である．2017 年 5 月現在，保健医療分野の 6 人を含む約 100 人が国際協力専門員としてさまざまな分野で活動している．

　JICA 職員に対する専門的助言の他にも，JICA が実施した協力活動がどのように途上国にとって役に立っているのか調査や学術研究を行ったり，その結果を国際会議や国際学会で発表したりすることも国際協力専門員の役割である．また，JICA 派遣専門家や JICA 職員，途上国からの研修生などに対して，専門分野に関する研修なども行っている．

2 ● 国際協力専門員応募の動機

　筆者自身は国際協力専門員になる以前に，約 20 年間，JOCV 隊員や JICA 派遣専門家として国際保健協力に従事してきた．その際の主な役割は，既に途上国の政府関係者やJICA 職員などによって形作られた協力内容を，実際に途上国の保健行政機関・保健医療機関の職員や住民と共に実施することであった．これらの仕事も非常にやりがいのある刺激的なものであったが，次第に協力方針や協力内容を形作る段階にも関与してみたいと考えるようになったのが，国際協力専門員に応募した動機である．

3 ● 応募から採用・派遣までの過程

　国際協力専門員の募集は年 1 回行われるが，保健医療分野での募集は毎年行われるとは限らない．選考は，書類選考（志望動機，職務経験，学位，語学力，健康状況など）や論文選考（国際協力，専門分野），面接試験によって行われ，応募から合否通知まで約 4 ヵ月かかる．高い専門性（修士号以上）や語学力（TOEIC 860 点以上），専門分野での業務経験（10 年以上，途上国での業務経験を含む）が応募要件になっており，これらを満たすためには，国際保健分野における中長期的なキャリア形成が必要になる．

　筆者の場合，大学の看護学部を卒業後，自治体で保健師として 3 年間勤務した後，JOCV に参加し医療従事者養成校の教員として 2 年間活動した．その後，公衆衛生大学

院に2年間留学し修士号を取得後，10年間JICA派遣専門家として保健システム強化や母子保健，医療保障制度に関するプロジェクトなどに携わった．途中，大学院の博士課程に進学し，自身がJICA派遣専門家として支援した医療保障制度が，住民にとって医療費による経済的問題を減らす効果があったのかについて研究し，博士号を取得した．語学力については，英語は学生時代から集中的に勉強した他，大学院留学や実務を通じて磨き，スペイン語はJOCV隊員やJICA派遣専門家としての実務や研修を通じて身につけた．実務経験を積み重ねる途中で修士課程や博士課程で学んだことは，それまでの経験を振り返りつつ，最新の専門知識を得たり，研究能力を高めたり，人的ネットワークを広げたり，語学力を高めたりするうえでよい機会となった．

4 ● 国際協力専門員としての実際の活動——セネガルの医療保障制度に対する協力

近年，途上国においても，国民健康保険制度などの医療保障制度を整備することで，患者が高額な医療費によって経済的な問題を抱えないようにしたり，医療費が心配で受診を控えてしまうことを防ごうとしたりする国が増えてきている．西アフリカにあるセネガルも「2022年までに国民皆保険を達成する」という国家目標に向け，医療保障制度の構築や普及を図っており，その実施支援をJICAに要請してきた．

JICAがセネガルからの協力要請にどのように応じるかを検討するため，保健財政分野の国際協力専門員である筆者は，セネガルの医療保障制度や保健医療システム，国民皆保険戦略計画などについて，政府文書や学術論文，国際機関が発行した報告書や統計資料などを分析した．そのうえで，2015年にJICA職員と共にセネガルを訪問し，保健省や医療保障庁，保健医療施設や行政機関，保健医療施設の利用者や保健ボランティア，財務省や開発援助機関などの関係者と協議をしたり現場を視察したりした．これらの調査を通じて得られた情報を基に，セネガルの医療保障制度や保健医療システムが現在どのようなものであるか，将来的にどのような制度にしてゆく計画か，どのような協力が必要とされているか，JICAとしてどのような協力が行えるか，などについて分析し報告書に取りまとめた．

報告書を基にJICA職員と共にセネガル医療保障分野における協力方針や協力方法を検討し，その後，数回に及ぶセネガル関係者との協議や現場視察を通じて，協力によって達成すべき目標や効果を測る指標，具体的な協力内容を詰めていった．その結果，JICAとして，医療保障制度の実施や保健医療サービスの改善に必要な予算に対する財政支援，および医療保障制度の実施に必要な法律や計画，マニュアル等の制度整備や医療保障制度を運用する職員や住民組織，医療機関に対する技術協力を2016年から実施することとなった（「現場発」参照）．

協力が開始された現在も，年に数回セネガルを訪問し，セネガル側関係者やJICA職員，JICA派遣専門家に対して技術的・専門的な見地から助言を行っている他，支援効果を計測するための学術研究の実施に向け，国際機関や大学の関係者と共に活動を行っている．

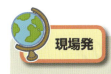
現場発

すべての妊産婦が負担可能な費用で妊産婦ケアを受けられるためには？

　妊産婦死亡や新生児死亡を防ぐためには，医師や助産師，看護師といった医療従事者の立会いの下で分娩が行われることが重要である．しかしセネガル国家統計庁が2010〜2011年に実施した調査結果によると，医療従事者の立会いの下で行われた分娩の割合は国平均で65%にすぎず，中でも貧困層では30%，地方部では49%と，経済状況や地域による格差がみられた．保健サービスを受けるうえでの阻害要因として，約5割の妊産婦が「医療費を用意すること」を，また約3割の妊産婦が「医療施設が近くにない」ことを挙げた．したがってすべての妊産婦が負担可能な費用で保健医療サービスを受けられるようにするためには，医療保障制度を整備し，とくに貧困層が医療費を自己負担することなくサービスが受けられるようにしたり，地方部での看護師や助産師の配置を増やし，近くの医療機関でサービスが受けられるようにしたりすることが重要であった．これらの方針に基づいてJICAも財政支援や技術協力を行っている．

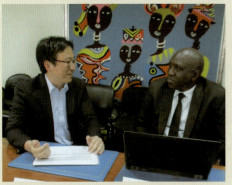

セネガル医療保障庁長官とJICAによる協力について協議する国際協力専門員（筆者）（左）

（2016年撮影）

5 非営利組織（NPO）での採用までの過程と勤務

A. 国境なき医師団

1 ● 応募までの経緯

筆者は国境なき医師団（MSF）に参加する以前，国際協力機構（JICA）の青年海外協力隊（JOCV）で看護師として活動したことがあった．南太平洋の島国フィジーでの2年間の活動では，望ましくない生活習慣や衛生環境のために命を落とす人々を目のあたりにした．筆者の役割は国立病院での院内感染対策であったが，当時のフィジーでそれは新しい概念であった．業務は容易ではなかったが，人々の生活を実際に見て，環境に即した方法を模索し，現地スタッフと共に働いたことはかけがえのない経験であった．日本のやり方ではなく，現地の人々の目線で活動することがいかに重要であるかを理解した．そして人間的にも看護師としても成長する必要のある自分と対峙しながら任期を終了し，帰国後は大学に進学することを決めた．

大学では国際看護学専門の教授や関連した講義も多く，異文化理解や紛争地など危険地帯での看護の理念を学んだ．人種・宗教・政治・思想にかかわらず傷病者を看護する理念は，後にMSFで働く動機に大きくかかわっている．卒業後は看護師として成長すべく，病院や訪問看護ステーションで勤務した．日本の医療現場は困難でも多くのやりがいがあった．同時に再び国際医療の活動の現場"フィールド"に戻りたいという思いが常に胸にあり，予防や治療を受けられず，不当な理由で過酷な人生を強いられる人々のことを思うと，看護師として自分は何を全うすべきなのかという模索が続いた．

2 ● 応募の動機

筆者がMSFの看護師として医療へのアクセスがない人々を支援したいと考えたのには，いくつか理由がある．1つは，MSFの憲章[1]に強く賛同したためである．緊急事態に可能な限りの生命を救うには，迅速な機動力が不可欠である．緊急事態では，国際的な利害や政治，宗教，思想によって，医療ニーズの高いフィールドへのアクセスが妨げられることは常である．また感染症のアウトブレイクや自然災害では，混乱でニーズの把握が難しいうえに，スタッフの安全が保障されにくいことがある．迅速で公平に傷病者に医療を提供するには，組織の独立性と中立性および公平性が大きく問われる．さらにそういった過酷な環境でも，スタッフは強要されるのではなく，自ら望んで活動に参加することが原則である．次に，活動資金の透明性である．MSFは資金の9割以上を個人の支援者などを含む民間の寄付で賄っている．そのため活動は政治や宗教，経済的な要因によって左右されない自由を担保されている．ここでも独立性と中立性が保たれている．緊急事態に迅速に対応するには，この資金の透明性が必要不可欠である．MSFの憲章はこれらをうたっている．

もう1つは MSF のもつロジスティック[*1] チームの存在と組織力である。規模の大小にかかわらず、薬品、医療物資、清潔な水、衛生環境など、フィールドに必要なものは数多い。これらを調達し、輸送手段を検討したのち正確に最短で送り届け、医療活動の準備を整えることが求められる。こうした強固なロジスティック能力なくして医療活動はありえないが、MSF は緊急事態発生後48時間以内にフィールドに到着できる機動力と物流力を備えている。

また筆者の MSF に対する印象が変容してきたこともある。MSF は緊急医療援助団体のため、外科系看護師のニーズが高いイメージがあった。しかしウェブサイトや説明会から、難民キャンプや HIV/エイズ、結核などの感染症プロジェクトや看護チームのマネジメント業務など、内科系看護師として活動できる枠があることを知った。

このように MSF の憲章に深く賛同し、組織やその能力について理解するにつれ MSF で働くことを決心し応募するにいたった。

3 ● 応募から採用・派遣までの過程

看護師の場合、MSF に応募する時点で2年間の臨床経験があることが必須条件である。フィールドでは看護チームの監督者としての役割を担うことが多いため、学生・新人指導やリーダー・病棟師長などマネジメントの経験が非常に有効である。熱帯医学や公衆衛生に関する知識、途上国やへき地での医療活動や小児科・感染症での経験があるとなおよい。

求められる人材として、MSF の憲章に賛同していること、気候や治安、異文化などのストレス要因に対処できる能力、突発事項に柔軟に対応できる能力、多国籍チームで十分なコミュニケーションを図れる語学力と人間性などが挙げられる。そのため海外での勤務や、バックパッカーとして異文化に触れた経験があるとよいこともある。

応募にあたっては、MSF 指定の書類を英語またはフランス語で作成し、MSF の日本事務局に提出する。応募書類を提出後、MSF 日本とパリの事務局で一次審査が行われる。それを通過すると、二次審査として英語かフランス語での面接を受ける。その審議の結果、承認された場合は MSF 日本の人材プールに登録となる。そして派遣要請とのマッチングが行われ、派遣が決定される。その後、事前研修に参加し、MSF や業務に関する知識と理解を深める。さらにビザの取得や予防接種などの必要な準備を終了し、プロジェクトの説明を受けて出発する。

応募当時、筆者は訪問看護ステーションに勤務していた。人事担当者から一次審査を通過した理由について、介護支援専門員として地域でのマネジメント経験が評価されたと聞いた。二次試験は日本語と英語の両方で面接を受けた。これまでの経歴、MSF を選んだ理由、MSF の憲章に賛同しているか、異文化に適応する能力、不安定な収入に対する準備、家族への説明と同意などについて尋ねられた。筆者の場合、英語力が不十分なため、数ヵ月後の事前研修までに英語力の強化に努めるように告げられ、登録は保留となった。努力の結果、英語力の上達が認められ、最終的な登録にいたった。

訪問看護ステーションを退職し、スペインで行われた事前研修に参加して1ヵ月ほど

[*1] 物資の調達・輸送・管理のマネジメントのことをロジスティクスという。

で南スーダンでの活動要請を受けた．出発予定は約1ヵ月後であった．小児科病棟の監督者（看護師長）の職務だったので，小児科の知識を収集した．同時に英文の看護師免許証の発行や，ビザ申請の手続きをMSF日本事務局と進め，必要な予防接種や健康診断を受けた．そして出発直前には日本で，そして南スーダンに到着後には首都のジュバでそれぞれ説明を受け，フィールドに派遣された．

4 ● 実際の活動

　南スーダンは東アフリカに位置し，国土は64万km²（日本の約1.7倍）で首都はジュバ．人口1258万人，ディンカ，ヌエル，シルックなど多様な民族構成である．公用語は英語で，キリスト教徒とイスラム教徒が大半を占める．50年ともいわれる内戦を繰り返し，2011年7月にスーダンから分離・独立した．しかし2013年12月に勃発した政府内の紛争が長引き，2018年10月現在，内戦の終結にはいたらず，国内避難民は247万人（2018年5月時点，出典：国際移住機関［IOM］）といわれている．医療システムはほとんど機能していない．地方であればそれはなお顕著である．経口補水液やマラリア治療薬があれば回復を望める患者も命を落としてしまう．こういった実情に対し，MSFは南スーダンの各地で医療支援を展開している．筆者もこれまでに2回派遣された．

　2015年に派遣されたジョングレイ州のある町では，MSFは保健当局の病院を支援していた．毎日多くの患者が来院する．さらにMSFは週3回，ボートで数時間かけて5ヵ所の保健所を巡回していた．各村でも同様に，マラリアや肺炎，下痢症の子どもたちや，内臓リーシュマニア[*2]や結核と思われる男性，妊娠中の異常を感じた女性も多くいた．炎天下で病院に運ぶのが不安になるほど重症な患者もいた．予防接種キャンペーンを展開した村では，5歳以下の子どものほとんどが予防接種を受けていなかった．せめて保健所に常在するスタッフがいて，医薬品やワクチンがもっとあれば，実際により多くの人が生き延びるだろう．

　医療に対する大きな誤解が壁となることもある．病院では，肺炎の子どもに酸素カニューレを装着すると，そんな呪いの儀式のようなことはやめてほしいと訴える母親がいたり，踵を銃で撃ち抜かれた若い男性は，手術のため転院の必要性を繰り返し説明しても，村での薬草の治療を選んだ．また，設備が患者数に対して圧倒的に不足していた．ただでさえ満室の病室に，村からボートで重症患者が運ばれ，息を切らしている患者をせめて早くベッドへと思うが，もうマットレスしかないという状況である．

　過酷な毎日の繰り返しに，有能な現地スタッフも，明るい笑顔の裏に疲労をにじませていた．彼らもまた内戦が続く国で生きている人たちである．もっと施設が充実していれば，もっと人材が豊富であったら，もっと住民の医療に対する理解があったらと，仮説ばかりに思いをめぐらせてしまう．圧倒的な現実に対し，自分の無力さを感じ，疲労困憊で夜間の電話に気づかないこともあった．それでも途中で投げ出すわけにはいかず，誰に頼まれたのでもなく，自身が望んでここにいるのだと気持ちを立て直すことを繰り返した．

[*2] 内臓リーシュマニア：リーシュマニア原虫によって引き起こされる感染症．媒介はサシチョウバエ．数年かけて発熱，体重減少が続き，多臓器不全により死にいたることもある．

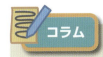
コラム　派遣先の環境に適応する

　国境なき医師団（MSF）では，たいていは派遣ごとにその地域で住居が与えられ，派遣期間内を過ごす．その環境は地域によって大きく異なる．

　ホットシャワーと個室が与えられ，不安定な治安とはいえ食料は十分に豊富である．Wi-Fi はほぼ問題なく利用でき，故障はしてもエアコンや暖房器具が装備されている．こんな幸運な派遣先もある．

　一方，電気・水道・ガスのインフラが一切ないこともある．一人 1 日 20 L 以下と指定された井戸水を手桶（おけ）で使う．炭で火をおこす．雨季には飛行機が離発着できないので，食料の調達がない．雨で一面泥沼となった病院敷地内を歩く．地元の人々は皆裸足（はだし）．部屋をハエや蚊，ネズミ，コウモリなどの小動物が行き交う．発電機の制限のため，自分のヘッドライトが唯一の灯である．しかし，静寂が心地よく，見上げれば満天の星．わずかな食料を同僚たちで分け合い，水や資源のありがたさを噛（か）みしめる．ふと，適応している自分に小さく驚く．現地での活動を継続するうえで，環境への適応力は大きな強みとなる．

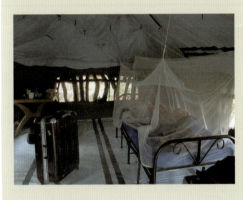

南スーダンのジョングレイ州では，現地の人々と同じ土壁の住居であった．マラリア予防のため，蚊帳は不可欠である．（2015 年撮影）

　回復して帰宅する患者やワクチンを受けられた子どもたち，無事に出産できた母親らをみる時，そして一緒に患者の治療に臨む信頼できる現地スタッフがいることを改めて感じる時が，報われる瞬間である．

●引用文献
1) 国境なき医師団：憲章，〔http://www.msf.or.jp/about/charter.html〕（最終確認：2018 年 11 月 5 日）

B. 日本国際民間協力会

1 ● 日本国際民間協力会（NICCO）とは

日本国際民間協力会（Nippon International Cooperation for Community Development：NICCO）は京都に本部を置き，国際協力を行う NGO である．1979 年の設立以来，途上国の人々の経済的・精神的な自立を図るため，アジア，中東，アフリカなどの国と地域で，①緊急災害支援，②環境に配慮した自立支援，③人材育成に取り組んでいる．およそ 100 人が NICCO に所属し，国内外で活動している．

2 ● NICCO 応募の動機

筆者は看護学校卒業後，脳神経外科の病院で働いていた．急性期病棟，ICU，手術室で勤務し，5 年ほど過ぎた頃にふと，看護師になる前の自分が海外で働いてみたいと考えていたことを思い出した．その時は自分が看護師になるとは思いもよらず，漠然とした夢だったが，いまの自分なら実現できるのではないかと考えた．

3 ● 応募から採用・派遣までの過程

まずは青年海外協力隊（JOCV）に参加し，2 年間をパキスタン（後述）の病院で過ごした．帰国してから 1 年も経たない 2005 年にパキスタン，インド国境地帯のカシミールを震源とした大地震（パキスタン地震）が発生し，NICCO が医療支援をするのに際し，現地滞在経験と現地の言葉を話せる看護師を探していたので応募した．採用にあたっては，事務局長と面接し，現地経験，看護師経験について聞かれた．急を要するとのことだったので，面接後 1 週間も経たずに現地に派遣された．

この地震は，8 万人以上が死亡したとされ，パキスタン北部では街が丸ごと崩壊したところもあった．筆者が派遣されたのは，インドとの国境に近い街にできた，地震被災者が暮らすキャンプの中のクリニック予定地だった．

4 ● NICCO としての実際の活動

パキスタンは南アジアの一部であり，インドから 1947 年に独立したイスラム教の国である．南北に長く，北部で中国，東部でインド，西部でイラン，アフガニスタンと国境を接している．領土問題等で問題を抱えるインドへの対抗のため，近年は中国と親密な関係を築いている．

a. パキスタン地震（2005 年）による派遣

まずクリニックの立ち上げのため，医薬品の手配，医師やディスペンサーとよばれる薬の払い出しや診療補助業務を行うスタッフの手配を同僚の日本人スタッフと行った．真冬のテント生活だったので，呼吸器感染症や，シャワーを浴びられないことによる皮膚炎の患者が多くいた．暖かくなる頃には村の再建のために帰還する人たちが少しずつ出始め，薬箱を担いでそれらの村々へ移動診療に出かけたりもした．この NICCO での初任務は，プロジェクト終了に伴い半年ほどで終わった．

b. パキスタン洪水（2010年）による派遣

　その後日本の病院に就職し，看護師として4年ほど働いていた．2010年，今度はパキスタン南部のパンジャブ地方で大規模な水害（パキスタン洪水）が起こり，NICCOが医療支援を行うため再び声がかかり，病院を退職して参加した．

　水没した村に近い診療所を拠点として，パキスタン人医師4人をはじめとする総勢17人の医療スタッフを雇用し，周辺の村々への巡回診療を毎日4チームで行った．4チーム合わせて毎日200人前後の患者を診察していたので業務量は多かった．看護師の業務の枠を超えており，小さなクリニックの運営者のようなもので，医薬品の購入・在庫管理，移動車の手配，患者記録整理，スタッフ管理に始まり，ボールペン1本の手配まで行った．それらの業務を，現地で雇用したスタッフにうまく分配し，それぞれの仕事量が平等になるよう腐心したが，これらを行えたのは日本での看護師経験があったからこそだと思うとともに，看護管理の重要性を実感した．この活動は約7ヵ月間で終了となった．

　筆者はその後帰国し，2011年の東日本大震災では主に被災した人たちのこころのケアに関する活動を行った．2018年11月現在，中東のヨルダンに派遣されている．シリア内戦でヨルダンに避難してきたシリア人を対象にしたこころのケア，精神科治療のコーディネートをしている．

c. 活動における苦労とやりがい

　もちろんすべてがうまくいくわけではない．生活習慣や言語，仕事への向き合い方が異なるために，自身がストレスを抱え込むこともある．援助先の地元政府機関との会議や打ち合わせ等で移動することも多く，先方の役人の都合で1日待たされた挙句に会えなかったこともある．時々冗談めかして他の日本人スタッフと，"NGOの仕事は，移動することと待つことなのではないのか"と言い合っている．

　初めの頃は，"なぜ現地スタッフたちは言う通りにできないのか，なぜ怠けているのか"と頭を抱えた．"なぜ日本人である自分が他国でこんな苦労をするのだろう"とも考えた．それらを苦労と考えていたのは自分だけだったのかもしれない．ある日，"別に彼らを日本人に変える必要はないし，この国にはこの国のやり方がある"と気がついたら楽になった．いまでは常に互いの妥協できる点を探しながら仕事をしている．筆者が勉強させられることも当然ある．最後に「日本人と一緒に働けてよかった」と言われるために，いつも仕事をしているような気がする．

　日本のNGOで働くことは，自分が日本人であることを常に意識することにつながる．NGOの活動資金は国内の個人，企業など，多くを寄付や助成金でまかなわれていることも理由の1つである．いつもその人たちの存在を意識しているわけではないが，ある程度の質を保った活動をすべきであると考えている．そして日本のNGOの活動を，多くの現地の人に知ってもらう必要がある．それが，これから先も世界各地で活動する日本のNGOにとって後ろ盾にもなり，ひいては日本人のよいイメージにつながると考えている．

　日本の臨床現場を離れて働くことは，それだけ日本の医療の現状と疎遠になるということである．とくに筆者のように所属先をもたない看護師は，常にその不安と闘っている．自分がいつまで海外の現場で働くのか，またいつか日本に戻った際に，自分が病院で働く

コラム　物事を柔軟にとらえる必要性

　国際協力の場では，考えてもいなかったことがよく起きるものである．パキスタン水害の医療支援での出来事である．移動診療を行っていたある村では，診察は大盛況で，値段の高い抗菌薬がやたら処方されていた．不思議に思いカルテをチェックすれば，ほとんどの人が上気道感染，いわゆる風邪症状を訴えて薬を受け取っていた．ある日，村の薬屋を訪れてみると，そこは筆者らが患者に処方した薬であふれていた．正直見なかったことにしたかったが，あまりの量に店番の店員に聞くと，最初はとぼけていたものの「村人が売りに来るんだよ，いい薬だから買い取った」と，かなり言いづらそうにボソボソしゃべり始めた．

　早速スタッフを全員集めてどうするか話し合った結果，薬の箱にスタンプを押し，さらに薬瓶の封を切って渡すことにした．もちろん村の薬屋には，村人が持ち込んでも絶対買い取らないようにと話したうえである．

　村人も困っている．家を洪水で流され，食糧配布で渡されたわずかな小麦粉だけでは生きていけない．そして筆者らも，具合が悪いと症状を訴えて来た人々を追い返すわけにもいかず，何より彼らはとても薬好きなのである．体調に異変があると，すぐに薬に頼る．そのような背景もあり，大量の薬が処方され，それが村の薬局に買い取られ，村人はそのお金で子どものミルクやパンを買うことができる．筆者らが渡した薬で，なぜか村の経済が循環しているのだった．

　しばらくして村の薬屋からは処方した薬が消え，同時に患者数も減少した．本当に治療が必要な人に薬が行き届くようになったと考えることにした．常識的に考えれば，渡された薬を転売してしまうのはいけないことだろう．けれど，それを良いことか悪いことか，簡単には判断できない面もある．海外の医療現場だけではなく，国際協力を行うさまざまな場面で同じことは起こりうる．あいまいさが必要になる場合もある．いい言い方をすれば「臨機応変」というべきか．想定外のことを楽しめるようになったら，海外の現場は面白くなってくるのかもしれない．

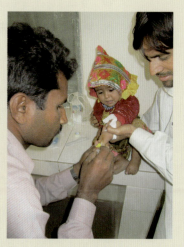

肺炎を起こした乳児に点滴をする看護補助者（2011年撮影）

ことができるのか．いまの日本では，海外で働くということに理解を示す地盤ができていない．たとえばJOCV経験者やNGOでの勤務経験を想像以上に評価しない．むしろ再就職の際に「また海外に行ってしまうのではないか」と思われている節がある．看護師のみならず，医療関係者が日本のNGOで働くのであれば，その点は熟慮したほうがよいと考える．

付　録

付録1　参考になる関係機関・統計資料の URL 集

国際機関
- アジア開発銀行（ADB）　https://www.adb.org/
- 経済協力開発機構（OECD）　https://www.unfpa.org/
- 国連開発計画（UNDP）駐日代表事務所　http://www.jp.undp.org/
- 国連環境計画（UNEP）　http://www.unep.org/
- 国連合同エイズ計画（UNAIDS）　http://www.unaids.org/
- 国連児童基金：ユニセフ（UNICEF）（英語）　https://www.unicef.org/
- 国連人口基金（UNFPA）　http://www.unfpa.org/
- 国連難民高等弁務官事務所（UNHCR）（英語）　http://www.unhcr.org/
- 国連難民高等弁務官事務所（UNHCR）日本（日本語）　http://www.unhcr.or.jp/
- 国連ボランティア（UNV）（英語）　http://unv.org/
- 国連ボランティア（UNV）（日本語）　http://unv.or.jp/
- 国際労働機関（ILO）（英語）　http://www.ilo.org/global/lang--en/index.htm
- 国際労働機関（ILO）駐日事務所（日本語）　http://www.ilo.org/tokyo/lang--ja/index.htm
- 世界銀行（WB）　http://www.worldbank.org/
- 世界保健機関（WHO）　www.who.int/
- 日本ユニセフ（UNICEF）協会（日本語）　www.unicef.or.jp/

日本の国際協力機関
- 外務省　http://www.mofa.go.jp/mofaj/
- 厚生労働省　http://www.mhlw.go.jp/
- 国際協力機構（JICA）　https://www.jica.go.jp/
- 国際協力銀行（JBIC）　http://www.jbic.go.jp/
- 国際研修協力機構（JITCO）　https://www.jitco.or.jp/
- 国際厚生事業団（JICWELS）　https://www.jicwels.or.jp/
- 国際交流基金　http://www.jpf.go.jp/
- 国立国際医療研究センター　http://www.ncgm.go.jp/
- 国立保健医療科学院　http://www.niph.go.jp/

国際保健医療関係の NGO（一部紹介）
- 公益財団法人　ジョイセフ（JOICFP）　https://www.joicfp.or.jp/jpn/
- 公益社団法人　日本キリスト教海外医療協力会（JOCS）　http://www.jocs.or.jp/
- 公益社団法人　日本国際民間協力会（NICCO）　https://kyoto-nicco.org/
- 国際医療 NGO 団体　ペシャワール会　http://www.peshawar-pms.com/
- 特定非営利活動法人　国際協力 NGO センター（JANIC）　http://www.janic.org/
- 特定非営利活動法人　国連 UNHCR 協会　http://www.japanforunhcr.org/
- 特定非営利活動法人　国境なき医師団日本　http://www.msf.or.jp/
- 特定非営利活動法人　難民を助ける会　http://www.aarjapan.gr.jp/
- 特定非営利活動法人　日本国際ボランティアセンター（JVC）　http://www.ngo-jvc.net/
- 特定非営利活動法人　ハンズ（HANDS）　http://www.hands.or.jp/
- 特定非営利活動法人　ロシナンテス　https://www.rocinantes.org/
- 日本赤十字社　http://www.jrc.or.jp/
- 認定特定非営利活動法人　アムダ（AMDA）　http://amda.or.jp/
- 認定特定非営利活動法人　シェア＝国際保健協力市民の会　http://share.or.jp/
- 認定特定非営利活動法人　ジャパンハート　http://www.japanheart.org/
- 認定 NPO 法人　世界の医療団　http://www.mdm.or.jp/

その他：国際看護に関係する機関・学会
- 国際看護師協会（ICN）　http://www.icn.ch/
- 国際助産師連盟（ICM）　http://internationalmidwives.org/
- 日本看護協会　http://www.nurse.or.jp/

- ❀日本国際看護学会（JSIN）　https://www.jsin.jp/
- ❀日本国際保健医療学会（JAIH）　http://jaih.jp/

統計資料の HP アドレス一覧

- ❀アメリカ疾病対策予防センター（CDC）：Data & Statistics
  https://www.cdc.gov/datastatistics/index.html
  さまざまな疾病・健康障害の対策・予防についての情報を掲載している
- ❀外務省：海外渡航・滞在の統計
  http://www.mofa.go.jp/mofaj/toko/tokei/
- ❀経済協力開発機構（OECD）東京センター：主要統計
  https://www.oecd.org/tokyo/statistics/
  国内総生産（GDP），予測インフレ率，失業率，税収入，平均寿命，移民，開発などの統計
- ❀厚生労働省：厚生労働統計一覧
  http://www.mhlw.go.jp/toukei/itiran/
  保健衛生，社会福祉，社会保険，外国人雇用など幅広く掲載
- ❀国際連合（UN）：World Population Prospects（英語）
  http://www.un.org/en/development/desa/population/
  世界の推計人口（出生率，死亡率なども含む）を掲載
- ❀国際連合エイズ合同計画（UNAIDS）：TOPIC Data
  http://www.unaids.org/en/topic/data
  HIV 流行に関するデータを収集・分析し，最新の情報を公表している
- ❀国際労働機関（ILO）：Statistics and databases（英語）
  http://www.ilo.org/global/statistics-and-databases/lang--en/index.htm
  就業者，失業者，労働時間，賃金などの労働統計を掲載
- ❀国連児童基金：ユニセフ（UNICEF）：世界子供白書　統計データ
  https://www.unicef.or.jp/sowc/data.html
  国・地域ごと，及び世界全体の子どもたちに関するデータを掲載
- ❀国連難民高等弁務官事務所（UNHCR）：一目でわかる数字（英語）
  http://www.unhcr.org/figures-at-a-glance.html
  Global Trends，Statistical Yearbooks へのリンクあり
- ❀ JICA 図書館ポータルサイト
  https://libportal.jica.go.jp/library/public/Index.html
  世界各国の主要経済データ，ODA や JICA の協力実績を参照できる
- ❀ JICA ボランティア：事業実績 / 派遣実績
  https://www.jica.go.jp/volunteer/outline/publication/results/
  青年海外協力隊，日系社会青年ボランティアなどの国別，職種別派遣実績等を掲載
- ❀世界保健機関（WHO）：Health Statistics and information systems（英語）
  http://www.who.int/healthinfo/en/
  WHO 加盟国の健康関連データに加え，持続可能な開発目標（SDGs）に関する統計を掲載
- ❀世界保健機関（WHO）：Global Health Observatory（GHO）data（英語）
  http://www.who.int/gho/en/
  WHO 加盟国の平均寿命や妊産婦死亡率，新生児死亡率などの統計データを掲載
- ❀日本看護協会：看護統計資料室
  https://www.nurse.or.jp/home/statistics/index.html
  就業状況や養成状況について掲載
- ❀日本看護科学学会：異文化看護データベース
  http://jans.umin.ac.jp/iinkai/intl/index02.html
  外国人の文化，風習，宗教について国別，宗教別に掲載
- ❀法務省：統計表一覧
  http://www.moj.go.jp/housei/toukei/toukei_ichiran_index.html
  出入国管理統計，在留外国人統計などを掲載

（URL の最終確認：2018 年 10 月 31 日）

付録2　世界の健康問題に関連する主な国際機関，開発援助機関一覧

名前	設立年 拠点・活動地域 （2018 年 11 月現在）	設立目的や活動概要，保健分野での取り組み，事業規模等
国際機関，国際開発金融機関等，多国間援助機関，グローバル・ヘルス・パートナーシップ（GHPs）		
世界保健機関 （World Health Organization：WHO）	1948 年 本部：ジュネーブ （スイス） 6 地域事務所 約 150 の事務所	「すべての人々が可能な最高の健康水準に到達すること」を目的とし設立．194 ヵ国が加盟．世界の保健分野に関する国際規範や基準・指針の策定，実施の促進やモニタリング，途上国への技術協力，研究の促進等を行う．過去天然痘の根絶運動の中心となった他，2005 年には国際保健規則を改正し，感染症流行等の健康危機への世界的な対応の中心を担う．各国からの分担金と各国や民間財団等からの任意拠出金が主な資金源で，2016，2017 年 2 年間の年度の支出額は約 46 億ドル．
世界銀行 （The World Bank：WB）	1944 年（IBRD） 1960 年（IDA） 本部：ワシントン D. C. （アメリカ） 約 140 の事務所	国際復興開発銀行（International Bank for Reconstruction and Development：IBRD），国際開発協会（International Development Agency：IDA）の 2 つの開発援助金融機関から構成．IBRD は主に中所得国向け，IDA は低所得国向けに，開発資金の融資や贈与を行う．2030 年までに「極度の貧困を撲滅」と「繁栄の共有を促進」することを目標としている．IBRD は世界銀行債を発行し市場調達した資金，IDA は各国からの拠出金が資金の中心．全体融資・贈与承諾額のうち 2018 年度には約 9%（約 43 億ドル）は保健セクターに充てられるなど，同分野にも注力．
国連児童基金 （United Nations Children's Fund：UNICEF）	1946年[※1] 本部：ニューヨーク （アメリカ） 7 地域事務所 約 190 の事務所	「児童の権利に関する条約（子どもの権利条約）」を規範とし，子どもの生存と保護，発育のために活動．保健分野では，5 歳児未満の死亡の削減や母親の健康，HIV/エイズ対策に注力しており，予防接種，母子保健などに取り組む他，栄養や水・衛生に関する分野でも支援を実施．各国からの任意拠出金や民間からの寄付金が資金源で，2017 年の支出の内保健，HIV/エイズ分野の占める割合は約 27%（約 15 億ドル）
国連人口基金 （United Nations Population Fund：UNFPA）	1967年[※2] 本部：ニューヨーク （アメリカ） 9 地域事務所 約 130 の事務所	世界の人口問題に取り組み，「すべての妊娠が望まれ，すべての出産が安全に行われ，そして，すべての若者の可能性が満たされる」ことを目的に活動．保健分野では，性と生殖に関する健康/権利（セクシュアル・リプロダクティブ・ヘルス/ライツ）に関する取り組みや，母子保健，HIV/エイズ対策などに注力．各国からの任意拠出金が主な資金源で，2017 年度支出額は約 9.3 億ドル．
世界エイズ・結核・マラリア対策基金（通称，グローバルファンド） （The Global Fund to Fight AIDS, Tuberculosis and Malaria：GFATM）	2002 年 本部：ジュネーブ （スイス）	2000 年の G8 九州・沖縄サミットにて，感染症対策の追加的資金調達の必要性が提唱されたことを発端として設立されたグローバル・ヘルス・パートナーシップ．三大感染症対策や関連する保健システム強化に資金を供与．各国からの任意拠出に加え，民間財団や企業などからも資金を調達．理事会にも，政府だけでなく，民間企業や NGO，感染者コミュニティが議決権をもつ理事として参加．2017 年度の支出額は約 42 億ドル．
Gavi アライアンス （Gavi Alliance）	2000 年 本部：ジュネーブ （スイス） （UNICEF 本部内に事務局）	予防接種の拡大により，子どもたちの命と人々の健康を守ることを目的に設立されたグローバル・ヘルス・パートナーシップ．新型ワクチン普及や予防接種の効果的な提供のための保健システム強化などを支援．2005 年から IFFIm（予防接種のための国際金融ファシリティ）とよばれる，ドナー国政府からの長期的資金拠出を担保としてワクチン債を発行し市場から資金調達する革新的な手段も活用．2017 年度の支出額は約 14 億ドル．
二国間援助機関		
国際協力機構 （Japan International Cooperation Agency：JICA）	1974年[※3] 本部：東京 国内 15 拠点 海外約 100 拠点	日本の政府開発援助（ODA）実施を一元的に担う組織．「信頼で世界をつなぐ」をビジョンとし，技術協力，有償資金協力，無償資金協力の他，青年海外協力隊などのボランティア派遣や，国際緊急援助なども行う．2016 年の日本の ODA のうち，保健分野への援助は約 7.2 憶ドル（全体の 3.4%）．

付録2 265

（付録2　つづき）

アメリカ国際開発庁 (United States Agency for International Development：USAID)	1961年 本部：ワシントンD.C. （アメリカ） 約130の国・地域事務所	アメリカのODAの中心を担う組織．「極度の貧困の終焉」と，「強靱で民主的な社会の促進」を目的とし，同時に「（アメリカおよび世界の）安全保障と繁栄の促進」も掲げる．アメリカはグローバル・ヘルスを支援の重点分野として掲げ，保健システム強化や，HIV/エイズなどの感染症対策，母子保健に重点的に取り組む．アメリカ政府の2017年の対外援助額のうち，保健セクターが占める割合は約23％（約70億ドル）．
アメリカ疾病対策予防センター (Centers for Disease Control and Prevention：CDC)	1946年 本部：アトランタ （アメリカ）	アメリカおよび世界の人々の健康と安全を目的に，感染症を中心とする健康課題の情報収集・研究および対策を担う連邦政府機関．実地疫学養成プログラム（Field Epidemiology Training Program：FETP）等を通じて世界の感染症対策専門家の育成に貢献．HIV対策など平時における感染症対策能力強化支援も行う．
イギリス国際開発省 (Department for International Development：DFID)	1997年 本部：ロンドン （イギリス） イースト・キルブライド （スコットランド） 約30の現地事務所	イギリスのODAを主導する省．「グローバルな平和・安全保障・ガバナンスの強化」，「強靱性・危機への対応力の強化」，「グローバルな繁栄の推進」，「極端な貧困への対処と最も脆弱な人への支援」の4つが目標（2015-2020年）．保健分野ではとくに母子保健や感染症対策に注力．2016年のイギリスの二国間援助全体のうち，保健分野への支出は約10億ポンド（全体の約12％）．

非政府組織・民間組織

国際赤十字 (International Red Cross：IRC)	1863年（ICRC）， 1919年（IFRC） 本部：ジュネーブ （スイス） （ICRC，IFRC共通） 世界約190の国と地域に赤十字社・赤新月社	赤十字国際委員会（International Committee of the Red Cross：ICRC）は国際人道法に基づき，戦争や内戦の際，中立的立場で，犠牲者の保護等の人道的支援を行う組織．政府からの寄付が財源の中心で，2017年の活動費は約19億スイスフラン． 国際赤十字・赤新月社連盟（International Federation of the Red Cross：IFRC）は，各国赤十字の国際的連合体として設立．主に災害救援や，防災，感染症対策などの保健衛生，各国赤十字社・赤新月社の活動の調整や支援などを行う．各国赤十字社・赤新月社および各国政府からの拠出金が主な財源であり，2017年の拠出額の合計は約3.7億スイスフラン． 各国赤十字社・赤新月社は，それぞれ国内での，人道的活動や保健衛生，災害救護活動等を行う一方，大規模な災害時には他国の支援も行う．日本赤十字社は，1877年に設立[※4]．2017年度一般会計のうち約29億円（7.4％）が国際救援，開発援助活動に使われた．
国境なき医師団 (Médecins Sans Frontières：MSF)	1971年 本部（MSFインターナショナル）：ブリュッセル（ベルギー） 約30事務局	フランスの医師，ジャーナリストらにより設立．中立・独立・公平な立場で，緊急性の高い医療ニーズに応えることを目的とし，自然災害や武力紛争の被災者への支援や，路上生活者，不法移民など，貧困その他の理由により社会保障を受けられない人々への支援も行う．個人を中心とした民間からの寄付金が主な活動資金であり，2017年度の支出額は約16億ユーロ．
ビル＆メリンダ・ゲイツ財団 (Bill & Melinda Gates Foundation)	2000年 本部：シアトル （アメリカ） 7ヵ所に事務所	マイクロソフト創業者のビル・ゲイツ氏により設立．保健分野を中心とした途上国の貧困削減に取り組む一方，アメリカ国内向けに教育分野の支援なども行っている．2006年にはバークシャー・ハサウェイのCEOであるウォレン・バフェット氏が300億ドル以上の寄付を約束するなど，個人による寄贈とその運用益を活動資金としており，2017年度は，約47億ドルを供与（うち国際保健分野は約6割）．三大感染症への支援を中心とする他，ポリオ根絶ではJICAとも共同している．WHOへの任意拠出金額ではアメリカ政府に次ぐ2位（2016-2017年．日本政府の約7倍）であり，国際保健ガバナンスにも多大な影響力を有している．

※1　前身のUnited Nations International Children's Emergency Fundの設立年．1953年に現在の名称に改称したが英語略称はUNICEFのまま．

※2　前身のUnited Nations Fund for Population Activitiesの設立年．1988年にUnited Nations Population Fund（国連人口基金）に改称したが，英語略称はUNFPAのまま．

※3　前身の国際協力事業団（OTCA）の設立年．1962年設立の海外技術協力事業団（OTCA）に，海外移住事業団などの一部業務を統合する形で設立．2003年に独立行政法人化され，国際協力機構となる．その後2008年に国際協力銀行（JBIC）の一部と統合．

※4　その前身となる博愛社が設立された年．その後，日本政府のジュネーブ条約加入に伴い，1887年に名称を日本赤十字社に改称．

付録3 途上国・地域の分類（DAC 統計上の ODA 対象国・地域）

後発開発途上国 (LDCs) 47 ヵ国	低所得国 (LICs) 一人あたり GNI US$1,005 以下 (2016 年) 2 ヵ国	低中所得国・地域 (LMICs) 一人あたり GNI US$1,006- US$3,955 (2016 年) 38 ヵ国・地域	高中所得国・地域 (UMICs) 一人あたり GNI US$3,956- US$12,235 (2016 年) 56 ヵ国・地域
• アフガニスタン	• 北朝鮮	• アルメニア	• アルバニア
• アンゴラ	• ジンバブエ	• ボリビア	• アルジェリア
• バングラデシュ		• カーボベルデ	• アンティグア・バーブーダ[2]
• ベナン		• カメルーン	• アルゼンチン
• ブータン[1]		• コンゴ共和国	• アゼルバイジャン
• ブルキナファソ		• コートジボワール	• ベラルーシ
• ブルンジ		• エジプト	• ベリーズ
• カンボジア		• エルサルバドル	• ボスニア・ヘルツェゴビナ
• 中央アフリカ		• エスワティニ	• ボツワナ
• チャド		• ジョージア	• ブラジル
• コモロ		• ガーナ	• 中国
• コンゴ民主共和国		• グアテマラ	• コロンビア
• ジブチ		• ホンジュラス	• コスタリカ
• エリトリア		• インド	• キューバ
• エチオピア		• インドネシア	• ドミニカ
• ガンビア		• ヨルダン	• ドミニカ共和国
• ギニア		• ケニア	• エクアドル
• ギニア・ビサウ		• コソボ	• 赤道ギニア
• ハイチ		• キルギス	• フィジー
• キリバス		• ミクロネシア	• ガボン
• ラオス		• モルドバ	• グレナダ
• レソト		• モンゴル	• ガイアナ
• リベリア		• モロッコ	• イラン
• マダガスカル		• ニカラグア	• イラク
• マラウイ		• ナイジェリア	• ジャマイカ
• マリ		• パキスタン	• カザフスタン
• モーリタニア		• パプアニューギニア	• レバノン
• モザンビーク		• フィリピン	• リビア
• ミャンマー		• スリランカ	• マレーシア
• ネパール		• シリア	• モルジブ
• ニジェール		• タジキスタン	• マーシャル諸島
• ルワンダ		• トケラウ諸島*	• モーリシャス[3]
• サントメ・プリンシペ[1]		• チュニジア	• メキシコ
• セネガル		• ウクライナ	• モンテネグロ
• シエラレオネ		• ウズベキスタン	• モンセラット*
• ソロモン諸島[1]		• バヌアツ	• ナミビア
• ソマリア		• ベトナム	• ナウル[3]
• 南スーダン		• 西岸・ガザ地区	• ニウエ*
• スーダン			• 北マケドニア
• タンザニア			• パラオ[2]
• 東ティモール			• パナマ[2]
• トーゴ			• パラグアイ
• ツバル			• ペルー
• ウガンダ			• セントヘレナ島*
• イエメン			• セントルシア
• ザンビア			• セントビンセント及び 　グレナディーン諸島
			• サモア
			• セルビア
			• 南アフリカ

（付録3　つづき）

			・スリナム ・タイ ・トンガ ・トルコ ・トルクメニスタン ・ベネズエラ ・ワリス・フテュナ諸島＊

＊地域

2020年の3年毎のリストの見直しについて，DACはODA受け取り国のリストの更新を例外的に1年遅らせることに同意した．現在世界的に大流行している感染症を考慮して，卒業国の卒業日と後発開発途上国ではない国の分類の更新を2022年1月1日とした．2022年にリストに残っている国は，更新時の世界銀行の最新の分類，即ち2020年の所得分類に従って分類され，後発開発途上国は別に分類される．

注）1　2018年12月13日に採択された総会決議A／73／L.40／Rev.1で，ブータンが決議の採択から5年後の2023年12月13日に，サントメ・プリンシペとソロモン諸島は，決議の採択から6年後の2024年12月13日に後発開発途上国から脱却する．

　　2　アンティグア・バーブーダ，バラオ，パナマは，2020年の3年毎のODA受け取り国のリストの見直しの例外的に1年遅らせるというDACの合意に従い，2022年1月1日にDACのODA受け取り国から卒業する．

　　3　モーリシャスとナウルは2019年に高所得の基準値を超えた．リストの改訂に関するDACの規則に従い，2022年まで高所得国に分類された場合には，2023年の見直しでリストからの卒業が提案される．

［OECDウェブサイト，DAC List of ODA Recipients Effective for reporting on 2021 flows，〔https://www.oecd.org/dac/financing-sustainable-development/development-finance-standards/DAC-List-ODA-Recipients-for-reporting-2021-flows.pdf〕（最終確認：2021年7月14日）より作成］

※DAC（Development Assistance Committee）：開発援助委員会

　ODA（Official Develoment Assistance）：政府開発援助

　OECD（Organization for Economic Co-operation and Development）：経済協力開発機構

索引

和文索引

あ

アサーティブ　116, 137
アムダ　76, 99, 262
アメリカ　224, 226, 230, 232
アメリカ国際開発庁　75, 265
アルコール依存症　55
アルテミシニン併用療法　65
アルマ・アタ宣言　128
安全な妊娠・出産イニシアティブ　61

い

イーミック　20, 144
イエローカード　110
イギリス国際開発省　75, 265
移住期　50
一次医療　81
異文化看護　15, 43
　——アセスメントモデル　38
異文化適応　50, 51
異文化トレーニング　52, 53
異文化不適応　51, 54, 221
異文化理解　30
イラク　71, 164
医療通訳　210, 215
医療ツーリズム　103
医療搬送サービス　55
医療保険　111
インターン　239
インタビュー　124
インドネシア　159
インフルエンザ　67, 184, 216

え

永住者　107
エイズ　64, 67, 76, 218
衛生状態　109, 217
疫学転換　59
エコノミークラス症候群　216
エスノグラフィ　35
エティック　20, 144
エボラ出血熱　67, 168
援助協調　76
エンドライン調査　126

お

応急対応　72
オーストラリア　114, 227, 236

オールドカマー　101
屋内残留散布　65
オタワ憲章　179
オックスファム　23

か

海外医療情報　111
海外在留邦人　7, 107
海外渡航者　219
海外邦人援護　56, 107
外国人患者受入れ医療機関認証制度　211
外国人労働者　209
開発援助委員会　7, 266
開発調査　97
開発途上国　164
カイロ会議　61, 157
顧みられない熱帯病　67
学校保健　178
蚊媒介感染症　217
カルチャーショック　51
肝炎　67, 110
間欠治療　65
看護管理　86, 196
看護教育　86, 189
看護師登録　113, 228
看護人材　85, 189
看護政策　86, 201
感染経路別予防策　184
感染症　183
　——看護　184
　——対策　164, 184

き

帰還支援　166
帰国日本人　220
技術移転　169, 250
気分障害　55
逆カルチャーショック　53, 220
キャリアパス　230
急性一過性精神病性障害　55
急性ストレス反応　55
狂犬病　110, 217
業務移管　92
業務管理　89, 137
キリバス　16, 143, 149, 151

く

空気感染防止策　186
クラインマン　29, 46
クラスター・アプローチ　73

クリニカルナーススペシャリスト　225
クリプトスポリジウム症　67
グローバルファンド　76
グローバル・ヘルス　21, 76
グローバル・ヘルス・パートナーシップ　69, 76

け

経口感染症　217
経済協力開発機構　7, 58, 262
経済連携協定　117, 213
傾聴　46
結核　64, 209
減圧症　216
検疫所　109
健康教育推進学校　178
健康転換　59
現任教育　180, 197

こ

高山病　217
公衆衛生看護　11, 172
高度実践看護師　224
後発開発途上国　4, 164, 175
高病原性鳥インフルエンザ　67, 216
抗レトロウイルス薬　64
5S活動　131, 150
国際看護（定義）　7
国際看護（歴史）　23
国際看護協力　7, 23
国際看護師協会　14, 28
国際機関　75, 98
国際協力機構（JICA）　7, 96, 157
国際協力専門員　96, 251
国際緊急援助隊　69, 73, 97, 168
国際人口開発会議　61, 157
国際赤十字　99, 265
国際保健　21
国際保健規則　68
国際保健協力市民の会　76, 99
国内避難民　71
国連開発計画　242, 262
国連国際防災戦略　70, 168
国連児童基金　66, 75, 178, 264
国連職員　239
国連人口基金　75, 264
国連世界食糧計画　163, 182
国連難民高等弁務官事務所　162, 262

索 引　**269**

国連ボランティア　98, 242
5 歳未満児死亡率　58, 158
国境なき医師団　76, 99, 254, 265
子どもの権利条約　157, 178
コミュニケーション　116, 137, 145
コミュニティ・アセスメント　12
コミュニティヘルスナース　170
コロナウイルス　67

さ

SARS（重症急性呼吸器症候群）　67, 107, 216
サーベイランス　82, 187
災害看護　167
災害支援　168, 245
在外日本人　55, 107, 216
災害マネジメントサイクル　72
再興感染症　66, 183
在日外国人　10, 54, 101, 208
在留外国人　6, 101, 208
在留資格　101, 117, 165, 209
在留邦人　7, 107
サブ・カルチャー　29, 39
参加型統治　82
産業看護師　220
産業保健師　220
サンライズモデル　20, 44

し

C 型肝炎ウイルス　67
シェア　76, 99, 158
自然災害　70, 167
持続可能な開発目標　5, 61
しつけ　131
疾病構造転換　59
実務研修　93
質問紙　126
児童の権利に関する条約　157, 178
自文化中心主義　36, 37
市民社会団体　76
自民族中心主義　15, 36
JICA　7, 75, 96, 245, 264
JICA 派遣専門家　96, 248
社会的決定因子　59
社会的責任　219
社会的マイノリティ　39
ジャワ島中部地震　170
集合的経験　29
重症急性呼吸器症候群（SARS）　67, 107, 216
住民参加型アプローチ　128
出生時平均余命　5, 58
出入国管理及び難民認定法　165
ジョイセフ　24, 76, 99, 158
商業的決定因子　59

静脈血栓塞栓症　216
人為災害　70, 71, 168
新型インフルエンザ　67
シンガポール　220
新興感染症　66, 183
人口転換　59
人獣共通感染症　66
新生児死亡率　5, 58
迅速診断テスト　65
心的外傷後ストレス障害　55, 72
人道支援　168

す

スキルミクス　92
スフィア・プロジェクト　168
スリランカ　132, 133

せ

清潔　131
性行為感染症　218
清掃　131
性的マイノリティ　40
性と生殖に関する健康と権利　61, 157
整頓　131
青年海外協力隊　96, 100, 245
政府開発援助　7, 75, 96, 251, 266
政府貸付　75
整理　131
セーブ・ザ・チルドレン　23
世界教育フォーラム　179
世界銀行　80, 179, 264
世界保健機関　58, 80, 111, 152, 239
接触感染　184, 185
セネガル　135, 252
選択的プライマリ・ヘルス・ケア　61

そ

粗死亡率　158
粗出生率　158
卒後教育　228
ソロモン　154

た

タイ　22
体験学習モデル　53
ダイバーシティ　41
多国間援助機関　75, 264
多剤耐性結核　65
多職種協働　91, 92
タスク・シフティング　91, 92
多文化看護　34
多文化共生　31, 213
多様性　20, 39, 41, 42

ち

地域看護　11, 172
地球規模感染症　68
中国　11, 65, 100, 216
中長期在留者　101
中東呼吸器症候群　67, 216
腸管出血性大腸菌感染症　67
長期残効性防虫蚊帳　65
長期滞在者　54, 107
直接監視下短期化学療法　65, 209

て

諦観期　51
定住者　102, 165, 215
ディスカッション　125
適応期　51
デング熱　66, 168, 217

と

透析患者　219
糖尿病　16, 17, 59, 188, 218
　――カード　218
ドーハ宣言　82
篤志看護婦人会　23
特別永住者　25, 101
渡航外来　109
渡航歴　217, 220
途上国　4, 11, 64, 185, 190
トラベルクリニック　109
鳥インフルエンザ　66, 216

な

ナースプラクティショナー　225
ナイチンゲール　25, 183
ナラティブ　46
難民　71, 162
　――キャンプ　163, 166
　――支援　162, 164, 166
　――認定申請　102, 165

に

二国間援助機関　75, 264
二重負荷　59, 178
日本キリスト教海外医療協力会　24, 158
日本国際民間協力会　258
日本赤十字社　23, 99
日本文化　31, 32
ニューカマー　26, 102
乳児死亡率　5, 58, 147, 158
人間開発指数　167
人間の安全保障　4, 83, 162
妊産婦死亡率　5, 58, 157, 158

ね

ネゴシエーション　29, 45
ネパール　190, 202

は

ハーム・リダクション　64
パキスタン　258, 259
博愛社　23, 265
曝露後接種　218
曝露前接種　218
ハマダラ蚊　65
パラオ　185, 198
パリ症候群　52
ハンセン病　22, 25
パンデミック　68
万人のための教育　178

ひ

被害軽減力　72
被害抑止力　72
非感染性疾患　16, 59, 152
ピジン化現象　143
非政府組織　7, 23, 75, 99, 265
必須医薬品リスト　82, 170
飛沫感染　184
標準予防策　184
費用対効果　61, 193

ふ

フィールドワーク　35, 36, 125
フィジシャン・アシスタント　233
フィリピン　72, 73, 87
フォーカス・グループ・ディスカッ
　ション　125
複合的人道危機　71
復旧　72, 73
復興　23, 72, 245
普遍性　20, 44, 105
不満期　51
プライマリ・ケア　81, 230
プライマリ・ヘルス・ケア　60,
　61, 128, 172
ブルキナファソ　175

文化看護モデル　38
文化ケアアプローチ　42
文化ケアモデル　45, 46
文化ケア理論　20, 43
文化相対主義　37
文化的一般化　35
文化的健康アセスメント　38
文化的権利　28
文化的ステレオタイプ　36
文化的能力　30, 41, 46
文化的配慮　169
紛争　72, 99, 256

へ

平均余命　58, 158
ベースライン調査　126
ベトナム　117, 118
ベネディクト　37, 42
ヘリコバクター・ピロリ　67
ヘルスプロモーション　153, 179
ヘルスリテラシー　153
ヘルスワーカー　170, 173

ほ

望郷期　51
訪日外国人　5, 101, 103, 104, 208
保健医療システム　80
保健医療情報　81
保健医療人材　80, 81
保健指導　112, 220
保健センター　135, 172
保健ポスト　170, 172, 177
保健ボランティア　173, 177
母子看護　157
母子手帳　157, 159, 210
母子保健　157, 161, 209, 213
ポリオ　64, 66
ホンジュラス　147

ま

マールブルグ病　67
マイノリティ　34, 39, 40
　──・カルチャー　39

マラリア　64, 65, 76, 217, 257

み

南スーダン　71, 256
ミレニアム開発目標　5, 61, 157
民族誌　35, 36
民族的マイノリティ　40

め

メディカルツーリズム　103
メンタルヘルス　104, 208, 218

も

モニタリング　126
モロッコ　13, 179
モンゴル　11, 12, 250

ゆ

ユニバーサル・ヘルス・カバレッジ
　62, 76, 77, 80, 83

よ

予防接種　66, 110, 218
予防投薬　65

ら

ライム病　67
ラッサ熱　67

り

リプロダクティブ・ヘルス／ライツ
　61, 157
リベリア　243, 244

れ

レイニンガー　20, 44, 105
レジオネラ症　67

ろ

労働環境　88, 115

わ

ワン・ヘルスアプローチ　66

欧文索引

A

AMDA（The Association of Medical Doctors of Asia）　99, 262
APRN（Advanced Practice Registered Nurse）　224

C

Child-to-Child　179
CHS（Core Humanitarian Standard on Quality and Accountability）　168
CNS（Clinical Nurse Specialist）　225
CSR（corporate social responsibility）　219

D

DAC（Development Assistance Committee）　7, 266
DFID（Department for International Development）　75, 265
DOTS 戦略　65

E

EPA（Economic Partnership Agreement）　117, 213

F

FRESH（Focusing Resources on Effective School Health）　179

G

Gavi アライアンス　69, 76, 264
GHQ　24
GNI（Gross National Income）　5, 266

H

HIV　64, 218
HPS（Health Promoting Schools）　178

I

ICN（International Council of Nurses）　14, 28, 262
IRC（International Red Cross）　99, 265

J

JDR（Japan Disaster Relief）　73, 97, 168
JICA（Japan International Cooperation Agency）　7, 75, 96, 245, 264
JICA 派遣専門家　96, 248
JMIP　211
JOCS（Japan Overseas Christian Medical Cooperative Service）　24, 158
JOCV（Japan Overseas Cooperation Volunteers）　96, 245
JOICFP（Japanese Organization for International Cooperation in Family Planning）　99, 262

K

KAP 調査　12

L

LGBTQ　40
LPN（Licensed Practical Nurse）　224

M

MDGs（Millennium Development Goals）　5, 61, 157
MDR-TB　65
MERS　67, 216
MSF（Médecins Sans Frontières）　76, 99, 254, 265

N

NCDs（Non-Communicable Diseases）　16, 59, 152, 178
NGO（Non-Governmental Organization）　7, 23, 75, 99, 265
NICCO　258, 262
NP（Nurse Practitioner）　225, 230
NTDs（Neglected Tropical Diseases）　67, 76

O

ODA（Official Development Assistance）　7, 75, 96, 251, 266
OECD（Organisation for Economic Co-operation and Development）　7, 58, 262

P

PA（Physician Assistant）　233
P & FCC（Patient and Family Centered Care）　47
PrEP　65
PTSD　55, 72

R

reproductive health and rights　61
RN（Registered Nurse）　224

S

SARS　67, 107, 216
SDGs（Sustainable Development Goals）　5, 61, 157, 179
SHARE（Services for the Health in Asian & African Regions）　99, 158, 262

T

TCN（transcultural nursing）　34, 43
TPP（Transition to Professional Practice）　228, 237
TRIPS 協定　82

U

UHC（Universal Health Coverage）　62, 76, 80
UNDP（United Nations Development Programme）　242, 262
UNFPA　75, 93, 264
UNHCR　162, 262
UNICEF　66, 75, 178, 262
UNISDR（United Nations Office for Disaster Risk Reduction）　70, 168
UNV（United Nations Volunteers）　242
USAID　75, 265

W

WFP　163, 182
WHO（World Health Organization）　58, 80, 111, 152, 239

看護学テキスト NiCE
国際看護　国際社会の中で看護の力を発揮するために

2019 年 4 月 25 日　第 1 刷発行	編集者　森　淑江, 山田智惠里, 正木治恵
2021 年 9 月 20 日　第 2 刷発行	発行者　小立健太
2024 年 2 月 5 日　第 3 刷発行	発行所　株式会社 南 江 堂

　　　　　　　　　　　　　　　☎113-8410　東京都文京区本郷三丁目 42 番 6 号
　　　　　　　　　　　　　　　☎(出版) 03-3811-7189 (営業) 03-3811-7239
　　　　　　　　　　　　　　　ホームページ　https://www.nankodo.co.jp/
　　　　　　　　　　　　　　　　　　　　　　　　印刷・製本　三美印刷

© Nankodo Co., Ltd., 2019

定価は表紙に表示してあります.　　　　　　　　　　　Printed and Bound in Japan
落丁・乱丁の場合はお取り替えいたします.　　　　　ISBN978-4-524-25264-0
ご意見・お問い合わせはホームページまでお寄せください.

本書の無断複製を禁じます.
JCOPY 〈出版者著作権管理機構　委託出版物〉
本書の無断複製は著作権法上での例外を除き禁じられています. 複製される場合は, そのつど事前に,
出版者著作権管理機構 (TEL 03-5244-5088, FAX 03-5244-5089, e-mail: info@jcopy.or.jp) の許諾を得
てください.

本書の複製 (複写, スキャン, デジタルデータ化等) を無許諾で行う行為は, 著作権法上での限られ
た例外 (「私的使用のための複製」等) を除き禁じられています. 大学, 病院, 企業等の内部において,
業務上使用する目的で上記の行為を行うことは私的使用には該当せず違法です. また私的使用であっ
ても, 代行業者等の第三者に依頼して上記の行為を行うことは違法です.